重订古今名医临证金鉴

痿证卷

单书健◎编著

中国健康传媒集团
中国医药科技出版社

内 容 提 要

古今名医之临床实践经验，乃中医学术精华之最重要部分。本书选取了古今名医对痿证的临床经验、医案、医论之精华，旨在为临床中医诊治痿证提供借鉴。全书内容丰富，资料翔实，具有极高的临床应用价值和文献参考价值，以帮助读者开阔视野，增进学识。

图书在版编目（CIP）数据

重订古今名医临证金鉴．痿证卷／单书健编著．—北京：中国医药科技出版社，2017.8

ISBN 978-7-5067-9309-4

Ⅰ．①重… Ⅱ．①单… Ⅲ．①痿证—中医临床—经验—中国 Ⅳ．①R249.1

中国版本图书馆CIP数据核字（2017）第100519号

美术编辑 陈君杞

版式设计 也 在

出版 **中国健康传媒集团**｜中国医药科技出版社

地址 北京市海淀区文慧园北路甲22号

邮编 100082

电话 发行：010－62227427 邮购：010－62236938

网址 www.cmstp.com

规格 710×1000mm $^{1}/_{16}$

印张 21

字数 234千字

版次 2017年8月第1版

印次 2023年3月第2次印刷

印刷 三河市航远印刷有限公司

经销 全国各地新华书店

书号 ISBN 978-7-5067-9309-4

定价 42.00元

困惑与抉择

——代前言

单书健

从1979年当编辑起，我就开始并一直在思考中医学术该如何发展？总是处于被证明、被廓清、被拷问的中医学，在现代科学如此昌明的境遇下，还能不能独立发展？该以什么形态发展？

一、科学主义——中医西化百年之困

（一）浑沌之死

百年中医的历史，就是一部中医西化的历史……

百年来西医快速崛起，中医快速萎缩，临床范围窄化，临床阵地缩小，信仰人群迁移，有真才实学、经验丰富的中医寥若晨星……

科研指导思想的偏差。全部采用西医的思路、方法、评价标准。科研成果大部分脱离了中医药学的最基本特点，以药为主，医药背离，皮之不存，毛将焉附？

中医教育亦不尽人意。学生无法建立起中医的思维方式，不能掌握中医学的精髓，不能用中医的思维方式去认识疾病，这是中医教育亟待解决的问题。中医学术后继乏人，绝非危言耸听，而是严酷的现实。

傅景华先生认为，科学主义首先将科学等同于绝对真理，把近代以来形成的科学体系奉为不可动摇的真理，那么一切理论与实践都要

符合“科学”，并必须接受“科学”的验证。一个明显错误的观念，却变成不可抗衡的共识。事实上，这种认识一旦确立，中医已是死路一条。再用笼罩在现代科学光环之下的西医来检验中医则是顺理成章。“用现代科学方法研究中医，实现中医现代化”的方针应运而生，并通过行政手段，使之成为中医事业发展的惟一途径。中医走上了科学化、现代化、实证化、实验化、分析化、还原化、客观化、标准化、规范化、定量化的艰巨而漫长的征程，中医被验证、被曲解、被改造、被消化的命运已经注定。在“现代化”的迷途上，历尽艰辛而长途跋涉，费尽心机地寻找中医概念范畴和理论的“物质基础”与“科学内涵”，最高奢望不过是为了求人承认自己也有符合西医的“科学”成分。努力去其与西医学不相容的“糟粕”，取其西医学能够接受的“精华”，直至完全化入西医，以彻底消亡而告终。

中国科学院自然科学史研究所研究员宋正海先生认为科学是人类社会结构中的一个基本要素。从古至今，任何民族和国家，均存在科学这个要素，所不同的只是体系有类型不同、水平有高低之分。并非如科学主义者所认为的，只有西方体系的近代科学才算是“科学”。[1]

近代科学为西方科学体系所独霸，它的科学观、方法论所形成的科学主义，无限度发展，逐渐在全球形成强势文化，取得了话语权，致使各国民族的科学和文化越来越被扼杀乃至被完全取代。近百年来以科学主义评价中医科学性、以西医规范中医，正促使中医走上一条消亡之路。要真正振兴中医，首先要彻底批判科学主义，让中医先从束缚中走出来。

《庄子·应帝王》中浑沌之死十分深刻，发人深省……

南海之帝为倏，北海之帝为忽，中央之帝为浑沌。倏与忽时相与遇于浑沌之地，浑沌待之甚善。倏与忽谋报浑沌之德，曰：“人皆有七

[1] 宋正海. 要振兴中医首先要彻底批判科学主义. 中国中医药报社. 哲眼看中医. 北京科学技术出版社，2005，71-78.

窍以视听食息，此独无有，尝试凿之。”日凿一窍，七日浑沌死。

《经典释文》：“倏忽取神速之名，浑沌以合和为貌。”成玄英疏：“夫运四肢以滞境，凿七窍以染尘，乖浑沌之至淳，顺有无之取舍，是以不终天年，中途夭折。”“浑沌”象征本真的生命世界，他的一切原本如此，自然而然，无假安排，无须人为地给定它以任何秩序条理。道的根源性在于浑沌。在浩渺的时空中按人的模式去凿破天然，以分析去破毁混融，在自然主义的宇宙观看来，乃是对道的整体性和生命的整体性的斫丧。把自己的价值观强加给中医学，加给多样性的生命世界，中医西化无疑是重演“浑沌”的悲剧！

（二）中医是不为狭义科学见容的复杂性科学

2015 年 10 月 5 日，中国科学家屠呦呦凭发现青蒿素的治疟作用而获得 2015 年诺贝尔生理学与医学奖，这是中国科学家获得的第一个科学类诺贝尔奖。2011 年，屠呦呦获得拉斯克奖（Lasker Award）时曾表示，青蒿素的发现，是团队共同努力的成果，这也是中医走向世界的荣誉。

围绕屠呦呦的获奖，关于中医科学性的争论再次喧嚣一时。然而不管如何争议，中医跨越几千年历史为中华民族乃至全世界的生存做出了不可磨灭的贡献。

朱清时院士认为中医药是科学，是复杂性科学。只是当前流行的狭义的“科学”还不接受。

发源于西方的现代主流科学总是把复杂事物分解为基本组成单元来研究（即以还原论为基础）；以中医为代表的中国传统科学总是把复杂事物看作整体来研究，他们认为，若把事件简化成最基本的单元，就要把许多重要信息都去除掉，如单元之间的连接和组合方式等等，这样做就把复杂事物变样了。

朱清时院士指出，解剖学发现不了经络和气，气实际上是大量细胞和器官相互配合和集体组装形成的一种态势。这种态势正如战争中兵家的部署，士兵组织好了，战斗力就会大增，这种增量就是气。或者像放在山顶上蓄势待下的石头。总之，是一个复杂系统各个部分之间的关系、组装方式决定了它能产生巨大的作用。

英国《自然》杂志主编坎贝尔博士就世界科技发展趋势发表看法说：目前对生命科学的研究仍然局限在局部细节上，尚没有从整个生命系统角度去研究，未来对生命科学的研究应当上升到一个整体的、系统的高度，因为生命是一个整体。

著有《东方科学文化的复兴》的姜岩博士曾著文指出：混沌理论推动了复杂科学的诞生。而复杂科学的问世彻底动摇了还原论——能用还原论近似描述的仅仅是我们世界的很小的一部分。哥德尔不完备性定理断言，不仅仅是数学的全部，甚至任何一个系统，都不可能用类似哥德尔使用的能算术化的数学和逻辑公理系统加以概括。哥德尔的结果是对内涵公理化一个致命的打击。

著名生物学家、生命科学哲学家迈尔强调科学的多元性。他认为，由于近代物理学的进步，“仿佛世界上并没有活生生的有机世界。因此，必须建立一种新的哲学，这种哲学主要的任务是摆脱物理主义的影响”。他指出生物学中还原是徒劳的、没有意义的……生物学领域重要的不是本质而是个体。

诺贝尔奖获得者、杰出现代科学家普利高津说过：“物理学正处于结束现实世界简单性信念的阶段，人们应当在各个单元的相互作用中了解整体，要了解在相当长的时间内，在宏观的尺度上组成整体的小单元怎样表现出一致的运动。”而这些观念与中医的学术思想更为接近。美国物理学家卡普拉把现代物理学与中国传统思想作了对比，认为两者在许多地方极其一致。哈肯提出“协同学和中国古代思想在整体性观念上有深刻的联系”，他创立协同学是受到中医等东方思维的启发。以中国古代整体论思想为基础的中医将大大促进医学和科学的发展。

（三）哲学家的洞见

曾深入研究过中医的哲学家刘长林先生指出，当前困扰中医学的不是中医药学术本身，而是哲学。一些流行的认识论观念必须突破、更新，这样才能树立正确的科学观，破除对西方和现代科学的迷信，正确理解中医学的科学价值，划清中医与西医的界限，此乃发展中医学的关键。

刘先生认为：科学多元的客观依据是宇宙的无限性，宇宙和任一具体事物都具有无限多的方面和层面……任何认识方法都是对世界的一种选择，都是主客体的一种特殊的耦合关系。你的方法选择认识这一方面，就不能同时认识那一方面；你建立的耦合关系进入这一层面，就不能同时进入那一层面，因为世界是由各种对立互补的方面、层面所组成的。这就形成了不同的认识方法，而认识方法的不同，导致了认识的结果也就不同，所获规律的形态也不一样，从而形成不同的科学模型，但却都是对这一事物的正确认识。于是形成形态各异的科学体系，这就是科学的多元性。[1]

恩格斯说：一切存在的基本形式是空间和时间。孟庆云先生认为，《内经》的思想主旨是从时间结构的不同内容阐发有机论人体观，提出了关于阴阳始终、藏象经络、四时气化、诊法治则等学说中时间要素的生命特征，具有独特的科学价值。

刘先生指出：西方科学体系以空间为主。空间性实，其特性在于广延和并列。空间可以分割，可以占有。空间关系的特点是相互排斥，突显差别。对空间的深入认识以分解为条件。在空间中，人与物

[1] 刘长林. 关于中国象科学的思考——兼谈中医学的认识论实质. 杭州师范大学学报（社会科学版），2009，31（2）：4-11.

是不平等的，人居主位，对物持征服和主宰的态度。因此，主体与客体采取对立的形式……以空间为本位，就会着重研究事物的有形实体和物质构成，这与主客对立的认识方式是统一的。认识空间性质主要靠分析、抽象和有控制条件的实验。抽象的前提是在思维中将对象定格、与周围环境分割开，然后找出具有本质意义的共性。在控制的条件下做实验研究，是在有限的空间范围内（如实验室），在实际中将对象与周围环境分割开，然后寻找被分离出来的不同要素之间的规律性联系。

刘先生还认为：东方科学体系以时间为主。时间性虚，其特性在于持续和变异。时间不能分割，不能占有，只能共享。在时间里，人与人、人与万物是平等、共进的关系。主体与客体采取相融的方式……从时间的角度认识事物，着眼在自然的原本的整体，表现为现象和自然的流行。向宇宙彻底开放的状态，在“因”“顺”对象的自然存在和流行中，寻找其本质和规律。用老子的话说，就是“道法自然”，这是总的原则。

“现象联系的本质是‘气’，气是万物自然生化的根源。现象层面的规律体现为气的运动，通过气来实现。中医学研究的是现象层面的规律，在认识过程中，严格保持人和万物的自然整体状态，坚持整体决定和产生部分，部分受整体统摄，因而要从整体看部分，而不是从部分看整体。西医学研究的是现象背后的实体层面，把对象看作是合成的整体，因而认为部分决定整体，整体可以用部分来说明，故主要采取还原论的方法。”

“现象表达的是事物的波动性，是各种功能、信息的联系。现象论强调的是事物的运动变易，即时间方面。庄子说：‘与物委蛇，而同其波。’（《庄子·庚桑楚》）‘同其波’，就是因顺现象的自然流变，去发现并遵循其时间规律。所以中医学研究的是整体。而西医学以实体为支撑事物存在的本质，将生命活动归结为静态的物质形体元素，故西医学研究的是‘粒子’的整体。”

“中医学认为：‘器者，生化之宇。’（《素问·六微旨大论篇》）而生化之道，以气为本。‘气始而生化，气散而有形，气布而蕃育，气终而象变，其致一也。’（《素问·五常政大论篇》）可见，中医学以无形的人体为主要对象，着意关注的是气化，把人看作是气的整体。而西医学则以有形的人体为对象，研究器官、细胞和分子对生命的意义，把人看作是实体的整体。”

刘先生进而指出：时间与空间是共存关系，不是因果关系。人无论依靠何种手段都不可能将时空两个方面同时准确测定，也不可能从其中的一个方面过渡到另一方面。量子力学的不确定性原理告诉我们，微观粒子的波动特性的关系也是这样。它们既相互补充，又相互排斥。

部分决定整体和整体决定部分，这两个反向的关系和过程同时存在。但是，观测前者时就看不清后者，观测后者时又看不清前者，所以我们只能肯定二者必定相互衔接，畅然联通，但却永远不能弄清其如何衔接，如何联通。这是认识的盲区，是认识不可逾越的局限。要承认这类盲区的存在，因为世界上有些不可分割的事物只是共存关系，而没有因果联系。

刘先生从哲学的高度对中西医把握客观事物认识论原理，燃犀烛微，深刻剖析，充满了哲学家的洞见，觉闻清钟，发人深省。

李约瑟曾经指出：中西医结合在技术层面是可以探讨的，理论层面是不可能的。刘长林先生也认为：人的自然整体（中医）与合成的整体（西医），这两个层面之间尽管没有因果联系，但却有某种程度的概率性的对应关系。寻求这种对应关系，有利于临床。我们永远做不到将两者真正沟通，就是说，无论用中医研究西医，还是用西医研究中医，永远不可能从一方走到另一方。

早在20世纪80年代，傅景华先生就形成了中医过程论思想。傅先生认为：中医不仅包括对有形世界的认识，而且具有对自然和生命本源以及发生演化过程的认识。中医的认识领域主要在生命过程与枢机，而不仅是人体结构与功能，中医是“天地人和通、神气形和通”的大道。傅先生认为中医五脏属于五行序列，分别代表五类最基本的生命活动方式。《素问·灵兰秘典论篇》喻以君主、相傅、将军、仓廪、作强之官，形象地反映出五类生命运动方式的特征。在生命信息的运行机制中，心、肺、肝、脾、肾恰似驱动、传递、反馈、演化、发生机制一样，立足于生命的动态过程，而非实体器官。针对实体层面探求中医脏腑经络实质已走入死胡同，傅景华先生以“中医过程论”诠释中医实质，空谷足音，振聋发聩，惜了无唱和。笔者曾多次和傅景华讨论，好像那时他并不知道怀特海的过程哲学，只是基于对《周易》等典籍中过程思想的理解，能提出如此深刻的见解，笔者十分敬佩他深邃的洞见。十几年后，怀特海的过程哲学已在中国传播，渐至大行其道了。

怀特海明确地说过，他的过程哲学与东方思想更加接近！而不是更接近于西方哲学。杨富斌教授指出，怀特海过程哲学的“生成”和“过程”思想，与中国哲学关于生成和变易的思想相接近。

怀特海的有机体概念，通常是指无限“绵延”（持续）的宇宙运动过程的某一点上包含了与其他点上的事物的相互关系，因而获得自身的具体现实规定性的事物。意在取代以牛顿物理学绝对时空观为基础的机械唯物论宇宙观中的“物质”或“实在”观，即宇宙观问题。在他看来，传统的机械论宇宙观中所说的“物质”或“实在”实际上都是处于过程之中的存在物或实有（entity），都是与其他存在物相互作用、相互影响、相互依赖的，并在此过程中获得自身的规定性，不是单纯的、永恒的、具有绝对意义的东西，而是具有过程性、可变性和相对性的复杂有机体；认识过程中的主体和客体也是同一运动（认识）过程中彼此相关、相互渗透和相互依赖的两个有机体，因而并没有完全自主、自足的“主体”，也没有绝对不受主体影响的、具有绝对意义的客体，因此对于主体与客体的关系，也应当从二者的相互作用、相互影响和相互渗透及其与周围的关系等方面来考察。而中国古代哲学追求超现象的本质、超感觉的概念、超个体性的普遍性（同一性）为哲学的最高任务。在中国哲学家看来，天地人相通，自然与社会相通，阴阳相通相合。《黄帝内经》通过揭示自然变化对人体生理的影响，自然变化与疾病、自然环境与治疗的关系，认为“人与天地相参也，与日月相应也。”（《灵枢·岁露论》）怀特海的有机体思想与中国哲学的天人合一确有相通之处。

（四）医学不是纯粹的科学

除了极少数的哲学家、科学家认为中医是科学，而中医不是科学几乎成为世人之共识。但医学哲学家同样拷问：西医学是科学吗？

西医学之父威廉姆·奥斯勒说，“医疗行为是植根于科学的一种艺术”，进而他解释道，“如果人和人都一样，那医学或许能成为一门科学，而不是艺术。”

1981年6月密苏里大学哲学系的罗纳尔德·穆森在《医学与哲学》（The Journal of Medicine and Philosophy）发表了25页的长文“为什么医学不可能是一门科学”，医学圈里为之哗然，因为文章发表在暑月，因此常常被称为“暑月暴动”。依照穆森的观点，“医学是科学”缺乏有说服力的论证；从历史和哲学上可以论证医学“不是”“不应该是”也“不可能是”（单一的、纯粹的）科学。在愿景、职业价值、终极关怀、职业目的与职业精神上，医学与科学之间是有冲突的；医学一旦成为科学，就会必然遮蔽偏离医学的职业愿景、价值、终极关怀、目的与精神。科学的基本目的是获得新知，以便理解这个世界和这个世界中的事物，医学的目的是通过预防或治疗疾病来增进人们的健康；科学的标准是获得真理，医学的标准是获得健康和疗效；科学的价值旨向为有知、有理（客观、实验、实证、还原）、有用、有利（效益最大化）；医学的价值旨向为有用、有理、有德、有情、有根、有灵，寻求科学性、人文性、社会性的统一。针对人的医学诉求和服务，科学存在严重的“缺损配置”。

穆森的结论是：尽管医学（知识）大部分是科学的，但它并不是、也不可能成为一门科学。

范瑞平先生指出，不能完全按照当代科学性与科学化的指标、方法与价值来衡量医学，裁判中西医之争，在当代科学万能和科学至上的意识形态中，技术乌托邦的期盼遮蔽了医学的独立价值，穆森的文章力矫时弊。

医学的原本是人学，这是众所周知的事实，其性质必须遵循人的属性而定。穆森和拥护者所做的，其实是站在我们所处的时代——医学有离科技更近、离人性更远，离具体更近、离整体更远的趋势——发出的“重拾医学人性”的呼吁。

我们还用为中医是不是科学而捶胸顿足地大声疾呼吗？

二、理论－实践脱节与“文字之医”

理论－实践脱节，即书本上的知识（包括教科书知识），并不能完全指导临床实践，这是中医学术发展未能解决的首要问题。形成理论－实践脱节的因素比较复杂，笔者认为欲分析解决这一问题，必须研究中医学术发展的历史，尤其是正确剖析文人治医对中医学术的影响。

迨医巫分野后，随着文人治医的不断增多，中医人员的素质不断提高，因为大量儒医的出现，极大地提高了医生的基础文化水平。文人治医，繁荣了中医学，增进了学术争鸣，促进了学术发展。通医文人增加，对医学发展的直接作用是形成了以整理编次医学文献为主的学派。由于儒家济世利天下的人生观，促使各阶层高度重视医籍的校勘整理、编撰刊行，使之广为流传。

文人治医对中医学术的消极影响约有以下诸端：

（一）尊经崇古阻碍了中医学的创新发展

两汉后，在儒生墨客中逐渐形成以研究经学、弘扬经书和从经探讨古代圣贤思想规范的风气，后人称之为“经学风气”。

儒家“信而好古”“述而不作”一直成为医学写作的指导思想，这种牢固的趋同心理，削磨、遏制了医家的进取和创新。尊经泥古带给医坛的是万马齐喑，见解深邃的医家亦不敢自标新见，极大地禁锢了人们的思想，导致了医学新思想的难以产生及产生后易受抑压，也导致了人们沿用陈旧的形式来容纳与之并不相称的新内容，从而限制了新内容的进一步发展，极大地延缓了中医学的发展。

（二）侈谈玄理，无谓争辩

一些医学家受理学方法影响，以思辨为主要方法，过分强调理性作用，心外无物，盲目夸大了尽心明性在医学研究中的地位，对医学事实进行随意的演绎推理，以至于在各家学说中掺杂了大量的主观臆测、似是而非的内容（宋代以前文献尚重实效，宋代以后则多矜夸偏颇、侈谈玄理、思辨攻讦之作）。

无谓争辩中的医家，所运用的思辨玄学的方法，使某些医学概念外延无限拓宽，无限循环，反而使内涵减少和贫乏，事实上思辨只是把人引入凝固的空洞理论之中。这种理论似乎能解释一切，实际上却一切都解释不清。它以自然哲学的普遍性和涵容性左右逢源，一切临床经验都可以成为它的诠注和衍化，阻碍和束缚了人们对问题继续深入的研究。理论僵化，学术惰于创新，通过思辨玄学方法构建的某些理论，不但没有激起后来医家的创新心理，反而把人们拉离临床实践的土壤。命门之争，玄而又玄，六味、八味何以包治百病？

（三）无病呻吟，附庸风雅的因袭之作

“立言”的观念在文人中根深蒂固，一些稍涉医籍的文人，也常附庸风雅，编撰方书，有的仅是零星经验，有的只是道听途说，因袭之作，俯拾皆是。

（四）重文献，轻实践

受经学的影响，中医学的研究方法大抵停留在医书的重新修订、编次、整理、汇纂，呈现出“滚雪球”的势态。文献虽多，而少科学含量。从传统意义上看，尚有可取之处，但在时间上付出的代价是沉重的，因为这样的思想延缓了中医学的发展。

伤寒系统，有人统计注释《伤寒》不下千余家，主要是编次、注释，但大都停留在理论上的发挥和争鸣，甚或在如何恢复仲景全书原貌等问题上大做文章，进而争论诋毁不休，站在临床角度上深入研究者太少了。马继兴先生对《伤寒论》版本的研究，证明“重订错简”几百年形成的流派竟属子虚乌有。

整个中医研究体系中重经典文献，轻临床实践是十分明显的。

一些医家先儒而后医，或弃仕途而业医，他们系统研究中医时多已年逾不惑，还要从事著述，真正从事临床的时间并不多，其著作之实践价值仍需推敲。

苏东坡曾荐圣散子方。某年大疫，苏轼用圣散子方而获效，逾时永嘉又逢大疫，又告知民众用圣散子方，而贻误病情者甚伙。陈无择《三因方》云：此药实治寒疫，因东坡作序，天下通行。辛未年，永嘉瘟疫，被害者不可胜数。盖当东坡时寒疫流行，其药偶中而便谓与三建散同类。一切不问，似太不近人情。夫寒疫亦自能发狂，盖阴能发燥，阳能发厥，物极则反，理之常然，不可不知。今录以备寒疫治疗用者，宜审究寒温二疫，无使偏奏也。

《冷庐医话》记载了苏东坡孟浪服药自误：士大夫不知医，遇疾每为庸工所误。又有喜谈医事，孟浪服药以自误。如苏文忠公事可惋叹焉……

文人治医，其写作素养，在其学问成就上起到举足轻重的作用。而不是其在临床上有多少真知灼见。在中医学发展史上占有重要地位的医学著作并非都是经验丰富的临床大家所为。

《温病条辨》全面总结了叶天士的卫气营血理论，成为温病学术发展的里程碑，至今仍有人奉为必读之经典著作。其实吴鞠通著《温病条辨》时，从事临床只有六年，还不能说是经验宏富的临床家。《温病条辨》确系演绎《临证指南》之作，对其纰谬，前哲今贤之驳辨批评，多为灼见。研究吴鞠通学术思想，必须研究其晚年之作《医医病书》及其晚年医案。因《温病条辨》成书于1798年，吴氏40岁，而《医医病书》成于道光辛卯（1831）年，吴氏时已73岁。仔细研究即可发现风格为之大变，如倡三元气候不同医要随时变化，斥用药轻描淡写，倡治温重用石膏，从主张扶正祛邪，到主张祛除邪气，从重养阴到重扶阳……

《证治准绳》全书总结了明代以前中医临床成就，临床医生多奉为圭臬，至今仍有十分重要的学术价值。但是王肯堂并不是职业医生、临床家。肯堂少因母病而读岐黄家言，曾起其妹于垂死，并为邻里治病。后为其父严戒，乃不复究。万历十七年进士，选翰林院庶吉士，三年后受翰林院检讨，后引疾归。家居十四年，僻居读书。丙午补南行人司副，迁南膳部郎，壬子转福建参政……独好著书，于经传多所发明，凡阴阳五行、历象……术数，无不造其精微。著《尚书要旨》《论语义府》《律例笺释》《郁冈斋笔尘》，雅工书法，又为藏书大家。曾辑《郁冈斋帖》数十卷，手自钩拓，为一时刻石冠。

林珮琴之《类证治裁》于叶天士内科心法多有总结，实为内科之集大成者，为不可不读之书，但林氏在自序中讲得清清楚楚：本不业医。

目尽数千年，学识渊博，两次应诏入京的徐灵胎，亦非以医为业，如《洄溪医案》多次提及：非行道之人。

王三尊曾提出“文字之医”的概念（《医权初编》上卷论石室秘录第二十八）：

夫《石室秘录》一书，乃从《医贯》中化出。观其专于补肾、补脾、疏肝，即《医贯》之好用地黄汤、补中益气汤、枳术丸、逍遥散之意也。彼则补脾肾而不杂，此又好脾肾兼补者也……此乃读书多而临证少，所谓文字之医是也。惟恐世人不信，枉以神道设教。吾惧其十中必杀人之二三也。何则？病之虚者，虽十中七八，而实者岂无二三，彼只有补无泻，虚者自可取效，实者即可立毙……医贵切中病情，最忌迂远牵扯。凡病毕竟直取者多，隔治者少，彼皆用隔治而弃直取，是以伐卫致楚为奇策，而仗义执言为无谋也……何舍近而求远，尚奇而弃正哉。予业医之初，亦执补正则邪去之理，与隔治玄妙之法，每多不应。后改为直治病本，但使无虚虚实实之误，标本缓急之差，则效如桴鼓矣……是书论理甚微，辨症辨脉则甚疏，是又不及《医贯》矣……终为纸上谈兵。

“文字之医”实际的临床实践比较少，偶而幸中，不足为凭。某些疾病属于自限性疾病，即使不治疗也会向愈康复。偶然取效，即以偏概全，实不足为法。

“文字之医”为数不少，他们的著作影响并左右着中医学术。

笔者认为理论与实践脱节，正是文人治医对中医学术负性影响的集中体现。

必须指出，古代医学文献临床实用价值的研究是十分艰巨的工作。笔者虽引用王三尊之论，却认为《石室秘录》《辨证录》诸书，独到之处颇多，同样对非以医为业的医家，如王肯堂、徐灵胎、林珮琴等之著作，亦推崇备至，以为不可不读。

三、辨病下的辨证论治

笔者师从洪哲明先生临诊时，先生已近八旬。尝见其恒用某方治某一病，而非分型辨治。小儿腹泻概以“治中散”（理中丸方以苍术易白术）治之，其效甚捷；产后缺乳概用双解散送服马钱子；疝气每用《金匮》蜘蛛散。辨病还是辨证？

中医是先辨病再辨证，即辨证居于第二层次。《伤寒论》“辨太阳病脉证并治”“辨阳明病脉症论治”……已甚明了。后世注家妄以己意，曲加发挥，才演绎出林林总总的“六经辨证”，已背离仲师原旨。

1985年，有一次拜谒张琪先生，以中医是辨病下的辨证论治为题就教，张老十分高兴地给我讲了一个多小时：同为中焦湿热，淋病、黄疸、湿温有何不同，先生毫分缕析，剀切详明。张老十分肯定中医是辨病下的辨证论治。

徐灵胎《兰台轨范》序：欲治病者，必先识病之名，能识病名，而后求其病之由生，知其所由生，又当辨其生之因各不同，而病状所由异，然后考其治之之法。一病必有主方，一方必有主药。或病名同而病因异，或病因同而病症异，则又各有主方，各有主药，千变万化之中，实有一定不移之法。

中医临床流派以经典杂病派为主流，张石顽、徐灵胎、尤在泾为其代表人物，《张氏医通》为其代表作。张石顽倡“一病有一病之祖方”，显系以辨病为纲领。细读《金匮要略》，自可发现仲景是努力建立辨病体系的，一如《伤寒论》。

外感热病中温病学派，临证每抓住疫疠之气外犯，热毒鸱盛这一基本病因病机，以祛邪为不易大法，一治到底，同样是以辨病为主导的。

《伤寒论》是由“三阴三阳”辨“病”与“八纲”辨“证”的两级构成诊断的。如“太阳病，桂枝证”（34条）、“太阳病……表证仍在”（128条）。首先是通过辨病，从整体上获得对该病的病性、病势、病位、发展变化规律以及转归预后等方面的全面了解，从而把握贯穿该病过程的始终，并明确其发生、发展的基本矛盾，然后才有可能对各个发展阶段和不同条件（如治疗、宿疾等）影响下所表现出来的症候现象做出正确的分析和估价，得出符合该阶段病理变化性质（即该阶段的主要矛盾）的“证”诊断，从而防止和克服单纯辨证的盲目性。只有首先明确“少阴病”的诊断，了解贯穿于少阴病整个发展过程中的主要矛盾是“心肾功能低下，水火阴阳俱不足”，才有可能在其“得之两三日”仅仅出现口燥咽干的情况下判断为“邪热亢盛，真阴被灼”，果断地用大承气汤急下存阴。正确的辨证分析，必须以明确的“病”诊断为前提，没有这个前提就难以对证候的表现意义做出应有的估价，势必影响辨证的准确性。

辨“病”诊断的意义在于揭示不同疾病的本质，掌握各病总体矛盾的特殊性；辨“证”诊断的意义在于认识每一疾病在不同阶段、不同条件下矛盾的个性和各病在一定时期内的共性矛盾，做到因时、因地、因人制宜。首先，辨病是准确诊断的基础和前提；结合辨证，则是对疾病认识的深入和补充。二者相辅相成，缺一不可。

“六经辨证”的说法之所以是错误的，就在于把仲景当时已经区分出的六个不同外感病种，看成了一种病的六个阶段，即所谓的太阳病是表证阶段，阳明病是里证阶段，少阳病是半表半里阶段等。这种认识混淆和抹杀了“病”与“证”概念区别，既与原文事实相违背，又与临床实际不相符合。按照这种说法去解释原文，就难免捉襟见肘，矛盾百出。“六经辨证”说认为太阳病即是表证，全不顾太阳病还有蓄血、蓄水的里证；认为阳明病是里证，却无视阳明病还有麻黄汤证和桂枝汤证。既为阳明病下了“里证”定义，却又有“阳明病兼表证”之说。试问阳明病既为里证，何以又能兼表证，则阳明病为里证之说又何以成立？

张正昭先生指出：“六经辨证”说无端地给三阴三阳的名称加上一个“经”字，无形中把“三阴三阳”这六个抽象概念所包括的诸多含义变成了单一的经络含义，使人误认为“三阴三阳”病就是六条经络之病，违背了《伤寒论》以“三阴三阳”病名的原义。可见，把“三阴三阳”病说成“六经病”固属不妥，而称其为“六经证”就更是错误的了。

李心机先生鉴于《伤寒论》研究史上“注不破经，疏不破注”的顽固“误读传统”，就鲜明地指出“让伤寒论自己诠释自己”。

四、亚健康不是“未病”是“已病”

近年来，较多的中医学者把亚健康与中医治未病、欲病等同起来，亚健康不是中医的未病，机械的对应、简单的比附，不仅仅犯了逻辑上的错误，于全面继承中医学术精华并发扬光大十分不利。

（一）中医“未病”不能等同于亚健康

《素问·四气调神大论篇》：“圣人不治已病，治未病，不治已乱，治未乱，此之谓也。夫病已成而后药之，乱已成而后治之，譬犹渴而穿井，斗而铸锥，不亦晚乎。”体现了治未病是中医对摄生保健的指导思想，强壮身体，防于未病之先。

“未病”是个体尚未患病，应注意未病先防。中医的“未病”和“已病”，是相对概念，健康属于未病，疾病属于已病。

《难经·七十七难》：“上工治未病，中工治已病者，何谓也？然所谓治未病者，见肝之病，则知肝当传之与脾，故先实其脾气，无令得受肝之邪，故曰治未病焉。”此时，未病是以已病之脏腑为前提，以已病脏腑之转变趋向为依据，务先安未受邪之地。

《灵枢·官能》中有“正邪之中人也微，先见于色，不知于其身。”指出病邪初袭机体，首先见体表某部位颜色的变化，而身体并未感到任何不适，然机体的气血阴阳已出现失衡，仅表现一些细微病前征象的状态便为未病状态。由健康到出现机体症状，发生疾病，并非是卒然出现的，而是逐渐形成，由量变到质变的过程。

《灵枢·顺逆》也指出，“上工刺其未生者也；其次，刺其未盛者也……上工治未病，不治已病，此之谓也”。

《素问·八正神明论篇》：“上工救其萌芽，必先见三部九候之气，尽调不败而救之，故曰上工。下工救其已成，救其已败。”显示早期诊断，把握时机，早期治疗，既病防变之意。

唐孙思邈的《千金方》中有“古之医者，上医治未病之病，中医治欲病之病，下医治已病之病”的论述，明确地将疾病分为“未病”“欲病”“已病”三个层次。未病指机体已有或无病理信息，未有任何临床表现的状态或不能明确诊断的一种状态，是病象未充分显露的隐潜阶段。

中医的治未病是一种原则和指导思想，既包涵未病先防的养生防病、预防保健思想，也包涵既病防变、早期治疗、控制病情的临床治疗原则。

亚健康无论如何都是有明显身体不适而又不能符合（西医的）某种疾病诊断标准的状态，把未病和亚健康等同起来，是毫无道理的。

（二）亚健康是中医的已病

作为“中间状态”的亚健康，应包括三条：首先，没有生物学意义上的疾病（尚未发现躯体构造方面的异常）及明确的精神心理障碍（属“疾病”）；其次，它涉及躯体上的不适（如虚弱、疲劳等非特异性的，尚无可明确躯体异常、却偏离健康的症状或体验，但还够不上西医的“疾病”）；再次，还可涉及精神心理上的不适（够不上精神医学诊断上的“障碍”），以及社会生存上的适应不良。以亚健康状态常见的头痛、头晕、失眠等为例，均已构成中医“病”的诊断。多数亚健康个体，其体内的病机已启动，已经出现了阴阳偏盛偏衰，或气血亏损，或气血瘀滞，或有某些病理性产物积聚等病机变化。

“亚健康状态”指机体正气不足或邪气侵犯时机体已具备疾病的一些病理条件或过程，已有一些或部分病症（证）存在，但是未具备西医学疾病的诊断标准。我们不能采取把中医的“病”的概念与西医“疾病”的概念等同起来的思考和研究方式。

笔者认为全部中医的“病”只要还不具备西医学疾病诊断的证据，均属亚健康范畴。

中医生存和发展有一最关键的因素，就是临床范围日益窄化，中医文化基础日渐式微，信仰人群的迁移，观念的转变，后继乏人。很多研究都表明，人群中健康状态占10%，疾病状态占15%，75%属于亚健康状态。西医还没有明确的方法和药物治疗亚健康。中医学在亚健康状态方面的潜在优势，不仅可拓展中医学术新的生存空间，而且必将促进整个世界医学的进化与发展，从而为全人类的健康做出新的贡献。

闫希军先生所著《大健康观》中提出了大健康医学模式。在大健康医学模式中，中医被赋予十分重要的地位，而拥有了更加广阔的空间。中医理论与系统生物学及大数据方法契合，并将与系统生物学和生态医学等领域取得的成果相互交通，水乳交融，这是未来西方医学和中医学发展必然的走向。

五、正本清源，重建中医范式

范式是某一科学共同体在某一专业或学科中所具有的共同信念，这种信念规定了它们的共同的基本观点、基本理论和基本方法，为它们提供了共同的理论模式和解决问题的框架，从而成为该学科的一种共同的传统，并为该学科的发展规定了共同的方向。

库恩认为“范式”是成熟科学的标志，由于“范式”的存在，科学家们一方面可以在特定领域里进行更有效率的研究，从而使他们的研究更加深入；而另一方面，“范式”也意味着该领域里“更严格的规定”，“如果有谁不肯或不能同它协调起来，就会陷于孤立，或者依附到别的集团那里去”。因此，同一范式内部，研究者拥有相同的世界观、研究方法、理论、仪器和交流方法，但在不同“范式”之间却是不可通约的。不同“范式”下的研究者对同一领域的看法就像是两个世界那样完全不同。这也是造成“一条定律对一组科学家甚至不能说明，而对另一组科学家有时好像直观那样显而易见”的原因。

李致重等学者从具体研究对象、研究方法及基础理论等方面论述了中西医范式的不可通约性。而且，中、西医关系的特殊之处还在于，它们不只是同一领域的两个不同“学派”，更是基于两种完全不同的文化而发展起来的，这也使得二者之间的不可通约性表现得尤其明显和强烈。正是由于这种不可通约性导致了中西医之争。屈于特定历史条件下“科学主义”的强势地位，中医最终被迫部分接受了西医“范式”。“范式丢失”是近现代中医举步维艰、发展停滞、甚至后退的根本原因。

任何一门科学的重大发展，都表现在基本概念的更新和范式的变革上……变革范式，是现时代中医理论发展的必经之路。

如何正本清源，重建范式？

正本清源是中医范式或重建的基础，这是一项十分艰巨浩大的工程。正本首先是建立传统范式。必须从经典著作入手，梳理还原，删汰芜杂，尽呈精华。

（一）解释学·语言能力与重建

东汉许慎在《说文解字·叙》中说：“盖文字者，经艺之本，王政之始，前人所以垂后，后人所以识古。故曰：本立而道生。”给予中国古典解释学以崇高的地位。

解释学把生命哲学、现象学、存在主义分析哲学、语言哲学、心理学、符号学等理论融合在一起，强调语言的本体论地位，认为我们所能认识的世界只能是语言的世界，人与世界的关系的本质是语言的关系，不仅把解释当作人文科学的方法论基础，而且是哲学的普遍方法。

狭义解释学特指现代西方哲学领域中的解释学理论，它经过狄尔泰、海德格尔、伽达默尔、利科、哈贝马斯等思想巨匠在理论上的构建和推动，形成了哲学释义学；广义解释学则不限于西方哲学领域，一切关于文本的说明、注解、解读、校勘、训诂、修订、引申及阐释的工作都属于解释活动，都要依靠相应的解释方法和解释理论来完成，因而都可以称作解释学。中医书籍中只有少部分是经典原著，而其余大部分都属于关于经典原著的解释性著作。

从当代解释学观点看，任何现代理论或现代文化都发轫于传统，传统文化的生命力则在于不断的解释和再解释之中。传统文化和现代文化并不是对立的，而是统一的，确切地说，是对立统一。人类文化是一条河流，它从传统走来，向未来走去，亦如黑格尔所说，离开其源头愈远，它就膨胀得愈大。

拉法格相信：《老子》在其产生之初，在它的著者与当时的读者之间存在着一种共识，这种共识便是《老子》的初始意义，《老子》著者传达的是它，当时的读者从中读懂的也是它。那么，这种共识又是从何而来的呢？拉法格认为：处于同一时代同一环境中的人可能会在词义的联想、语言结构的使用、社会问题的关注上具有共同之处，所以他们之间能够彼此理解。拉法格采用语言学家乔姆斯基的“语言能力”一词来指代这种基于共有的语言与社会背景的理解能力。在他看来，这种“语言能力”是历史解释学的关键，是发现历史文本原始意义的途径。他建议读者利用多种传统方法增强自己理解《老子》的语言能力，如古汉语字词含义的研究、历史事件与古代社会结构的分析，其他古代思想家思想的讨论等。也就是说，旨在发现《老子》原始意义的现代读者应尽可能地将自己置于《老子》所处的时代，将当时的社会背景、语言现象等历史的事物内化为自己的“语言能力”。

历史的解释者的任务是利用历史的证据重新将《道德经》与它产生的背景联结起来，在该背景下对其进行分析研究。解释者首先必须去掉成见，不可以将我们现代的思想强加于古人，或用现代思想批判古人。

历史解释学方法是中医经典著作、传统理论研究的基本方法。其要旨在于忠实细密地根据经典话语资料和现代方法对原典重新解读。旧有的词语和概念通过词语组合方式和语境组件方式的特殊安排，突显出原典文本固有的基本意义结构。通过意义结构分析，探询其原始涵义、历史作用和现代意义。

（二）解构与重建

理解分析就是“解构”，而“解构”旨在重建，使新的理论概念或理论结构因此建立。自然科学家就是依循这一程序不断地改弦更张，发展其理论系统的……解构和重建与科恩所说的“范式变革”有所类同。何裕民先生认为：对原有理论概念或规则的重新理解和分析，对传统中医理论体系进行解构和重建，是现阶段中医理论发展的切实可行的最佳选择。

事实的确认和概念的重建是重建的途径与环节。

严肃的科学研究应以经验事实为基础，而不仅仅是古书古人的描述，古人的认识充其量只是帮助人们寻找经验事实，并在研究中给予一定的启示。

概念的重建与事实的确认可以说是互为因果的两大环节。梳理每个名词术语的历史演变和沿革情况、分析它们眼下使用情况及混乱原因，这两者有助于旧术语的解构；组织专家集体研讨以期相对清晰、合理地约定每一概念（名词术语）的特征和实质。

阴阳五行学说对传统中医理论之建构，具有决定性的作用。它们作为主导性观念和认识方法渗入中医学，有的又与具体的学术内容融合成一体，衍生出众多层次低得多的理论概念。藏象、经络、气血津液等可视作中医理论体系的第二层次，第三层次的是众多较为具体的概念或术语，其大多与病因病机、治法及“证”相关联。最低层次的是一些带有经验陈述性质的论述。形成这些概念，司外揣内、援物比类等起着主要作用，不少是从表象信息直接跳跃到理论概念的，许多概念与实体并不存在明确的对应关系，其内涵和外延有时也颇难作出清晰的界定。

一些学者主张：与学术内容融合在一起的阴阳五行术语，应通过概念的清晰化、实体化和可经验化而清理出去。亦即使哲学的阴阳五行与具体（中医）的科学理论分离……愚意以为不可，以其广泛渗透而不可剥离，阴阳五行已成为不可或缺的纲领框架，当以中医学理视之，而不仅仅视为居于指导地位的古典哲学思想。

（三）方法

正本清源，重建范式，必须有良好的方法。我们反对科学主义，但我们崇尚科学精神，我们必须学习运用科学方法，尤其是科学思维方法，科学观察方法，科学实证方法（不仅仅是实验室方法）。

“医林改错，越改越错”,《医林改错》中提出的“心无血，脉藏气”之说，显然是错误的。为什么导致错误的结论？主要是他不知道，观察是有其一定条件，一定范围的。离开原来的条件、时间、地点，观察结果会有很大差异。运用观察结论做超出原条件、原范围的外推时，必须十分审慎。他所观察的都是尸体，由于动脉弹力大，把血驱入静脉系统。这是尸体的条件，不可外推到活着的人体。对观察结果进行理解和处理时，必须注意其条件性、相对性和可变性。

在广泛占有资料的基础上，还必须要有正确的思维方法。对于马王堆汉墓出土的缣帛及竹木简医书成书年代的推定和对该批资料的运用，我国的有关专家认为："如果从《黄帝内经》成书于战国时期来推定，那么两部灸经的成书年代至少可以上溯到春秋战国之际甚至更早。"而日本山田庆儿先生认为，这种"推论的方法是错误的。不管我们最后会达到什么样的结论，我都不应该根据所谓《黄帝内经》是战国时期的著作这个还没有确证的假定，去推断帛书医书的成书年代，而必须相反地从关于后者已经确证了的事实出发，来推断前者成书的过程和年代"。山田庆儿先生基于"借助马王堆医书之光，可以逐渐看清中国医学的起源及其形成过程"。

吴坤安认为：喻嘉言、吴又可、张景岳辈，治疫可谓论切治详，发前人所未发。但景岳宜于汗，又可宜于下，嘉言又宜于芳香逐秽，三子皆名家，其治法之所以悬绝若此，以其所治之疫各有不同。景岳所论之疫，即六淫之邪，非时之气，其感同于伤寒，故每以伤寒并提，而以汗为主，欲尽汗法之妙，景岳书精切无遗。又可所论之疫，是热淫之气，从口鼻吸入，伏于募原，募原为半表半里之界，其邪非汗所能达，故有不可强汗、峻汗之戒；附胃最近，入里尤速，故有急下、屡下之法。欲究疫邪传变之情，惟又可之论最为详尽，然又可所论之疫，即四时之常疫，即俗名时气症也。若嘉言所论之疫，乃由于兵荒之后，因病致病，病气、尸气混合天地不正之气，更兼春夏温热暑湿之邪交结互蒸，人在气交中，无隙可避，由是沿门阖境，传染无休，而为两间之大疫，其秽恶之气，都从口鼻吸入，直行中道，流布三焦，非表非里，汗之不解，下之仍留，故以芳香逐秽为主，而以解毒兼之。是三子之治，各合其宜，不得执此而议彼。

学术研究中，所设置的讨论的问题必须同一，必须是一个总体，这是比较研究的基本原则。执此而议彼，古代医家多有此弊，六经辨证与卫气营血辨证、三焦辨证之争论，概源于方法之偏颇。

六、提高疗效是中医学术发展的关键

中医药学历数千年而不衰，并不断发展，主要依靠历代医学家临床经验的积累、整理提高。历代名医辈出，多得自家传师授。《周礼》有“医不三世，不服其药”，可见在很早人们即已重视了老中医经验。

以文献形式保留在中医典籍之中的中医学术精华仅仅是中医学术精华的一部分。为什么这样说？这是因为中医学术精华更为宝贵的部分是以经验的形式保留在老中医手中的。这是必须予以充分肯定、高度重视的问题。临床家，尤其是临床经验丰富、疗效卓著者，每每忙于诊务，无暇著述，其临床宝贵经验，留下来甚少。叶天士是临床大家,《外感温热篇》乃于舟中口述，弟子记录整理而成。《临证指南医案》，亦弟子侍诊笔录而成，真正是叶天士自己写的东西又有什么？

老中医经验，或禀家学，或承师传，通过几代人，或十几代或数百年的长期临床实践，反复验证，不断发展补充，这种经验比一般书本中所记述的知识要宝贵得多。老中医经验是中医学术精华的重要组成部分，舍全面继承，无法提高疗效。

书中的知识要通过自己的实践，不断摸索不断体会，有了一些感受，才能真正为自己所利用。真正达到积累一些经验，不消说对某些疾病能形成一些真知灼见，就是能准确地把握一些疾病的转归，亦属相当困难，没有十年二十年的长期摸索，是不可能的。很显然，通过看书把老中医经验学到手，等于间接地积累了经验，很快增加了几十年的临床功力，这是中青年医生提高临床能力的必由之路。全面提高中医队伍的临床水平，必将对中医学术发展产生极大的推动作用。

老中医经验中不乏个人的真知灼见，尤其是独具特色的理论见解、自成体系的治疗规律都将为中医理论体系的发展提供重要的素材。尤其是传统的临床理论并不能完全满足临床需要时，理论与临床脱节时，老中医的自成规律的独特经验理论价值更大。

在强大的西医学冲击下，中医仍然能在某些领域卓然自立，是因为其临床实效，西医学尚不能取而代之。这是中医学赖以存在的基础，中医学的发展亦系之于此。无论如何，提高临床疗效都是中医学术发展的战略起点和关键所在。

中医以其疗效，被全世界越来越多的人认可，仅在英国就有3000多家中医诊所（这已是多年前的数字）。在美国有超过30%的人群，崇尚包括中医在内的替代医学自然疗法。在医学界也认为有一些疾病，西医学是束手无策的，应从中医学中寻求解决的办法。美国医学会在1997年出版的通用医疗程序编码中特别增加两个针灸专用编码，对没有解剖结构，没有物质基础的中医针灸学予以承认；在2015年实施的“国际疾病分类”ICD-11，辟专章将中医纳入其中。我们应客观地对待百年中医西化历史，襟怀大度地包容对中医的批评，矜平躁释，心态平和，目标清晰，化压力为动力，寓继承于创新，与时俱进。展望未来，我们对中医事业发展充满了信心。

单书健

2016年12月

序

十年前出版之《当代名医临证精华》丛书，由于素材搜罗之宏富，编辑剪裁之精当，一经问世，即纸贵洛阳，一版再版，被医林同仁赞为当代中医临床学最切实用、最为新颖之百科全书。一卷在手，得益匪浅，如名师之亲炙，若醍醐之灌顶，沁人心脾，开慧迪智，予人以钥，深入堂奥，提高辨治之水平，顿获解难之捷径，乃近世不可多得之巨著，振兴中医之辉煌乐章也，厥功伟矣，令人颂赞！

名老中医之实践经验，乃中医学术精华之最重要部分，系砺炼卓识，心传秘诀，可谓珍贵至极。今杏林耆宿贤达，破除“传子不传女，传内不传外”之旧规，以仁者之心，和盘托出；又经书健同志广为征集，精心编选，画龙点睛，引人入胜。熟谙某一专辑，即可成为某病专家，此绝非虚夸。愚在各地讲学，曾多次向同道推荐，读者咸谓得益极大。

由于本丛书问世迨已十载，近年来各地之新经验、新创获，如雨后春笋，需加补充；而各省市名老中医珍贵之实践经验，未能整理入编者，亦复不少，更应广搜博采，而有重订《当代名医临证精华》之议，以期进一步充实提高，为振兴中医学术，继承当代临床大家之实践经验，提高中青年中医辨治之水平，促进新一代名医更多涌现，发展中医学术，作出卓越贡献。

与书健同志神交多年，常有鱼雁往还，愚对其长期埋首发掘整理老中医学术经验，采撷精华，指点迷津，详析底蕴，精心编辑，一心为振兴中医事业而勤奋笔耕，其淡泊之心志，崇高之精神，实令人钦佩。所写《继承老中医经验是中医学术发展的关键》一文，可谓切中时弊，力挽狂澜，为抢救老中医经验而呼吁，为振兴中医事业而献策，愚完全赞同，愿有识之士，共襄盛举。

顷接书健来函，出版社嘱加古代医家经验，颜曰：古今名医临证金鉴。愚以为熔冶古今，荟为一帙，览一编于某病即无遗蕴，学术发展之脉络了然于胸，如此巨构，实令人兴奋不已。

书健为人谦诚，善读书，且有悟性，编辑工作之余，能选择系之于中医学术如何发展之研究方向，足证其识见与功力，治学已臻成熟，远非浅尝浮躁者可比。欣慰之余，聊弁数语以为序。

八二叟朱良春谨识

时在一九九八年夏月

凡 例

1. 明清之季中医临床体系方臻于成熟，故古代文献之选辑，以明清文献为主。

2. 文献来源及整理者，均列入文后。未列整理者，多为老先生自撰。或所寄资料未列，或转抄遗漏，间亦有之，于兹恳请见谅。

3. 古代文献，间有体例欠明晰者，则略作条理，少数文献乃原著之删节摘录，皆着眼实用，意在避免重复，简而有要。

4. 古代文献中计量单位，悉遵古制，当代医家文献则改为法定计量单位。一书两制，实有所因。药名多遵原貌，不予划一。

5. 曾请一些老先生对文章进行修改或重新整理素材，使主旨鲜明，识邃意新；或理纷治乱，重新组构，俾叶剪花明，云净月出。

6. 各文章之题目多为编纂者所拟，或对仗不工，或平仄欠谐，或失雅训，或难概全貌，实为避免文题重复，勉强而为之，敬请读者鉴谅。

7. 凡入药成分涉及国家禁猎和保护动物的（如犀角、虎骨等），为保持方剂原貌，原则上不改。但在临床运用时，应使用相关的替代品。

8. 因涉及中医辨证论治，故对于普通读者而言，请务必在医生的指导下使用，切不可盲目选方，自行使用。

目　录

述　要

痿：痿者，萎也，枯萎之义，即指肢体痿弱，或见肌肉萎缩。金·刘完素《素问玄机原病式·五运主病》说："痿，谓手足痿弱，无力以运行也。"本病在临床上以下肢痿弱较为常见，故有"痿躄""下痿"之称。考"痿"《正韵》："两足不能相及也。"王冰谓："痿指无力以运动。"是指不能举步之意。"躄"同"办"，《礼王制》："瘖聋跛躄。"释文谓：躃，足不能行也。王冰注《素问·痿论》谓："挛躄，足不得以行也。"故痿躄者，指肢体痿弱不用，足不能举步的意思。

有关痿证的记载，首见于《内经》。《素问·痿论》集中论述了病因、病机、证候、鉴别、治法等，为本病奠定了理论基础。《素问·痿论》指出本病的主要病机是"肺热叶焦"，肺燥不能输精于五脏，因而五体失养，肢体痿软。在发病原因上，指出了"热伤五脏""思想无穷""有渐于湿"及远行劳倦、房劳太过等。根据五脏内热引起五体失养所产生的不同的证候，《素问·痿论》把痿证分为皮痿、脉痿、筋痿、肉痿、骨痿五种，以示病情的浅深轻重以及与五脏的关系。

《素问·痿论》说："阳明者，五脏六腑之海，主润宗筋，宗筋主束骨而利机关……"冲、督、带脉等皆属络合于阳明，故"阳明虚则宗筋纵，带脉不引，故足痿不用也"，治取阳明成为治痿之常用大法。

《素问·生气通天论》又指出"因于湿，首如裹，湿热不攘，大筋緛短，小筋弛长，緛短为拘，弛长为痿”，说明湿热也是痿证成因之一。可见，因五脏热所引起的皮、肉、脉、筋、骨五体失养，其病因、症状互有差异，似乎不相统一，但它们当有共同的症状——痿弱不随。如属皮的“痿躄”，脉的“枢折挈，胫纵而不任地”，筋的“筋膜干则筋急而挛”，肉的“肌肉不仁”，骨的“腰脊不举”等等。值得注意的是，“阳明虚……足痿不用”，说明了足痿不用是本病的重要特征。

《金匮要略·中风历节病脉症并治第五》又有“咸则伤骨，骨伤则痿”的记载。到北宋末年，陈无择的《三因极一病证方论·五痿叙论》重温《素问·痿论》之原旨，“痿证属内，脏气不足之所为也”的病机特点，以“虚”字诠解五脏热，一语破的。治疗法则，《三因极一病证方论·五痿治法》断定“诸痿当养阳明与冲脉”。所列加味四斤丸等八张方剂，多为温养肝肾、益气养营之品，对于明以后治重补益下焦肝肾精血，无疑颇多启迪并为后世医家广泛应用。金·张子和比较风、痹、痿、厥证认为“痿病无寒”，《儒门事亲·指风痹痿厥近世差互说》里说：“痿之为病……由肾水不能胜心火，心火上烁肺金，肺金受火制，六叶皆焦，皮毛虚弱急而薄者，则生痿。”此说对后世颇有影响。元·朱丹溪扩充子和之说，纠正“风痿混同”之弊，批评治痿不知补养，浪用发表行湿，戕贼血气，提出的“泻南方则肺金清而东方不实……补北方则心火降而西方不虚……”，用滋阴清热以达到除肺热、补肝肾、实胃的方法，是对“治痿独取阳明”的一大补充。病机方面，《丹溪心法·痿·附录》认为“痿之不足，乃阴血也”，但是丹溪在具体辨证论治时，又不独主补养阴血一法，《丹溪心法·痿证》中，分列了湿热、湿痰、气虚、血虚、血瘀等的分型治法，示后来者辨证论治以法度。他所创立的二妙散、虎潜丸等方至今仍为临床医家习用。

明·王宇泰《证治准绳·痿证》在详细互勘、研究了《素问·痿论》

与《内经》其他篇章痿证条文之后，指出《内经》专立一篇讨论本证，观其条文意思，是对五脏“各举一例”，以说明五脏之气损伤发为痿证的病机证候，“若会通八十一篇而言，便见五劳五志六淫，尽得成五脏之热以为痿也”,《景岳全书·痿论》则推敲了《素问·痿论》原文中的“有余不尽之意”后，认为《内经》所列之证皆言为热，又曰肺热叶焦，金燥水亏所致，这不过是就其大体而言，实际上未必尽是阴虚火证。他指出“元气败伤则精虚不能灌溉，血虚不能营养者，亦不少矣，若概从火论，则恐真阳衰败，及土衰火涸者有不能堪，故当酌寒热之浅深，审虚实之缓急，以施治疗，庶得治痿之全”，这既体现了景岳的医学观点，亦弥补了丹溪血虚论之不足。

叶天士首从奇经论治是为发明。邹滋九总括叶氏之说，认为是“肝肾肺胃四经之病”，凡此四脏气血精液不足，便是本病的病理基础。(见《临证指南医案·痿·邹滋九按》)王清任《医林改错·瘫痿论》认为“两腿瘫痿”，与痹证不同，“痿证是两腿瘫痿不动，始终无疼痛之苦”，是气虚不能周流于下，当用益气之药。批评古人论痿证之源，悉主阳明胃经湿热上蒸于肺，概用清凉攻下之药的错误。其论虽然有瘫痿掺混之嫌，但益气化滞通络之用于痿证，无疑也是一种创新。

国医大师李济仁先生乃新安名医，早在20多年前即出版了《痿病通论》专著。李老详述症因脉治，于证候之辨析，尤为清晰，细致入微，治法方药，足资师法。

王任之先生，传王仲奇之学，一代名医，倡益气化瘀，佐养肝肾。

范中林先生治从太阳、阳明。病程四载之周期性麻痹，范老迳用麻黄汤解表开闭，散寒除湿，继以当归四逆。太阴睑废，以其脾湿蕴积，表实未解，宗仲景甘草麻黄汤以开闭除湿；阳明高热痿躄则治以白虎加人参汤，一代经方大家，于兹可证。

国医大师邓铁涛曾系统研究重症肌无力。认为病属脾胃虚损，以补脾益损、升阳举陷为大法。所创强肌健力饮（黄芪、党参、白术、当归、陈皮、五爪龙、甘草等）疗效确切。

国医大师任继学先生认为脊髓灰质炎，当属中医之瘫缓风病。探讨病因病机，列：毒伏督髓、阴虚髓损、阳虚髓亏、湿热四证，颇多新见。急性期清热解毒，活络通督，方用自拟之益髓活解汤，并口服紫金锭、醒消丸等；阴虚髓损，治以自拟养阴益髓饮；阳虚髓亏，治以自拟补阳生精饮；湿热蕴结，则清热除湿，通督除秽，治以清热渗湿汤，并服紫雪丹。各证均以猪脊髓汤煎药，并服马钱子粉。

陈亦人先生认为瘀血停滞，经脉既阻，阳气不得畅达，阴津不得布散，气血失于通和，必致肌肉失养，筋脉弛缓，治疗当化瘀通阳。故每于辨证论治基础上佐以活血化瘀、通达阳气之品。

余国俊先生认为急性脊髓炎，应属中风之风痱，亦迳用续命汤原方。其师经方大家江尔逊先生，太夫子陈鼎三先生均以此方起痿躄重症。三代历验，疗效显著。

自《素问·痿论》“治痿者，独取阳明”语出，实开痿证治胃先河，后世医家咸宗此说。胡国俊先生认为：两土之治，脾胃有别。虚补泻实，方无虚虚实实之误。中虚致虚，补益之法脾胃有别：太阴虚寒，中气不足，脾阴亏虚，胃阴失充，其治自然不同。邪浊壅遏，治取中土泻其有余；太阴寒湿，阳明燥热，湿热中蕴，其治判然不同。入细入微，自有见地，当堪师法。

张子和

金烁水枯，泻火毓阴

张子和（1151~1231），名从正，字子和，金代医学大家

痿之为状，两足痿弱，不能行用。由肾水不能胜心火，心火上烁肺金，肺金受火制，六叶皆焦，皮毛虚弱，急而薄着，则生痿躄，躄者，足不能伸而行也。肾水者，乃肺金之子也。今肾水衰少，随火上炎，肾主两足，故骨髓衰竭，由使内太过而致然。《至真要大论》云：诸痿喘呕，皆属于上者，上焦也。三焦者，手少阳相火也。痿、喘、呕三病皆在膈上，属肺金之部分也。故肌痹传为脉痿，湿痹不仁传为肉痿，髓竭足躄传为骨痿，房室太过为筋痿，传为白淫。太抵痿之为病，皆因客热而成，好以贪色，强力过极，渐成痿疾。故痿躄属肺，脉痿属心，筋痿属肝，肉痿属脾，骨痿属肾，总因肺受火热叶焦之故，相传于四脏，痿病成矣。直断曰（此为作者之论断，故曰直断）：痿病无寒。故痿之作也，五月、六月、七月皆其时也。午者少阴君火之位，未者湿土，庚金伏火之地，申者少阳相火之分，故痿发此三月之内，以为热也。故病痿之人，其脉浮而大。今之行药者，凡见脚膝痿弱，难于行步，或一足不伸，便作寒湿脚气治之，骤用乌、附、乳、没、自然铜、威灵仙之类，燔针、艾火、汤煮、袋蒸，痿弱转加，如此而死，岂亦天乎！夫治痿与治痹，其治颇异。风寒湿痹犹可蒸汤灸燔，时或一效，惟痿用之转甚者，何也？盖以痿肺热为本，

叶焦而成痿，以此传于五脏，岂有寒者欤。若痿作寒治，是不刃而杀之也。夫痿病不死，死者用药之误也。陈下一武弁宋子玉，因驻军息城，五六月间，暴得痿病，腰胯两足皆不任用，躄而不行，求治于予。察其两手，脉俱滑而有力，予凭《内经》火淫于内，治以咸寒，以盐水越其膈间寒热宿痰，新者为热，旧者为寒，或宿食、宿饮在上脘者皆可涌之。宿痰既尽，因而下之，节次数十行。觉神志日清，饮食日美，两足渐举，脚膝渐伸，心降肾升。便继以黄连解毒汤，加当归等药，及泻心汤、凉膈散、柴胡饮子大作剂煎，时时呷之。经曰：治心肺之病最近，用药剂不厌频而少；治肾肝之病最远，用药剂不厌顿而多。此法人皆怪之。然余治痿，寻常用之，如拾遗物。予若以此诳人，其如获罪于天何，此宋子玉之证，所以不得不书也，且示信于来世。故《内经》谓治痿之法，独取阳明经。阳明经者，胃脉也，五脏六腑之海也，主润养宗筋，宗筋主束骨，束骨在脐下阴毛际上是也。又主大利机关，机关者，身中大关节也，以司曲伸。是以阳明虚则宗脉纵，宗脉纵则大脉不伸，两足痿弱。然取阳明者，胃脉也，胃为水谷之海。人之四季，以胃气为本，本固则精化，精化则髓充，髓充则足能履也。《阴阳应象论》曰：形不足者温之以气，精不足者补之以味。味者，五味也，五味调和，则可补精益气也。五味、五谷、五菜、五果、五肉，五味贵和，不可偏胜。又曰：恬淡虚无，真气从之，精神内守，病安从来。若用金石草木补之者，必久而增气。物化之常，气增而久，夭之由也。所以久服黄连、苦参者，而反化为热。久服热药之人可不为寒心哉。余尝用汗下吐法，治风痹痿厥，以其得效者众，其敢诬于后人乎！

黄连解毒汤

黄连　黄柏　黄芩　大栀子各等份

上锉为麻豆大。每服五钱，水二盏，煎至八分，去滓温服之。

泻心汤

大黄　甘草炙　当归　芍药　麻黄　荆芥各一两半　白术二钱半

上为细末。每服二钱，水一盏，生姜、薄荷少许，同煎七分，去滓温服。

凉膈散

大黄一两　连翘四两　甘草　黄芩　薄荷　朴硝　山栀各一两

上为粗末。每服三五钱，水一盏，入蜜、竹叶煎三五沸，去滓温服，无时。

柴胡饮子

柴胡　人参　黄芩　甘草　大黄　当归　芍药各半两

上为粗末。每服三钱，水一盏，生姜三片，煎至七分，去滓温服。

（《儒门事亲》）

李　杲

湿热成痿金水伤，鼓舞中州燥热清

李杲（1180~1251），字明之，河北正定人，金元四大家之一

湿热成痿肺金受邪

六七月之间，湿令大行，子能令母实而热旺，湿热相合刑庚大肠，故寒凉以救之。燥金受湿热之邪，绝寒水生化源，源绝则肾亏，痿厥之病大作。腰以下痿软瘫痪不能动，行走不正，两足欹侧，以清燥汤主之。

清燥汤

黄连去须　酒黄柏　柴胡各一分　麦广冬　当归身　生地黄　炙甘草　猪苓　神曲各二分　人参　白茯苓　升麻各三分　橘皮　白术　泽泻各五分　苍术一钱　黄芪一钱五分　五味子九枚

上㕮咀如麻豆大，每服半两，水二盏半，煎至一盏，去渣，稍热空心服。

大抵脾胃虚弱，阳气不能生长，是春夏之令不行，五脏之气不生。脾病则下流乘肾，……则骨乏无力，是为骨痿。令人骨髓空虚，足不能履地，是阴气重迭，此阴盛阳虚之症。大法云：汗之则愈，下之则死。若用辛甘之药滋胃，当升当浮，使生长之气旺。言其汗者，

非正发汗也，为助阳也。

按：用辛甘之品如参、芪、姜、桂等以滋养胃气，升其中阳，鼓舞脾胃功能，下行入肾解散阴寒，则脾阳上升，肌肉得养，骨髓充实，痿证自除。汗之则愈，所以调和营卫，畅通气血也。

肝木旺，则挟火势，无所畏惧而妄行也。故脾胃先受之，或身体沉重走疰疙痛。盖湿热相搏，而风热郁而不得伸，附着于有形也。…或生痿，或生痹，…或作肾痿…皆风热不得生长，而木火遏于有形中也。

胃虚脏腑经络皆无所受气而俱病论

脾病体重痛，为痛痹，为寒痹，为诸湿痹，为痿软失力，……若以辛热助邪，则为热病，为中风，其变不可胜纪。

按：以上诸痹，若误投辛热之药，则助长其湿热邪气，甚则转化热病，或因火热上亢而患中风，病变莫测，类此情况甚多也。

（《脾胃论》）

朱震亨

治痿心法

朱震亨（1281~1358），又称朱丹溪，金元四大医家之一

痿证断不可作风治而用风药。有湿热、湿痰、气虚、血虚、瘀血。湿热，东垣健步丸，加燥湿、降阴火——苍术、黄芩、黄柏、牛膝之类。湿痰，二陈汤加苍术、白术、黄芩、黄柏、竹沥、姜汁。气虚，四君子汤加黄芩、黄柏、苍术之类。血虚，四物汤，加黄柏、苍术，煎送补阴丸。亦有食积、死血妨碍不得下降者，大率属热，用参术四物汤、黄柏之类。

附录：谨按五痿等证，特立篇目，所论至详。后代诸方，独于此证盖多缺略。考其由，皆因混入中风条内故也。丹溪先生痛千古之弊，悯世之罹此疾者，多误于庸医之手，有志之士必当究其心焉。夫陈无择谓：痿因内脏不足所致，诚得之矣。然痿之所不足乃阴血也，而方悉是补阳补气之剂，宁免实虚虚之患乎？且无择以三因立方，可谓诸方之冠。其余此证，犹且未明，况求于他者乎。

健步丸

防己酒洗，一两　羌活　柴胡　滑石炒　甘草炙　栝楼根酒洗，各半两　泽泻　防风各三钱　苦参酒洗　川乌各一钱　肉桂五分

上为末，酒糊为丸梧桐子大。每服七十丸，葱白煎愈风汤下。

愈风汤

羌活　甘草炙　防风　防己　蔓荆子　黄芪　川芎　独活　细辛　枳壳　麻黄去根　地骨皮　人参　知母　甘菊　薄荷去梗　白芷　当归　枸杞子　杜仲炒　秦艽　柴胡　半夏　厚朴姜制　前胡　熟地黄各二两　白茯苓　黄芪各三两　生大黄　苍术　石膏　芍药各四两　桂一两

上锉。每服一两，水二盅，生姜三片煎，空心一服，临卧再煎渣服。

二陈汤

半夏泡　陈皮各二两半　白茯苓两半　甘草炙，七钱半

上㕮咀，每服四钱，水一盏，生姜七片，乌梅一个煎。

四君子汤　治脾胃不调，不进饮食。

人参　白术　茯苓　甘草炙，等份

上以水煎服。

四物汤　治冲任虚损，月水不调，脐腹疼痛。

当归　川芎　芍药　熟地等份

上以水煎服。

补阴丸

侧柏　黄柏　乌药叶各二两　龟板酒炙，五两　苦参三两　黄连半两　冬加干姜，夏加缩砂。上为末，地黄膏丸如梧子大。

参术四物汤　即四物汤加参、术。

（《丹溪心法》）

徐彦纯

治痿循大法，清燥健步方

徐彦纯，元明间医家

丹溪曰：《内经·痿论》：肺热叶焦，五脏因而受之，发为痿躄；又曰：诸痿皆属于上，指病之本在肺也。又曰昏惑，又曰瘛疭，曰瞀冒，曰瞀昧，曰暴病皆属于火。又曰四肢不举，舌本强，足痿不收，痰涎有声，皆属于土。又《礼记》注曰：鱼肉天产也，以养阳，作阳德，以为倦怠，悉是湿热之病，当作诸痿治之。何《局方》治风之方并治痿者十居八九？不思诸痿皆起于肺热，传入五脏，散为诸证，大抵只宜补养。若以外感风邪治之，宁免实实虚虚之祸乎。或曰：诸风掉眩皆属于肝，诸暴强直皆属于风。至于振掉不能久立，善暴僵仆，皆以为木病。风木者木之气，何为皆属于火？曰：舌本强，痰涎有声，何为皆属于土？《痿论》未尝言及，而吾子合火土二家之病，而又与倦怠并言，总作诸痿治之，何也？予曰：按《原病式》曰：风病多因热甚。俗云风者，言末而忘其本也。所以中风而有瘫痪诸证者，热甚故也。又《病源》曰：脾之脉连舌本，散舌下，今脾受湿邪故舌强。又河间曰：胃膈热甚，火气炎上，故津液涌而为痰涎潮上，因其稠黏难出，故作声也。一以属脾，一以属胃热，谓之属火与土，不亦宜乎。或曰：《内经》治痿之法，独取阳明何也？曰：诸痿生于肺热，只此一句，便见治法大意。经曰：东方实，西方虚，泻南方，补北方。此固是就生克言补泻，而大经大法，不外于此。五行之中，惟火有二。肾虽有两，水惟其一。阳常有余，阴常不足。故经曰：一水不能胜二火，理之必然。金体燥而居上，主气，畏火者也。土性湿而居中，主四肢，畏木者也。火性炎上，若嗜欲无节，则水失所养。火寡于畏，而侮所胜，肺得火邪而热矣。木性刚急，肺受邪热，则金失所养。木寡于畏，而侮所胜，脾得木邪而伤矣。肺热则不能营摄一身，脾伤则四肢不能为用，而诸痿之病作。泻南方，则肺金清而东方不实，何脾伤之有。补北方，则心火降而西方不虚，何肺热之有。故阳明实，则宗筋润，能束骨而利机关矣。治痿之法无出于此。骆龙吉亦曰：风火相炽，当滋肾水。东垣先生取黄柏为君，黄芪等补药为辅佐，而无一定之方。有兼痰积者，有湿多者，有热多者，有湿热相半者，有挟寒者，临病制方，其善于治痿乎。虽然药中肯綮，若将理失宜，圣医不治也。但是患痿之人，若不淡薄食味，吾知其必不能安全也。

东垣清燥汤　治湿热成痿。以燥金受湿热之邪，是绝寒水生化之源，源绝则肾亏，痿厥之病大作，腰以下痿软，瘫痪不能动。

健步丸　治膝中无力，屈伸不得，腰背腿脚沉重，行步艰难。

按：此为专治湿热在下焦之剂。此方治：热淫于内，而用温补可也？然阴血衰弱，血不养筋，筋缓不能自收持。阳燥热淫于内，故用此养阳滋阴，阴实则水升火降矣。

（引自《医学折衷》）

周之干

痿证指要

周之干（1508~1586），明代医家

痿有风、痿之别，痛则为风，不痛则为痿。盖痛为实，不痛为虚。人之血气实，而风寒客于经络之间，则邪正交攻而痛作矣。虚弱则痰火起于手足之内，而正不胜邪，痿痹作矣。一散邪，一补虚，治法不同，慎之！慎之！腰以下脚膝酸软无力，多属湿热，若大便燥结，四物汤加苍术、黄柏、虎骨、龟板、汉防己之属。脾胃虚，四君子汤加上前药，腹胀用苍术、煮白术入药内，或参苓白术散亦可。骨髓中热，加知母、杜仲、牛膝。知母、杜仲补脾阴之不足而走骨，得牛膝引，退骨髓中邪热，助诸药成功。五行之中，惟火有二，二肾虽水，而有一火。阳常有余，阴常不足，故曰一水不胜二火。肺金居上，畏火者也。脾二居中，畏水（按：似应作木）者也。人嗜欲无节，则水失所养，火寡于畏，火性炎上，肺因火热矣。金被火克，木寡于畏，肝木乘脾，脾受木伤矣。肺伤则不能管摄一身，脾伤则四肢不用。泻南方则肺金清，东方不实，何脾伤之有，补北方则心火降，西方不热，何肺热之有。阳明清润则宗筋滋，束骨而利关节矣，何痿之有。

痿证四肢不举，气血不足，风湿注于四肢而成痰。用川乌不拘多少，生杵为末。每服二钱，好秔（同粳）米半碗煮粥，加白糖二匙。

姜汁二匙啜之。中湿加苡仁末二钱，同煮粥吃甚效。（按：此与《普济本事方》之川乌粥大同而小异）

痿证四肢不用，浑身如绳束之状者，肝气急也，脾受水克，土不生金，肺为火邪所制。宜补脾清肺，肺清肝平，脾无贼邪自愈。丸用白术一斤，白蔻三两，共末，桑椹汁丸。每服五十丸，午前米饮下，忌食面酒。

（《慎斋遗书》）

李　梃

泻南补北，痿证提纲

李梃，字建斋，江西南丰人，明代医家

诸痿不痛火克肺

经曰：诸痿皆生于肺热，肺热叶焦，脾（按：似应为“皮”）弱，着足痿躄，色白毛枯，名曰皮痿。五脏受之，发为诸痿。悲哀失志，上发喘而下溲血，乃心热下虚也，曰脉痿，则膝胫筋脉纵缓而不能任用于地。思色无穷，或入房太甚，口苦，白淫，乃肝热胆津渗也，曰筋痿，则筋脉干急蜷挛。居处卑湿，肉蠕动而口渴，乃脾热胃燥也，曰肉痿，则肌肉麻痹不仁。有所劳行，大热而渴，则阳气内伐，热舍于肾，水不胜火，骨髓空虚，色黑齿槁，名曰骨痿，则腰膝与脊不举，骨痿不能起于床者死。

肺伤木旺肢体废

肺被火伤，则木寡畏而侮土，则脾亦为之伤矣。肺伤则不能管摄一身，脾伤则不能运用四肢而痿废矣。五痿总属阳明，阳明者宗筋之会也。阳明实，则宗筋润而机关利矣。

泻南补北是大经

泻南，则肺金清而东方不旺，脾不伤而宗筋润矣。补北，则心火降而西方不虚，肺不焦而荣卫通矣。清燥汤、虎潜丸、肾气丸，调利金水二脏，治痿之大经也。

虎潜丸 治诸虚不足，腰腿痿痛，行步无力，壮元阳，滋肾水，养气血。

黄柏半斤 知母三两 龟板四两 熟地 陈皮 白芍各二两 锁阳一两半 虎骨一两

冬加干姜五钱。为末，蜜和猪脊髓为丸梧子大。每五六十丸，空心盐汤下，干物压之。遗精加龙骨五钱，名龙虎济丹。一方加参、芪、山药、枸杞、菟丝五味子、杜仲、补骨脂、牛膝。

肾气丸（又名六味地黄丸） 治少年水亏火旺，肾气久虚，瘦弱无力……等症。

山药 山茱萸各四钱 茯苓 泽泻 牡子皮各三两 生地八两

……为末，蜜丸梧子大。每五十丸，含心白汤、温酒下，有痰姜汤下。

慎勿混同风痹治——痹乃风寒湿合，脚气寒湿而成，缓风邪深，手足肢体缓弱而痛。是知痛则为风、为实，不痛为痿、为虚。

风因外感宜发散，痿属内伤补血气

血虚者，四物汤合生脉散加苍术、黄柏、牛膝，下补阴丸。气虚者，四君子汤加苍术、黄柏、黄芩，下鹿茸四斤丸加五味子，或五兽三匮丸。又有瘀血妨碍者，四物汤加参、术、黄柏、红花。

生脉散 治暑入肺咳嗽，脾胃虚弱，气喘气促。

人参　五味子各三钱　麦门冬二钱

水煎服。生津止渴加黄芪、黄柏，令人气力涌出。古云：夏月必服五味子以补五脏。服参与五味不得者，白术、乌梅代之。

鹿茸四斤丸　治肝肾虚损之极，以致筋骨痿弱，不能自持，起居无力，足膝疼酸，肌体瘦悴，血气不生。

肉苁蓉　天麻　菟丝子　牛膝　熟地　杜仲　鹿茸　木瓜各半斤

上为末，蜜丸梧子大。每服五十丸，空心米汤或酒下。

五兽三匮丸　治气血耗损，肝肾不足，两脚痿软。

鹿茸　麒麟竭　虎胫骨　牛膝　金毛狗脊各等份，即五兽也

又用附子一枚，去皮，剜去中心，入前，附子于内，以附子末盖口，即三匮也。却以三匮正坐于磁罐内，重汤蒸至极烂，取出和五兽捣丸，芡实大，木瓜酒下。

或兼湿热或兼痰

有湿多者，有热多者，有湿热相半者，健步丸、四制苍柏丸。痰火起于手足之内者，二陈汤加苍术、黄柏、白术、黄芩、竹沥、姜汁。

四制苍柏丸　滋阴降火，开胃进食，除周身之湿。

黄柏用乳汁、童便、米泔各浸一斤，酥炙一斤，浸、炙各宜十三次，四斤
苍术用川椒、补骨脂、五味子、川芎各炒四两，去各炒药，一斤

用苍、柏为末，蜜丸梧子大。每三十丸，早酒、午茶、晚白汤下。

又恐食积（妨碍升降）阳明滞——减味清燥汤。如食全少者，白术膏。

减味清燥汤　即清燥汤减柴胡、黄连、猪苓、泽泻四味。

白术膏 每白术一斤，加陈皮四两煎膏。同人参治一切脾胃不和、饮食无味、泄泻等症。

五痿旺时病易安——随各症旺月调补则易。间有挟寒者，五积散合独活寄生汤，挟风者，大秦艽汤、何首乌丸。

大秦艽汤 治中风内外无症，知为血弱不能荣筋，手足不能运动，舌强不能言，宜养血而筋自荣。

秦艽 石膏各一钱半 羌活 独活 川芎 白芷 甘草 生地 熟地 当归 白芍 黄芩 茯苓 防风 白术各一钱 细辛二分半

水煎温服。如天阴雨加生姜，心下痞加枳实。

何首乌丸 主壮气血，益脾胃，坚筋骨，乌须发，……等。

首乌一斤

米泔浸，晒干，用壮妇生男乳汁拌晒一二次，候干，用木臼捣末，枣肉为丸，如挟火者用蜜丸梧子大。初服廿丸，每十日加十丸，至百丸止，空心盐汤，温酒任下。其气雄壮，通十二经络，非阳虚甚者不可单服。一方加牛膝半斤，用黑豆三升煨浓汁，蒸三次，共捣成泥，晒为末，枣肉为丸服。治骨软风，腰膝疼痛，行履不得，遍身瘙痒。

天产作阳戒浓味。助火发热故也。素不能淡薄者，搜风顺气丸。

搜风顺气丸 治……腰膝酸疼，肢节顽麻，手足瘫痪，言语謇涩，一切诸风诸气，并皆治之。

车前子 郁李仁 白槟榔 火麻仁 菟丝子 牛膝 山药 山茱萸各二两 枳壳 防风 独活各一两 酒大黄五两

上为末，蜜丸梧子大。每日早晨、临卧，茶酒、米饮任下。久觉大肠微动，以羊肚肺煮羹补之。常服百病皆除。如食色纵欲及老人大便燥结者最宜。孕妇忌服。

（《医学入门》）

方 谷

治痿绳墨

方谷（1508~1600），钱塘人，明代医家

经云：肺热叶焦，五脏因而受之，发为痿痹，本乎肺。又曰：痿唯湿热，气弱少荣，本乎脾。盖痿者，手足痿弱，难以运动者也，症见在脾。丹溪曰：治痿之法，独取阳明一经何也？阳明者，胃与大肠之经也。泻腑则脏自清，和脾则肺自安。故肺金体燥，居上而主气，畏火者也。脾土性湿，居中而主四肢，畏木者也。或失守养，则土、金之本易亏，而木、火之邪易侵。如是，肺热叶焦，皆由土弱，不能生金，金亏不能生水，水火不交而痿证出矣。信乎痿之所以为病者，本于阴血之不足，阳气之沸腾也宜矣。若阴血既足而能灌溉四肢，则阴阳和而气血顺，使手得血而能摄，足得血而能步，安有痿弱之形也哉。虽曰：因于痰，因于湿，或有痰湿之不清，滞于经络，郁而生湿，久而成热，以致血液干涸，不能荣养于百骸，使筋缓不能自收持，其为痿也多矣。然其迹固虽不一，究其源实归于脾土之不足也。治疗之法，当泻南方之火，使肺得清化之令，而欲东方之不实，何伤脾之有。补北方之水，使心无炎燥之气，而欲西方之不虚，何肺热之有。故阳明实则宗筋润，能束骨而利机关者矣。湿热清则气血和，能行经络而通畅百脉者矣。治以四物汤加牛膝、枸杞、盐炒知母、黄芩、黄柏之类，使本固血足而痿自可也。夫治痿之法无出于此（按：

似应作“无出此右”），断不可作风治而用风药，为害匪轻，医者宜深味之。

愚按：痿之一证全在湿热。由乎酒色太过，气血空虚，反加劳碌，筋骨有损，由是湿热乘之。热伤于气，在气不能舒畅其筋，故大筋緛软短而为拘挛者矣。湿伤其血，则血不养筋而筋不束骨，故小筋弛长而为痿弱者矣。治宜黄芩、黄连、当归、生地、独活、牛膝、秦艽、续断之类，切不可偏于风药而作风治，亦不可偏于补药而作虚论。此症宜利小便而除其湿热，宜用清凉而通利其气血，其症自可者也。虽有肺痿痰唾稠黏，前方中可加贝母、鼠粘、连翘、天、麦之类。若肾气空虚，腰脊不举，髓竭力乏，行立不能而为骨痿之症者，前方宜加五味、枸杞、山萸、熟地、虎骨、败龟之类。

治法主意：风痿者，半身不遂，痰唾稠黏。湿痿者，痛重难移，面目黄色。热痿者，四肢不收，出言懒怯。

（《医林绳墨》）

孙一奎

痿证玄珠

孙一奎（1522~1619），字文垣，号东宿，安徽人，明代名医

刘河间曰：四肢不举，俗曰瘫缓。故经所谓脾太过则令人四肢不举。又曰：土太过则敦阜。阜，高也。敦，厚也。既厚而又高，则令除去，此真所谓膏粱之疾。其治则泻令气弱阳衰，土平而愈。或三化汤、调胃承气汤选而用之。若脾虚则不用也。经所谓土不及则卑陷。卑，下也。陷，坑也。故脾病四肢不举，四肢皆禀气于胃而不能至经，必用于脾，乃能受禀。今脾病不能与胃行其津液，四肢不得禀水谷气，气日以衰，脉道不利，筋骨肌肉皆无气以生，故不用焉。其治可十全散、加减四物，去邪留正。

三化汤　治类中风，外无六经形证，内有便溺阻隔。

厚朴姜制　大黄　枳实　羌活各等份

每服三两，清水三升，煎至一升五合，终日服，以微利为度。

调胃承气汤　治脾热胃热。

大黄　芒硝各一两　甘草五钱

水煎服。

十全散　治气血俱虚而四肢不用也……

人参　黄芪　白术　茯苓　甘草　肉桂　当归　川芎　熟地　白芍药各等份

上为粗末。每服二十钱，生姜三片，枣二枚，水一盏，煎七分，不拘时温服。

加减四物汤 治产后血虚，痰瘀，寒厥，头痛。

苍术一两六钱 羌活 川芎 防风 香附炒 白芷各一两 石膏二两五钱 细辛一两五钱 当归 甘草各五钱

研为粗末。每服一两，清水煎，不拘时服。

脾实病痿，经云：脾病者，肉痿足不收。又云：脾脉太过则令人四肢不举。又云：其犯雨湿之地则为痿者是也。夫所谓实，谓太过者，皆指脾之湿邪而言也。

今采补通荥输穴法于下：

肺热叶焦则肺喘鸣，生痿躄，色白而毛败者。补其荥，鱼际；通其输，太渊。至秋病已。

心热生脉痿，数溲血，枢不相提挈，胫纵不能任用于地，色赤而络脉溢者。补其荥，劳宫；通其输，大陵。至夏病已。

肝热生筋痿，下白淫，口苦，筋急挛，色苍白而爪枯者。补其荥，行间；通其输，太冲。至春病已。

肾热生骨痿，足不任身，腰脊不举，骨枯髓减，色黑而齿槁者。补其荥，然谷；通其输，太溪。至冬病已。

脾热生肉痿，干渴，肌肉不仁，色黄而蠕动者。补其荥，大都；通其输，太白。至长复病已。

又痿躄足不收，取之少阳、阳明之别。经云：足少阳之别，名曰光明，去踝五寸，别走厥阴。虚则痿躄，坐不能起，取之所别也。又云：淫泺胜痿，不能久立，治少阳之维，在外踝上五寸。又云：足阳明之别，名曰丰隆，去踝八寸，别走太阴，其病虚则足不收，胫枯，取之所别者也。

骨痿懈惰，取足少阴髓海。经云：少气身漯漯也，言吸吸也，骨酸懈惰不能动，补足少阴。又云：脑为髓之海，其俞上在于其盖，下在风府。髓海不足则脑耳鸣，胫酸懈怠安卧，审其俞而调其虚实者是也。百节弛纵，取脾手太阳之络。经云：脾之大络，名曰大包，出渊腋，下腋三寸，布胸胁。虚则百节尽皆纵，此脉若罗络之血者，取之脾之大络也。又云：手太阳之别，名曰支正，上腕五寸，实则节弛肘废，取之所别者是也。

肾脉微滑为骨痿，坐不能起，起则目无所见。

生生子（即孙一奎）曰：《内经》治痿独取阳明之法，乃治痿之大概也，原其病皆自肺中来。在于方萌之时，故独治阳明，使宗筋润，能束骨而利机关之意，是澄其源而流自清之谓也。设五痿之疾既痼，而阳明虚，宗筋纵，带脉不引，足痿不用之时，而独治阳明，斯亦晚矣。当即其五痿之所主者而参治之，庶得尽其用也。按《内经》阳明虚带脉不引之后，帝曰："治其奈何"？岐伯曰："各补其荥而通其输，调其虚实，和其逆顺，筋脉骨肉各以其时受月，则病已矣。"此虽兼针刺而言，实治痿之纲领也。

林氏曰：考之《内经》皮、肉、肌、骨、脉，五痿分属五脏。如无择所云者，似又当分治之可也。治阳明之法，只可治脾肺。若夫肝之筋痿，心之脉痿，肾之骨痿，其受病又自不同，岂可只取阳明而治之乎？故治筋痿宜养其肝，脉痿宜益其心，骨痿宜滋其肾，不可执一而论也。经亦曰：各补其荥而通其输，调其虚实，云云。此可以见治法之不专于阳明也。

藿香养胃汤 胃虚不食，四肢痿弱，行立不能，皆由阳明虚，宗筋失养之故也。

藿香 人参 茯苓各一钱 白术二钱 半夏曲 苡仁 山药各八分 毕澄茄 砂仁 神曲 陈皮各六分 甘草炙，四分 姜三片 枣二枚

水煎服。

丹溪云：有湿热，有痰，有血虚，有气弱，亦有死血者，有食积妨碍不降者。孙东宿曰：上文论痿起于肺热，实痿之本论，治法之大要也。而此云然者，盖以其发而为病，所因所挟，或有不同，而立治亦各当着其所重也。

东垣取黄柏、苍术为下部要药。丹溪即此意以治痿蹶（当作厥）、痛风，取效甚多。

五加皮酒　治筋痿拘挛疼痛，不便屈伸。

五加皮半斤　苍耳子六两　枸杞子　苡仁各四两　生地黄二两　木香五钱

以好酒一大坛，将药用囊盛悬坛中，浸七日，取出，焙干为末，炼蜜丸，梧子大。空心，酒吞八九十丸。其酒所饮，但常使酒气频相接为妙。

大生脉汤　治心热脉痿，胫纵不任地。

人参　麦冬　五味子　天冬　黄柏　川归　牛膝　红花　枸杞子　生地

水煎服（原缺剂量）。有汗加黄芪。

何首乌酒　治骨软风，腰膝痛，行履不得，遍身瘙痒。

何首乌大而有花者　牛膝各一斤

以好酒一升，浸七宿，焙干，于木臼捣末，蜜丸。每日空心食前酒下三五十丸。

萧炳丹参酒方　治风软脚弱，可逐奔马，故曰奔马草，极效。丹参不拘多少，酒浸服下。

龙虎丹　治痿。

锁阳七钱半　败龟板　虎骨　黄柏俱消炙　干姜各一钱半　金箔十片　神曲原漏剂量

如懒言语加山药七钱，上稉（同糯）米粉糊为丸，空心白汤吞下。

丹溪补益丸 治痿。

白术二两 龟板 锁阳各酒炙 生地 归身 牛膝 白芍俱酒浸，各一两 陈皮 干姜各七钱半 黄柏炒 虎骨酒炙 茯苓各五钱 五味子二钱 甘草炙，一钱 菟丝子酒蒸，研如糊，入余药末，晒干。原漏剂量

上以新鲜紫河车为丸，如无紫河车用猪骨髓为丸亦可。

神龟滋阴丸 治足痿。

龟板酒炙 黄柏 知母各酒炒，各二两 枸杞子 五味子 锁阳各一两 干姜半两

炼蜜丸梧子大，空心盐汤下七十丸。与龙虎丹相兼服妙。

（《赤水玄珠》）

王肯堂

痿证准绳

王肯堂（1549~1613），字宇泰，明代医家

痿者，手足痿软而无力，百节缓纵而不收也。圣人以痿病在诸证为切要，故持着篇目，分五脏之热名病，其所属皮、脉、筋、肉、骨之痿，致足不任于地。及叙五脏得热之邪，则以一脏因一邪所伤。观其微旨，是用五志、五劳、六淫，从脏气所要者，各举其一以为例耳。若会通八十一篇而言，便见五劳、五志、六淫，尽得成五脏之热以为痿也。何则言肺气热则皮痿，因有所失亡，所求不得者；与他篇之谓始富后贫，虽不伤邪，皮焦筋屈，痿躄为挛者，同是一于七情之不扬。若《病机》（按：刘河间所著《素问病机气宜保命集》之简称）之谓，诸痿喘呕，诸气愤郁，皆属于上者言之，即此可推，何热而不为痿，何脉而不为热也。如言心气热为脉痿，因得之悲哀太甚，阳气内动而血崩，大经空虚，乃为脉痿，此以心为神明之官，主脉为要者言也。及乎推之，五脏各有神，各有志。若怒则气上逆，则呕血之类，亦五志所动，以热伤血，血逆行于经脉亦必空虚，有若形乐志苦，病生于脉，则是五志皆得以痿其脉，不独悲哀一因也。且五志之在各脏，自伤其所属。若怒甚，筋纵，其若不容与形乐志乐，病生于肉，形苦志乐，病生于筋。又若忧恐喜怒，因太虚则五脏相乘，故病有五五二十五变，皆至于大骨枯槁，大肉陷下之病，其神志在五脏之

为热病者不可胜计。如言肝藏气热，因思想无穷，所顾不得，犹肺之所求不得也。其入房太甚，宗筋弛纵，亦犹肾之远行劳倦也。即此可见，五劳各得伤其五脏所合之皮肉筋骨矣。如言脾脏气热，因得之有渐于湿，以水为事者，若岁运太阴湿土司天、在泉之湿，皆致肌肉痿，足痿不收，此是以五脏中举外感者为例耳。诸脏皆然，少阴之复为骨痿，少阳之复为脉痿，阳明司天之政，四之气，亦为骨痿，厥阴司天，风气下临，脾气上从，而为肌肉痿。有因于湿，首如裹，湿热不攘，大筋緛短，小筋弛长，緛短为拘，弛长为痿。《灵枢》有八风之变。或伤筋，或伤肉，或伤骨，与邪客筋骨间者，热多则筋弛、骨消、肉烁。夫其外淫而生五脏痿病者如此。然有不言邪，止从经脏之虚而论者。谓脾病者，身重，肌肉痿，足痿不收，行善瘛。谓肾虚者，为跛为痱。谓三阳有余，三阴不足为偏枯。谓足少阳之别，虚则痿厥，坐不能起。足阳明之别虚则足不收，胫枯。又有饮食所伤，味过于咸，则大骨气劳，味过于辛，则筋脉沮弛。与夫膏粱之人，病偏枯痿厥。已上所陈，止就本条足痿不用者言耳。至若五脏尽热，神昏仆倒，手足俱不用，世俗所谓瘫痪者，岂非亦是痿之大者也。又若下条肺痿之为痿病者，而经又有心气痿者死，则是五脏尽有其痿，盖可知矣。《原病式》论小便遗失，谓肺热客于肾部，干于足厥阴之经而气血不得宣通则痿痹，故神无所用，而不遂其机，因致溲便遗失。由是论之，凡神机气血，或劣弱，或闭塞，即脏腑、经络、四属，若内若外，随处而不用。故《内经》重其事，叠出诸篇，后之览者，竟失其旨。集方论者，或并见虚劳证，或并见风门。赖丹溪始发挥千余年之误，表而出之，而复语焉不详，可惜也！曰：《痿论》，阳明、冲脉合宗筋会于气街，因阳明虚，故宗筋虚，带脉不引而足痿，所以独取阳明。今子历陈受病之邪及诸痿证，又将若之何治？曰：圣人凡语其一，推之而可千可百，岂惟足痿而已乎。所谓各补其荥而通其输，调其虚实，和其逆顺者，则治邪之法尽在其中矣。所云筋脉骨肉，各以其时受月则病已者，治四属内外诸痿之法，亦在其中矣。然而诸痿之病，未有不因阳明虚而得者，何以言之？按《灵枢》有谓真气所受于天，与谷气并而充身也。又谓谷始入于胃之两焦，以溉五脏，别出两行荣卫之道。其大气之搏而不行者积于胸中，命曰气海。《素问》则谓足太阴者，三阴也，其脉贯胃属脾络嗌，故太阴为之行气于三阴。阳明者，表也，五脏六腑之海也，亦为之行气于三阳。脏腑各因其经而受气于阳明，故为胃行其津夜。四肢不得禀水谷气，日以益衰，脉道不利，筋骨肌肉无气以生，故不用焉。而冲脉者，出于肾下，与任脉起于胞中，治血海，亦云为五脏六腑之海也，五脏六腑皆禀焉。其上行者渗三阳，灌诸精；其下行者渗三阴，灌诸络而温肌肉，与阳明宗筋会于气冲。因言阳明虚则宗筋纵，带脉不引，故足痿不用也。即此而观，真气者天之道也，谷气者地之道也，地非天不生，天非地不成。是故真气与谷气并，而后生成形气之道立矣。故阳明虚，于五脏无所禀，则不能行血气，营阴阳，濡筋骨，利关节。气海无所受，则卫气不能温分肉，充皮肤，肥腠理，司开阖。血海无所受，则上下内外之络脉空虚，于是精神气血之奉生身周于性命者劣弱矣。故百体中随其不得受水谷气处，则不用而为痿，治痿不独取阳明而何哉？

丹溪以《难经》泻南补北之法，摘为治痿之方，亦是举其例耳。若胃口不开，饮食少进者，当以兰芳香辛温之剂进之，不可拘于此例，宜藿香养胃汤主之。况依《内经》，当分五脏。肺热叶焦则皮毛虚弱急薄，……发为痿躄。又曰：肺热者色白而毛败，宜黄芪、天冬、麦冬、石斛、百合、山药、犀角、通草、桔梗、枯芩、栀子仁、杏仁、秦艽之属主之。心气热则下脉厥而上，……传为脉痿。又曰：心热者色赤而络脉溢，宜铁粉、银屑、黄连、苦参、龙胆、石蜜、牛黄、龙齿、秦艽、白鲜皮、牡丹皮、地骨皮、雷丸、犀角之属主之。肝气热则胆泄口苦，……筋痿者，生于肝，使内也。又曰：肝热者，色苍而爪枯，宜生地黄、天门冬、百合、紫葳、白蒺藜、杜仲、萆薢、菟丝子、川牛膝、防风、黄芩、黄连之属主之。又方，治筋痿，两手握固无力，两腿行动无力，急肌食少，口舌生疮，忽生痰涎，忽然睡中涎溢，身上燥热，忽时憎寒，项颈强急，小便赤白不定，大府忽冷忽热不调，用连翘、防风、荆芥穗、蔓荆子、羌活、独活、牡丹皮、山栀仁、秦艽、麻黄（去根）、木香各等份。为细末，每服一钱，食后白汤调下。脾气热则胃干而渴，……肉痿者，得之湿地也。又曰：脾热者色黄而肉蠕动，宜苍白术、二陈入霞天膏之属主之。肾气热则腰脊不举，……骨痿者，生于大热也。又曰：肾热者，色黑而齿槁，宜金刚丸。肾肝俱损，骨痿不能起于床，筋弱不能收持，宜益精缓中，宜牛膝丸、加味四斤丸。肾肝脾俱损，谷不化，宜益精缓中消谷，宜煨肾丸。

又云：心热盛则火独光，火炎上。肾之脉常下行，令火盛而上炎用事，故肾脉亦随火炎烁而逆上行。阴气厥逆，火复内焰，阴上隔阳（按：“隔阳”似与“格阳”同义），下不守位，心气通脉，故生脉痿，膝腕枢如折去而不相提挈，经筋纵缓而不任地故也。可下数百行而愈（按：此语义不可解）。东垣补益肾肝丸。萧炳神龟滋阴丸。虎潜丸。王启玄（王冰）传玄珠耘苗丹。皆补益肾肝，壮筋骨之药，下虚者选而用之。痿发于夏，俗名注夏，当从东垣法治之。

霞天膏　安中益气，养胃健脾，补腰膝。治中风偏废，口眼歪斜。……久服润泽枯槁，开爽精神。

用肥嫩黄牛肉三四十斤，切作小片，去筋膜，洗极净，入砂锅中，长流水煎成糜，滤去渣，再熬成膏用。

按：原书注云见“积聚”，但遍检《类方》，自首至尾未之有，故从《中国医学大辞典》补入。

补益肾肝丸

柴胡　羌活　生地黄　苦参炒　防已炒，各五分　附子炮　肉桂各一钱　当归二钱

上细末，熟水丸如鸡头（按：即芡实）大，每服五十丸，温水送下此药，如在冬天中寒，或心肺表寒，目中溜火，嚏喷，鼻流清涕，咳嗽痰涎者，只可服一丸，须与姜附、御汗汤（按：原书无御汗汤，只有御寒汤，似为“寒”字之误）等药相兼服之，不可单服此表药也。

姜附汤　治中寒口噤，四肢强直，失音不语，忽然晕倒，口吐涎沫，状为喑风，手足厥冷，或复烦躁。兼治阴证伤寒，大便自利而发热者。

干姜　熟附子各等份

上㕮咀，每服四钱，水一盏半，煎至七分，去滓温服。或虑此药性太燥，即以附子理中汤相继服饵。姜附本治伤寒经下后，又复发汗，内外俱虚，身无大热，昼则烦躁，夜则安静，不呕不渴，六脉沉伏，并宜服此。不知脉者更宜审之。

御寒汤　治寒气风邪，伤于皮毛，令人鼻塞、咳嗽、上喘。

黄芪一钱　人参　升麻　陈皮各五分　甘草炙　款冬花　佛耳草　防风各三分　黄连　黄柏　羌活　白芷各二分　苍术七分

水二大盏，煎至一大盏，去滓，稍热食远服。

虎潜丸　与前《医学入门》之“虎潜丸”方对照，多牛膝、当归、干姜三味。

王启玄传玄珠耘苗丹三方　序曰：张长沙戒人妄服燥烈之药，谓药势偏有所助，胜克流变则真病生焉，犹闵（悯）苗之不长而揠之者也。若禀气血不强，合服此而不服，是不耘苗者也，故名耘苗丹。

上丹　养五脏，补不足，秘固真元，均调二气，和畅荣卫，保神守中，久服轻身耐老，健力能食，明目，降心火，益肾水，益精气。

男子绝阳事无嗣，女子纯阴乃不能妊，以至腰膝重痛，筋骨衰败，面色黧黑，神志昏愦，寤寐恍惚，烦劳多倦，余沥梦遗，膀胱邪热，五劳七伤，肌肉羸瘦，上热下冷。服之半月，阴阳自和，肌肉光润，悦泽容色，开心意，安魂魄。消饮食，养胃气。

五味子四两　百部酒浸一宿，焙　菟丝子酒浸　肉苁蓉酒浸　杜仲炒去丝　远志去心　枸杞子　防风去芦　白茯苓去皮　巴戟酒浸去心　蛇床子　柏子仁　山药各二两

上为细末，炼蜜丸桐子大。每服五十丸，食前温酒、盐汤任下。春煎干枣汤，夏加五味子四两，四季月加苁蓉六两，秋加枸杞子六两，冬加远志六两，食后兼服卫生汤。

卫生汤　补虚劳，强五脏，除虚烦，养真气，退邪热，顺血脉，安和神志，润泽容色。常服通畅血脉，不生痈疡，养胃益津，自汗盗汗，并宜服之。

当归去芦　白芍药各四两　黄芪八两　甘草炙，一两

每服五钱，水一盏半，煎至七分，去渣服，不拘时候。年老加酒半盏煎。

中丹　补百损，体劣少气，善惊昏愦，上焦客热，中脘冷痰，不能多食，心腹痞满，脾胃气衰，精血妄行。

黄芪去芦　白芍药　当归去芦，各四两　白茯苓去皮　人参去芦　桂心各二两　川椒炒　大附子炮去皮脐　黄芩为末，姜汁和作饼，各一两

上为细末，粟米饮搜和，捣千余下，丸如桐子大。每服五十丸，温酒送下，食前。

小丹　补劳益血，去风冷百病，诸虚不足，老人精枯神耗，女子绝伤断产。久服益寿延年，安神志，定魂魄，滋气血脉络，开益智慧，释散风湿，耳目聪明，筋力强壮，肌肤悦泽，添精补髓，活血驻颜。

熟地黄　肉苁蓉酒浸，各六两　五味子　菟丝子酒浸，各五两　柏子仁　天门冬去心　石斛各三两　续断　泽泻　人参去芦　山药　远志炒，去心　山茱萸肉　菖蒲　桂心　白茯苓　杜仲炒，去丝，各二两　天雄炮，去皮脐，一两

上为细末，炼蜜丸如梧子大。每服三十丸，食前温酒送下，加至五十丸。忌五辛、生葱、芜荑、饧、鲤。虚人加地黄，多忘加远志、茯苓，少气神虚加覆盆子，欲光泽加覆盆子，风虚加天雄，虚寒加桂心，小便赤浊加白茯苓、一倍泽泻（按：所加俱无剂量，而此语义尤难明），吐逆加人参。

痿　厥

足痿软不收为痿厥有二。一属肾、膀胱。经云：恐惧不解则伤精，精伤则骨酸痿厥，精时自下，是肾伤精脱也。又云：三阳为病发寒热，下为痈肿及为痿厥，腨痛，是膀胱在下发病也。二属脾湿伤肾。经云：凡治痿厥发逆，肥贵人则膏粱之疾。又云：秋伤于湿，上逆而咳，发为痿厥是也。目中溜火，视物昏花，耳聋耳鸣，困倦乏力，寝汗憎风，行步不正，两脚欹侧，卧而多惊，腰膝无力，腰以下消瘦，宜补益肾肝丸。膝中无力，伸不能屈，屈不能伸，腰膝腿脚沉重，行步艰难，宜健步丸，愈风汤送下。腿脚沉重无力者，于羌活胜湿汤中加酒洗汉防己五分，轻则附子，重则川乌少许，以为引用而引经也。尝治一老人痿厥，累用虎潜丸不愈，后于虎潜丸加附子立愈如神，盖附反佐之力。

（《证治准绳》）

张景岳

土衰水涸，审虚实缓急
湿热痰火，酌寒热深浅

张景岳（1563~1640），名介宾，明代医家

论　　证

痿证之义,《内经》言之详矣。观所列五脏之证，皆言为热，而五脏之证，又总于肺热叶焦，以致金燥水亏，乃成痿证。如丹溪之论治，诚得之矣。然细察经文，又曰：悲哀太甚则胞络绝，传为脉痿；思想无穷，所愿不得，发为筋痿；有渐于湿，以水为事，发为肉痿之类，则又非尽为火证，此其有余不尽之意，犹有可知。故因此而生火者有之，因此而败伤元气者亦有之。元气败伤则精虚不能灌溉，血虚不能营养者亦不少矣。若概从火论，则恐真阳亏败，及土衰水涸者，有不能堪。故当酌寒热之浅深，审虚实之缓急，以施治疗，庶得治痿之全矣。

经曰：湿热不攘，则大筋緛短，小筋弛长。緛短为拘，弛长为痿。此《内经》言筋病之概，乃举隅之谈，以启人之自反耳。非谓大筋必无弛长，小筋必无緛短也。即如痿弱必由于弛长，岂大筋果无涉乎，此经言之意从可知矣。故于痿证之外，凡遇瘛疭等病，当知拘挛者，

必由緛短，痿弱者必由弛长。斯得《内经》之意，而于寒热燥湿之辨，亦可得其据矣。

论治

凡痿由湿热，脉洪滑而证多烦热者，必当先去其火，宜二妙散随证加减用之。若阴虚兼热者宜《正传》加味四物汤、虎胫骨丸，或丹溪补阴丸、滋阴八味丸之类主之。若绝无火证，而止因水亏于肾，血亏于肝者，则不宜兼用凉药以伐生气，惟鹿角胶丸为最善，或加味四斤丸、八味地黄丸，金刚丸之类，俱可择用。若阴虚无湿，或多汗者，俱不宜轻用苍术，盖痿证最忌散表，亦恐伤阴也。

丹溪补阴丸（一名虎潜丸） 降阴火，滋肾水。

黄柏制　知母制　熟地酒洗，各三两　龟板酥炙，四两　白芍酒炒　当归　牛膝各二两　虎胫骨酥炙　锁阳酥炙　陈皮各半两

上为细末，酒煮羯羊肉，为丸桐子大。冬加干姜半两。每服五六十丸，姜盐汤或酒下。

滋阴八味丸　同《医方改》六味地黄丸加黄柏、知母，一名知柏八味丸。

鹿角胶丸　治血气亏损，两足痿弱不能行动，久卧床褥者，神妙。

鹿角胶一斤　鹿角霜　熟地各半两　当归四两　人参　牛膝　菟丝子制　白茯苓各三两　白术　杜仲各二两　虎胫骨酥炙　龟板酥炙，各一两

上为末，先将鹿角胶用无灰酒二盅溶化，加炼蜜为丸桐子大，每服百丸，空心盐、姜汤下。

加味四斤丸　治肝肾二经气血不足，足膝酸痛，步履不随，如受风寒湿毒以致脚气者，最宜服之。

虎胫骨酥炙，一两　乳香另研　没药另研，各五钱　川乌炮去皮，一两

肉苁蓉　牛膝各一两半　天麻一两　木瓜去瓤蒸，一斤

上各为末，先将木瓜、苁蓉捣膏，加酒糊和杵丸，桐子大。每服七八十丸，空心温酒或盐汤任下。（按：此与《三因》加味四斤丸不同）东垣取黄柏为君，黄芪等补药辅佐，以治诸痿，无一定之方。有兼痰积者，有温多热多者，有湿热相半者，有挟气者，临病制方，其亦治痿之良法也。

述　古

《纂要》云：湿热，东垣健步丸加燥湿降火之剂：黄柏、黄芩、苍术。湿痰，二陈汤加苍术、白术、黄芩、黄柏之类，入竹沥、姜汁。血虚，四物加苍术、黄柏，下补阴丸。气虚，四君亏汤加苍术、黄芩、黄柏。黄柏、苍术，治痿要药也。以上方治，虽所主有不同，而降火清金，所谓治法之大要，无不同也。

薛立斋曰：痿证多因足三阴虚损。若脾肾不足而无力者，用还少丹；肝肾虚热而足无力者六味丸，如不应，急用八味丸。

还少丹　治脾肾虚寒，饮食少思，发热盗汗，遗精白浊，真气亏损，肌体瘦弱等证。

熟地黄二两　山药　山茱萸　杜仲姜汤炒，各一两　枸杞二两　牛膝酒浸　远志姜汁浸炒　肉苁蓉酒浸　北五味　川续断　楮实子　舶茴香　菟丝子制　巴戟肉各一两

上为细末，炼蜜丸桐子大。每服五十丸，空心盐酒下。

论泻南补北不可以治痿取阳明

《痿论》云：五脏使人痿，而本于肺热叶焦，终之曰：治痿独取阳

明。是痿病原于手太阳一经，以热相传而成，而治之者，惟取足阳明一经以为要。阳明为五脏六腑之海，总宗筋而束骨以利机关。阳明虚则宗筋纵，带脉不引，故手足不用而成痿，是痿之来起于肺经，而治则取于阳明。后人谓独取阳明此"取"字有教人补之意。是以丹溪独引越人，泻南方补北方之法，以发明独取阳明之旨，究未能尽所以取阳明之义，而意反有相戾者。

夫南方离火也，北方坎水也。其言曰：金体燥而居上，主畏火、土性湿而居中，主畏木，泻南方则肺金清而东方不实，补北方则心火降而西方不虚。此其论似为肺热叶焦者发明之，而于治痿取阳明之法，反未之悉也。阳明者，胃土也，补火可以生土，而反云泻南滋水，则能助湿而反云补北，则与取阳明之义有不合矣。夫足阳明为水谷之海，以为阳明虚而宗筋不用似矣。何以病痿之人有两足不任身而饮食如故，其啖物反有倍于生人者，何也？岂阳明之气旺，而水谷入海，独不能运化精微以强筋骨乎？何饮啖日盛，形体日肥，而足痿不能用也。则知阳明之虚，非阳明之本虚，而火邪伏于胃中，但能杀谷，而不能长养血气，生津液以灌溉百骸。是以饮食倍于平人，而足反为之不用。此所谓壮火食气而邪热不杀谷也。阳明之邪热，原是肺热中传来，故治痿独取阳明者，非补阳明也。治阳明之火邪，毋使干于气血之中，则湿热清而筋骨强，筋骨强而足痿以起。张子和尝言：痿病皆因客热而成，断无有寒；丹溪亦云：治痿以清热为主，不可作风治，用药诚得取阳明之义者矣。

（《景岳全书》《质疑录》）

秦昌遇

痿之症因脉治

秦昌遇（约 1547~1629），字景明，明代医家

秦子曰：痿与挛，受病相同，症形有异。挛者，拘急不能屈伸，《内经》所谓緛短为拘也。痿者，痿弱纵缓而不能起立，《内经》所谓弛长为痿也。若时伸时纵，则曰瘛疭；强直反张，则曰痉痓，皆与痿挛各自一门者也。

外感痿证

一、风湿痿软

风湿痿软之症：小筋弛长，手足瘫痪，痿弱不能举动，皮肤不仁，关节重痛，此风湿痿软之症也。

风湿痿软之因：或居处卑湿，或冒风雨，留着经络，则纵缓不收，痿软之症作矣。

风湿痿软之脉：浮缓主风，浮濡主湿，浮缓而濡，乃是风湿。若见浮紧乃是寒湿。若见浮数，风热而湿。洪数而浮，风湿在表。洪数而沉，风湿在里。

风湿痿软之治：身发热，脉浮紧，羌活胜湿汤。关节重痛，寒气胜，桂枝汤加苍术、防风、羌活、独活。热气胜，脉浮数者，荆防平

胃散。脉沉数者，荆防二妙丸。皮肤不仁，脉浮缓者，苍防五皮饮。

家秘桂枝汤 治太阳经寒湿。

桂枝 麻黄 芍药 甘草 苍术 防风 羌活 独活

荆防平胃散 治阳明经上部风湿。

荆芥 防风 苍术 厚朴 陈皮 甘草

荆防二妙丸 治阳明经下部湿热。

荆芥 防风 苍术 黄柏

苍防五皮饮 治风湿在表之方。

生姜皮 茯苓皮 桑白皮 五加皮 大腹皮 防风 苍术

二、湿热痿软

湿热痿软之症：身体重着，走注疼痛，首如裹，面瘇肿，小便黄赤，手足发热，小筋弛长，此湿热痿软之症也。

湿热痿软之因：时令之湿热加临，肥甘之湿热内积。或湿热中于皮肤，传舍经络，湿热伤筋，则弛长为痿矣。

湿热痿软之脉：浮濡沉数，濡主乎湿，数主乎热。浮濡主表，沉数主里，浮沉皆数，表里皆热。

湿热痿软之治：脉见浮数，湿热在表，败毒散、太阳二妙丸。脉沉而数，积热在里者，川连枳壳汤、阳明二妙丸。表里见症者，二方加荆芥、防风。

羌活败毒散

羌活 独活 柴胡 前胡 防风 荆芥 陈皮 川芎 甘草

太阳二妙丸

黄柏 独活

阳明二妙丸

黄柏 苍术

川连枳壳汤

川黄连　枳壳　陈皮　甘草

表有湿热者，合荆防二妙丸。

三、燥热痿软

燥热痿软之症：口燥唇焦，皮毛干揭，手足痿软，不能行动，此燥热痿软之症也。

燥热痿软之因：或羲赫之年，燥火行令，或秋燥之时，燥气烁人，阴血不能荣养宗筋，则痿软之症作矣。

燥热痿软之脉：洪大数疾，燥火加临。右脉洪数，燥伤气分，左脉洪数，燥伤于血。

燥热痿软之治：燥火伤气，右脉洪数者，知母石膏汤合凉膈散。燥伤阴血，左脉洪数，滋燥养荣汤。

知母石膏汤　治燥火伤气分者。

知母　石膏　地骨皮　麦冬　天花粉　甘草

凉膈散

桔梗　连翘　天花粉　山栀　薄荷　黄芩　川连　甘草

滋燥养荣汤　治燥伤阴血者。

当归　生地　白芍药　秦艽　黄芩　荆芥　甘草　丹皮　犀角

内伤痿证

一、肺热痿软

肺热痿软之症：皮毛干揭，上则喘咳，下则挛拳，此《内经》肺热成痿之症也。

肺热痿软之因：有志不遂，所求不得，郁而生火，火来克金，肺热叶焦，清化不行，金不生水，则肺热痿躄之症作矣。

肺热痿软之脉：寸脉浮数，浮则主肺，数则主热，浮数相兼，主乎肺热。

肺热痿软之治：肾火上炎，知柏天地煎，玄武胶为丸。肺中伏火，二母二冬汤合家秘泻白散。

知柏天地煎

知母　黄柏各二两　天冬　地黄各八两

玄武胶为丸。

二母二冬汤

川贝母　知母　天门冬　麦门冬

家秘泻白散

桑白皮　地骨皮　甘草　桔梗　石膏　川黄连　黄芩

二、心热痿软

心热痿软之症：四肢关节不能活动，足胫纵缓，不能收持，如枢纽之折而不能提挈，面颊常赤，意乱心烦，此《内经》心热痿软之症也。

心热痿软之因：内而欲心妄动，外而起居如惊，则心火上炎，三阴在下之脉，亦厥逆而上，火盛水衰，则阴血日损，而心热脉痿作矣。

心热痿软之脉：脉多洪数，左寸尤甚，肝脉上朝，木火通明，两尺躁疾，水衰火旺。

心热痿软之治：左寸洪数者，导赤各半汤。左关上朝者，泻青丸合龙胆泻肝汤。尺脉躁疾，水中火发，六味丸合丹溪大补丸。

导赤各半汤

生地　木通　川连　甘草　黄芩　山栀　犀角磨冲

按：原书导赤各半汤有二，其一在心痹门，无黄芩，有麦冬。

泻青丸

当归　龙胆草　川芎　栀子　大黄　羌活　防风

龙胆泻肝汤

胆草　柴胡　黄芩　山栀　连翘　知母　麦冬　川连　人参　甘草

六味丸合大补丸

即六味地黄丸加黄柏四两。

三、肝热痿软

肝热痿软之症：汁溢口苦，两胁攻刺作痛，筋膜干急，筋缩而挛，此《内经》肝热痿弱之症也。

肝热痿软之因：恼怒伤肝，肝气怫郁，木燥火生，则筋膜干急，而肝热痿弱之症作矣。

肝热痿软之脉：左关沉涩，肝胆郁结，或见沉数，肝胆里热。左寸洪数，木火通明。左尺洪数，木燥水竭。

肝热痿软之治：两胁刺痛，清肝顺气饮。筋膜干急，补阴丸。筋急挛蜷，舒筋活络丹。肝肾水虚火旺，家秘肝肾丸。

清肝顺气饮

柴胡　黄芩　山栀　苏梗　青皮　木通　枳壳　甘草

舒筋活络丹

熟地黄　白芍药　当归　川芎　秦艽　木瓜　米仁　黄柏

等份为丸。

家秘肝肾丸

天门冬六两　生地黄六两　当归身二两　白芍药二两　知母二两　黄柏二两

上以天冬、生地二味，煎三四次，收为膏，以归、芍、知、柏四味为细末，打为丸。

四、脾热痿软

脾热痿软之症：唇焦齿燥，口干作渴，肌肉不仁，身重不能转侧，纵缓不能举动，此《内经》脾热痿弱之症也。

脾热痿软之因：或因水饮不谨，水积热生，或因膏粱积热，湿热伤脾。脾主肌肉，故常不仁。脾主四肢，故常痿软。

脾热痿软之脉：六脉濡滞，湿气所伤，若见洪数，乃是湿热。右关主脾，脉弦乃病，弦而大数，脾胃有热。

脾热痿软之治：水湿生热者，栀连平胃散、栀连二陈汤。膏粱积热者，川连枳壳汤或泻黄散。

栀连平胃散 即平胃散加栀子、连翘。

栀连二陈汤 即二陈汤加栀子、连翘。

川连枳壳汤

川连　枳壳　木通　甘草　大腹皮　地骨皮

家秘泻黄散

川连　枳壳　苍术　厚朴　广皮　甘草

五、肾热痿软

肾热痿软之症腰骨不举，尻以代踵，脊以代头，足不任地，骨痿不能起于床，此《内经》肾热痿弱之症也。

肾热痿软之因：思想无穷，意淫于外，入房太甚，宗筋弛纵。又有远行劳倦，逢大热而渴，阳气内伐，水不胜火，水亏于下，则肾热而骨痿。

肾热痿软之脉：尺脉大而虚，肾气不足。尺脉搏而急，肾经火发。尺脉细而疾，肾水干竭。

肾热痿软之治：尺脉大而虚，人参固本丸。尺脉搏而急，知柏天地煎。尺脉细而疾，坎离既济丸主之。

人参固本丸

人参　怀生地　怀熟地　天门冬　麦门冬

坎离既济丸

熟地四两　当归　白芍药　牡丹皮各三两　知母二两　天门冬四两　黄柏二两　麦门冬四两

上为细末，玄武胶、鹿角胶等份为丸。

附：筋挛

秦子曰：痿与挛，症形各别，症因相同。症形各别，故不得不另立一门。症因相同，故法大同而略异。然二症宜合而互发者也。今立外感二条，内伤二条。

一、外感筋挛（寒湿、湿热）

外感筋挛之症：素无筋骨挛缩之候，一旦恶寒身痛，手足拘挛，不能转侧，此外感寒湿筋挛之症也。若发热自汗，口燥自汗，口燥唇干，二便赤涩，此外感湿热筋挛之症也。

外感筋挛之因：《内经》云：因寒则筋急。又云：寒则筋挛，此外感寒湿之邪，而令人筋脉挛蜷者也。又云：因于湿，首如裹，湿热不攘，则热伤阳明之血，而大筋緛短，此外感湿热而筋脉挛蜷者也。

外感筋挛之脉：左脉浮紧，寒湿伤血。右脉浮紧，寒湿伤气。左脉洪数，湿热伤血。右脉洪数，湿热伤气。

外感筋挛之治：左脉浮紧，寒湿伤于太阳者，羌活胜湿汤；伤于少阳者，柴胡防风汤。右脉浮紧，寒湿伤于阳明者，干葛防风汤、苍术防风汤。若左脉洪数，湿热伤于太阳者，羌活冲和汤，四味舒筋汤合独活二妙丸；湿热伤于少阳者，小柴胡汤，秦艽汤《圣惠方》。右脉洪数，湿热伤于阳明者，二妙丸、神术汤。

羌活胜湿汤

羌活　苍术　防风　白术　泽泻　白茯苓　广皮　甘草

柴胡防风汤

柴胡　防风　羌活　甘草　荆芥　川芎　干葛　广皮

干葛防风汤

干葛　防风　荆芥　羌活　川芎　枳壳　甘草

苍术防风汤

苍术　防风

羌活冲和汤

羌活　黄芩　防风　白芷　川芎　生地　广皮　甘草

四味舒筋汤

独活　当归　苍术　黄柏

独活二妙丸

独活　黄柏

小柴胡汤

柴胡　黄芩　陈皮　甘草

秦艽汤

秦艽　防风　柴胡　黄芩　广皮　白芍药　甘草

神术汤

苍术　石膏

二、内伤筋挛

内伤筋挛之症：皮肤干揭，遍身燥痒，手足难于举动，渐至肌肉黑瘦，筋脉挛缩，此肝经血少筋挛之症也。若两足拘紧不能伸，或左右换易作痛，渐至两臂皆缩，此阳明经湿热筋挛之症也。

内伤筋挛之因：《内经》云：脉弗荣则筋急。又云：肝主筋，肝气热则筋膜干，筋膜干则筋急而挛。又云：阳明主润宗筋，束骨而利机关，若湿热不攘，则大筋緛短，筋缩而挛。

内伤筋挛之脉：左关细数，肝经血热。左关细涩，血海干枯。右关弦细，阳明血虚。右关数大，阳明湿热。

内伤筋挛之治：肝经血热者，知柏四物汤。肝主风，血少风生者，补肝散合钩藤膏。血海干枯者，补阴丸。若阳明虚者，薏苡仁散合金银藤膏。阳明湿热甚者，四味舒筋汤。

知柏四物汤　治肝经血热筋挛。

知母　黄柏　当归　生地　川芎　白芍药

补肝散

当归　白芍药　羌活　秦艽

钩藤膏

钩藤　当归　川芎　生地　白芍药

补阴丸　治肝经血枯筋挛。

当归　生地　白芍药　丹皮　牛膝　木瓜　龟板　虎骨

羊肉为丸。

薏苡仁散　治肺热痿痹筋挛，兼治阳明湿气。

薏苡仁焙，一斤

研末，水调服。

金银藤膏　治阳经温热筋挛。

金银藤一斤　秦艽　木瓜　苍术　黄柏四两

四味舒筋汤　治阳明经湿热筋挛。

秦艽　木瓜　苍术　黄柏

家秘清胃汤

升麻　川连　山栀　丹皮　生地　木通　甘草

水煎，以药汁磨生犀角冲服。

家秘舒筋丸

当归　白芍药　知母　黄柏各二两　秦艽　木瓜各四两

上六味研细末。

金银藤二斤　钩藤一斤　天门冬　怀生地各六两　威灵仙酒浸　何首乌蒸，各四两

上六味，水煎去渣，收厚膏，拌前末药，打为丸。

桢按：《内经》论痿云：肺热叶焦，则生痿躄。心气热则生脉痿，胫纵不能任地。肝气热则筋膜干，筋急而挛。脾气热则胃干而渴，发为肉痿。肾气热则腰脊不举，发为骨痿。又覆上文曰：五脏因肺热相乘而发痿躄。痿皆立于大热，肺热者色白毛败，心热者色赤脉溢，肝热者色苍爪枯，脾热者色黄而肉动，肾热者色黑齿槁。又总结上文治痿之法曰：独取阳明。阳明者，五脏六腑之海，主润宗筋，主束骨而利机关。明明言阳明广纳水谷，饮食热物，必先受之。五脏六腑，皆禀气于胃，若肠胃有积热，则阳明受热，肺受火刑而成痿矣。《原病式》云：手足痿软，非外中于风，乃内热而生，因肺热而血液干燥，不能荣养百骸故也。子和云：痿因肺热相乘于四脏，若作寒治，是杀之也。丹溪云：治痿而得经旨者，千古来惟河间一人。刘宗厚云：痿症《内经》所论至详，奈后代方书概多差谬，皆因手足瘫痪，有似中风；足躄难行，又似风痹，于是误以中风、诸痹治之，遗祸至今。桢按：诸公之论极为正当，但尚未发明《内经》论痿，以阳明积热相传于肺，治宜独取阳明，以澄其源，则不消烁血液，而主润宗筋，能束骨利机关。故下文覆明曰：阴阳总宗筋之会，会于气街，而阳明为之长，属于带脉而络于督脉。阳明病，则宗筋热而纵，带脉不引而足痿

矣。此言膏粱积热，内伤成痿之症，必当独取阳明，而为治痿下手真诀。夫《内经》治病独详于针灸，而针法则曰：虚者当补，实者当取。今言独取阳明者，以痿症乃阳明实热致病耳。然亦不特专务用药，即针取阳明，是亦一法也。再考《生气通天论》云：因于湿，首如裹，湿热不攘，大筋緛短，小筋弛长。此言痿挛之症不独内伤，亦有外感于湿。不攘夺而去之，则湿久变热，热久变燥，燥伤血液亦成痿挛。申明湿热未变燥热，可用祛湿清热之法。若已成痿挛，亦宜清热润燥，主润宗筋。若误投燥湿，则违悖主润宗筋之经旨。《内经》又云：膏粱之变，足生大疔。又有能食而渴，则发脑疽。又云：土太过，令人四肢不举。此真膏粱积热，非肝肾经虚。细按诸条皆互发，生疔发毒，手足不举，足躄痿挛，皆因膏粱积热而起，须要清肠胃之积热。然论禁忌燥热之药，即专用滋阴降火，亦非肝肾经虚而不对病者也。但清肠胃积热，不比他经。他经之热易清，膏粱积热，随清随起。若纵肆口腹，则饮酒焉，酒热上熏于肺矣；厚味焉、膏粱积热矣。即盐从火化，咸味太多，亦能发渴发热。骆龙吉云：药中肯綮，若不淡薄滋味，虽曰进清热，而积热日生，一寒十暴（按：同曝），吾知其不能万全也。夫膏粱积热，乃油腻荤腥之湿热。若见湿毒下泻，则不生疔发毒。若湿热不得下泄，则壅肿而发毒矣。若日久变燥，二便阻涩，则为土太过手足不举矣。故清除积热则二便如常，脾胃清和，输化水谷，生精养血，主润宗筋而利机关。

酸 软 论

秦子曰：酸主乎火，软主乎湿。《内经》云：疼酸惊骇，皆属于火。又云：大筋緛短，皆因于湿。详考何经致病，则阳明主多。故治痿独取阳明，以其主润宗筋、束骨而利机关也。

谨按：阳明经外感，有风湿，有湿温，则令人遍身酸软。阳明经内伤，有痰饮，有湿火，亦令人遍身酸软。其病发作如疟疾之有定期，或一日，或间日而发。若发于寅卯时，乃是肝胆经火，若发于辰巳时，又是太阳经病，二者皆阳明之兼病也。

一、外感酸软

1. 风湿酸软

风湿酸软之症：头痛额痛，一身尽痛，不能转侧，四肢酸软，骨节烦疼，日晡发热剧者，风湿酸软之症也。

风湿酸软之因：或流衍之纪，风雨连绵，或冲风冒雨，阴雨袭人，或乘风露卧，阴湿之邪，传入经络，则遍身酸软之症作矣。

风湿酸软之脉：左脉浮大，或反沉伏，太阳风湿。右脉浮大，或反沉伏，阳明风湿。六脉弦大，少阳风湿。

风湿酸软之治：头痛身痛，不能转侧，症兼太阳者，羌活胜湿汤倍加防风、干葛。额痛目痛，鼻干不眠，日晡剧者，阳明经症也，干葛汤加苍术、防风。发汗已，多汗，加秦艽、木瓜。若时寒时热，少阳见症者，小柴胡汤加防风、苍术。久不愈者,《圣惠》方，用柴胡以治肝胆之酸软，重用秦艽而得捷效，以酸软无有不兼阳明者也。

羌活胜湿汤　治太阳、少阳湿温。

羌活　防风　柴胡　苍术　川芎　茯苓　猪苓　泽泻　黄柏　甘草

干葛汤　治阳明经症。

干葛　升麻　白芍药　甘草

圣惠方　治少阳，阳明酸软，神效。

柴胡一两　秦艽一两　甘草三钱

家秘治湿胜加苍术，有热加黄柏，有风加防风，通加木瓜以引经，奇验。

2. 湿温酸软

湿温酸软之症：头痛项强，骨节烦疼，发热多汗，两胫逆冷，遍身酸软，烦闷引饮，胸满呕吐，此湿温酸软之症也。

湿温酸软之因：地之湿气上升，天之热气下降，湿温之气，充塞两间，人为湿热所伤，则酸软之症作矣。

湿温酸软之脉：左脉浮数，太阳湿温。右关脉数，阳明湿温。六脉弦数，少阳湿温。

湿温酸软之治：头痛项强，骨节烦疼，两胫逆冷，太阳表症也，羌活防风汤。有汗者，合神术汤。发热多汗，烦躁烦渴，阳明经症也，葛根汤合神术汤。寒热往来，胸满呕吐，少阳经症也，小柴胡合神术汤。阳明、少阳合病者，《圣惠》方绝妙。

羌活防风汤

羌活　防风　甘草　陈皮

葛根汤　即前干葛汤。

二、内伤酸软

1. 痰饮酸软

痰饮酸软之症：胸次不宽，恶心饱闷，时或四肢重滞，不能举动，或背心一片冰冷如石，时或间日而发作如疟，此痰饮酸软之症也。

痰饮酸软之因：饮食过饱，停积中焦，热气胜则成顽痰结痰，水气胜则成留饮伏饮，聚于胃中，攻注手足肩背，则酸软等症作矣。

痰饮酸软之脉：右关脉滑，胃家有痰。左关弦滑，肝胆留涎。脉滑不数，留饮伏饮。脉滑而数，结痰热痰。

痰饮酸软之治：右关脉滑，恶心饱闷，桔梗汤、平胃二陈汤。背心一片如冰者，水煮金花丸。四肢不能举动，便实者，指迷丸。间日发作者，平胃二陈汤。左关弦数，胁下作胀者，胆星汤。有寒热，合小柴胡汤。

桔梗汤

枳壳　桔梗　半夏　陈皮

平胃二陈汤

半夏　陈皮　苍术　厚朴　甘草　白茯苓

水煮金花丸

半夏　胆星　天麻　雄黄

上为细末，白面为丸。

指迷丸

半夏　茯苓　陈皮　甘草　枳壳　玄明粉

胆星汤　家秘治胆火成痰，四肢酸软。

陈胆星　柴胡　黄芩　陈皮　甘草　青黛　海石

2. 积热酸软

积热酸软之症：四肢烦疼，时或重滞，手足心时冷时热。或发热如疟，时或清爽，时或倦怠，时或身重如负重物。小便黄赤，大便乍难乍易，此积热酸软之症也。

积热酸软之因：或膏粱积热，湿热盛于肠胃之中。或饮酒使内（房事），热气聚于脾中而不散。或多饮菜汤，水湿久积于内，则成积热酸软之症矣。

积热酸软之脉：多见弦数，弦主脾病，数主脾热。右关弦数，肠胃积热。左脉弦数，肝胆之热。

积热酸软之治：膏粱积热，栀连二陈汤，清胃汤。热气聚于脾中者，栀连戊己汤。木火乘脾者，龙胆泻肝汤。

栀连二陈汤

山栀　川黄连　陈皮　甘草　半夏　白茯苓

家秘用此方，清胃家痰火，胸前饱闷加苍、朴。

清胃汤　治胃中有火无痰。

升麻　川黄连　山栀　甘草　丹皮

口干渴加干葛。唇焦消水加石膏。

栀连戊己汤

山栀　川黄连　白芍苓　甘草

家秘用此方，清脾火兼清肝火。

酸软痿挛，病在筋脉，方书以为肝经所主。然细详病情，实阳明经主病者多，以阳明为宗筋之会，主束骨而利机关。且阳明为水谷之海，湿热本于此。湿热在经，未变燥热，湿主乎柔则发酸软。湿热变燥，则燥立乎刚，燥伤血脉，筋劲脉强。二症起病相同，传变各别，故治法各异。治痿挛用清润宗筋；治酸软主清燥宗筋，家秘平胃散、苍独三妙丸合《圣惠》方，治酸软之大法也。

按：上二方遍查原书无着，故无从附入。

（《症因脉治》）

李中梓

治痿必读

李中梓（1588~1655），字士材，明代医家

痿

……肺痿者，皮毛痿也。盖热乘肺金，在内则为叶焦，在外则为皮毛虚弱急薄。若热气留着不去，久而及于筋脉骨肉，则病生痿躄，躄者足弱不能行也。

……心痿者，脉痿也。心热则火炎，故三阴在下之脉，亦皆厥热而上。上逆则下虚，乃生脉痿者，四肢关节之处，如枢纽之折而不能提挈，足胫纵缓而不能任地也。

……肝痿者，筋痿也。胆附于肝，肝热则胆泄，故口苦。筋膜受热则血液干，故拘挛而为筋痿也。

……脾痿者，肉痿也。脾与胃以膜相连，而开窍于口，故脾热则胃干而渴。脾主肌肉，热畜于内则精气耗伤，故肌肉不仁，发为肉痿。

……肾痿者，骨痿也。腰者肾之府，其脉贯脊，其主骨髓，故肾热其见证若此。

……此言五脏之痿，皆因肺热。最高故为藏长，复于心上，故为心盖。

……失亡不得，则悲哀动中而伤肺，气郁生火，故呼吸有声，发

为肺鸣。金脏病则失其清肃之化，故热而叶焦。

按：失亡不得，意即所愿不随。

……肺生气以行营卫，为相傅以节制五脏，则一身皆治。故五脏之痿，皆因于肺气热，则五脏之阴皆不足，此脏躄所以生于肺也。五痿虽异，总名痿躄。

……阳明者胃也，主纳水谷，化精微以资养表里，故为五脏六腑之海而下润宗筋。宗筋者，前阴所聚之筋也，为诸筋之会，凡腰脊溪谷之筋皆属于此，故主束骨而利机关也。

……冲脉为十二经之海，故主渗灌溪谷。冲脉起于气街，并少阴之经夹脐上行。阳明脉亦夹脐旁去中行二寸下行，故皆会于宗筋。

……宗筋聚于前阴，前阴者足之三阴、阳明、少阳，及冲、任、督、跷九脉之所会也。阳明为脏腑之海，冲为经脉之海，此一阴一阳，总乎其间，故曰阴阳总宗筋之会也。会于气街者，气街为阳明之正脉，故阳明独为之长。带脉者起于季胁，围身一周。督脉者起于会阴，分三歧为任冲，而上行腹背。故诸经者皆联属于带脉，支络于督脉也。

……阳明虚则血气少，不能润养宗筋故弛纵，宗筋纵则带脉不能收引，故足痿不用，所以当治阳明也。

（《医宗必读》）

陈士铎

痿证辨证录

陈士铎（1627~1707），字敬之，号远公，清初医家

人有胃火熏蒸，日冲肺金，遂至痿弱不能起立，欲嗽不能，欲咳不敢，及至咳嗽又连声不止，肺中大痛，非肺痈之毒，乃肺痿之病也。夫肺之成痿也，由于阳明之火上冲于肺，而肺金津液衰少，不能灭阳明之焰，金从火化，累年积岁，肺叶之间酿成火宅，而清凉之药不能直入于肺，非扞格清凉之故也。肺既大热，何能下生肾水，水干无以济火，则阳明之炎蒸更甚，自然求救于水谷，而水谷因肺金清肃之令不行，不能化成津液，以上输于肺，则肺之燥益甚，肺燥而肺中津液尽变为涎沫浊唾矣。肺液既干，肺气自怯，所成涎沫浊唾，若难推送而出，此欲嗽之所以不能也。然而涎沫浊唾，终非养肺之物，必须吐出为快。无奈其盘踞于火宅，倘一咳而火必沸腾胸膈之间，必至动痛，比欲咳之所以不敢也。迨忍之又忍，至不可忍而咳嗽，涎沫浊唾虽出而火无水养，上冲于咽喉，不肯遽下，此咳嗽所以又连声而不止也。咳嗽至连声不止，安得不伤损干燥之肺而作痛乎？人见有痿弱不能起立，或用治痿之药，愈伤肺气，奚能起痿。治法宜泻其胃中之火，大补其肺经之气，然又不可徒补其肺中之气，更宜兼补其肾中之水。方用：

生津起痿汤

麦冬一两　甘草二钱　玄参一两　甘菊花五钱　熟地一两　天门冬三钱　无花粉一钱　贝母一钱　金银花五钱

水煎服。

连服四剂而咳嗽轻，再服四剂而咳嗽止，再服十剂而痿症除矣。盖阳明之火，本可用大寒之药，然而阳明初起之火，可用大寒，而阳明久旺之火，宜用微寒，因阳之火，乃胃土中之火，初起可用大寒泻火，以救肾中之水；久旺用微寒散火，所以生胃中之土也。胃火之盛，胃土之衰也，扶其土即所以泻其火，而胃土自健，自能升腾胃气，化水谷之精微，输津液于肺中也。又加之二冬、甘草、天、贝之类，原能益肺消痰，则肺中更加润泽；得金银花同入，以消除其败浊之毒，则肺金何至再燥乎；加熟地者，以填补肾水，水旺而肺不必去顾肾子之涸，则肺气更安，清肃下行于各府，水生火息，不必治痿而痿自愈也。此症用紫花饮亦神。

紫花饮

麦冬三两　桔梗　甘菊花　蒲公英各五钱　生甘草　贝母各二钱　生地一两　紫花地丁三钱

水煎服。

一胃火上冲于心，心中烦闷，怔忡，惊悸，久则成痿，两足无力，不能动履，此总属胃火之盛，非心火之旺也。夫胃属土而心属火，心乃生胃，而胃不宜克心；然心火生胃则心火不炎，胃火熏心则心火大燥，此害生于胃也。倘徒泻心火，则胃子见心母之寒，益肆其炎氛，愈添心中之燥，必下取于肾水，而肾因胃火之盛，熬干肾水，不能上济于心，火益旺而水益枯，骨中无髓，安得两足之生力乎。治法宜大益其肾中之水，少清其胃中之火，因胃气安而肾水生，自然上交于心也。方用清胃生髓丹。

清胃生髓丹

玄参一两　麦冬五钱　甘菊花五钱　熟地二两　北五味二钱　沙参五钱

水煎服。十剂即可行步，二十剂怔忡惊悸之病除，又十剂烦闷痿弱之症去，再服十剂痊愈。

痿证无不成于阳明之火，然用大寒之药，如石膏、知母之类，虽泻胃火甚速，然而多用必至伤胃，胃伤而脾亦伤，脾伤而肾安得不伤乎。故不若用玄参、甘菊之类，既清其胃火，而又不损其胃土，则胃气自生；能生津液，下必注于肾而上且灌于心矣。况麦冬、五味以益心，熟地、沙参以滋肾，上下相资，水火既济，痿病岂不愈乎。

此症用石斛玄参汤亦佳。

石斛玄参汤

金钗石斛一两　玄参二钱

水煎服。

一阳明之火因结于脾而不肯解，善用肥甘之物，食后即饥，少不饮食，便觉头红面热，两足乏力，不能行走，人以为阳明胃火之旺，以致成痿，谁知是太阴脾火之盛，以烁干其阴乎！夫痿症皆责之阳明，何以太阴火旺，亦能成痿？盖太阴与阳明为表里，阳明火旺而太阴之火亦旺矣。二火相合而搏结于腑脏之间，所用饮食仅足以供火之消磨，而不能佐水之优渥，火旺水亏，则肾宫干涸，何能充足于骨中之髓耶？骨既无髓，则骨空无力，何能起立以步履哉！治法益太阴之阴水，以胜其阳明之阳火，则脾胃之中水火无亢炎之害，而后筋骨之内，髓血有盈满之机也。方用调脾汤。

调脾汤

人参五钱　玄参一两　麦冬五钱　甘菊花五钱　薏仁五钱　金钗石斛三钱　芡实一两　山药五钱

水煎服。连服四剂便觉腹不甚饥，再服四剂火觉少息，再服十剂痊愈。

此方补脾胃之土，即所以补其火也。然而火之所以旺者，正坐于土之衰耳，土衰则不生水而生火矣。今于补土之中加入玄参、甘菊、石斛微寒之药，则脾胃之火自衰而脾胃之土自旺，脾胃之土既旺，而脾胃之津自生；于是灌注于五脏之间，转输于两足之内，火下温而不上发，头面无红热之侵，何至胫趾之乏力哉。或曰：火盛易消，以至善饥，似宜用消导之剂，以损脾胃之气，乃不损其有余，而反增益其不足，恐未可为训也。不知脾胃之土俱不可伤，伤土而火愈旺矣。补阴则阳伏，消食则伤阴，补阴可也，宁必用消导之药哉！此症用玄母菊地汤亦效。

玄母菊地汤

玄参二两　甘菊花一两　知母三钱　熟地二两

水煎服。

一大怒之后，两胁胀满，胸间两旁时常作痛，遂至饭食不思，口渴索饮，久则两腿酸痛，后则遍身亦痛，或痛在两臂之间，或痛在十指之际，痛来时可卧而不可行，足软筋麻，不可行动，人以为痰火之作祟也，谁知是肝经之痿症乎。夫肝经之痿，阳明之火助之也。当其大怒时损伤肝气，则肝木必燥，木中之火无以自存，必来克脾胃之土，脾阴不受而胃独受之；胃初自强，不服其克，两相战克，而胸胁所以作痛；后则胃土不敌肝木火旺，乃畏之而不敢斗，亦归附于肝，久之而饮食少用，则不化津液以生肾水，肾无水以养肝，而肝气无非火气，胃亦出其火，以增肝火之焰，肝火之性动，遂往来于经络之内而作痛，倘更加色欲，则精泄之后无水制火，自然足软筋麻，呻吟于卧榻之上而不可行动也。治法必须平肝而并泻阳明之火。惟是阳明久为肝木之克，则阳之经必虚，若再加泻火，胃气乌能不伤，必须泻阳明之火，仍不损阳明之气为得也。方用伐木汤。

伐木汤

炒栀子三钱　白芍一两　当归五钱　甘菊花五钱　女贞子五钱　地骨皮三钱　丹皮三钱　青黛三钱　金钗石斛三钱

水煎服。连服四剂而诸痛除，再服四剂口思饮食，再服十剂痊愈。

此方泻肝火以平肝气，然而阳明胃火未尝不同治之。胃气不伤而胃火自息，饮食进而津液生，肾水足而骨髓裕，不须止痛而痛自失，毋须治痿而痿自起矣。此症用二石汤亦佳。

二石汤

白芍一两　熟地三两　金钗石斛　牛膝各五钱　石膏三钱

水煎服。

一素常贪色，加之行役劳瘁，伤骨动火，复又行房，鼓勇大战，遂至两足痿弱，立则腿颤，行则膝痛，卧床不起，然颇能健饭易消，人以为食消之症也，谁知是肾火之盛，引动胃火以成痿乎！盖胃为肾之关，胃之开阖，肾司之也。肾火直冲于胃，而胃之关门曷敢阻之，且同群助势，以听肾火之上炎矣！况肾火乃龙雷之火也，胃中之火，其火亦喜炎上，二火相因而起，销铄肾水，有立尽之势。幸肾火盛而胃火尚未大旺，故但助胃以消食，不至发汗以亡阳。且饮食易消，犹有水谷以养其阴，虽不能充满于骨中，亦可以少滋于肾内，故但成痿而不至于死亡也。治法急宜大补肾水以制阳光。方用起痿降火汤。

起痿降火汤

熟地三两　山茱萸一两　薏仁五钱　金钗石斛五钱　牛膝五钱

水煎服。四剂腿颤足痛之病去，十剂可以步履饮食，不至易饥，二十剂痊愈。

此方大补肾阴，全不去泻胃中之火，譬如城内粮足，则士马饱腾，安敢有鼓噪之声，而兴攘夺争取之患乎。此症用充髓汤亦妙。

充髓汤

熟地三两　玄参二两　金钗石斛　牛膝各五钱　女贞子五钱

水煎服。

一烦躁口渴，面红耳热，时索饮食，饮后仍渴，食后仍饥，两足乏力，不能起立，吐痰甚多，人以为阳明之实火也，谁知是阳明之虚乎！夫阳明属阳，火亦宜实，何以虚名之。不知胃火初起为实，而久旺为虚。当胃火之初起也，口必大渴，身必大汗，甚则发狂，登高而呼，弃衣而走，其势甚急，所谓燎原之火，非实而何！至于旺极必衰，时起时灭，口渴不甚，汗出不多，虽谵语而无骂詈之声，虽烦闷而无躁扰之动，得水而渴除，得食而饥止，此乃零星之余火也。非虚而何实，火不泻必至熬干肾水，有亡阳之变。虚火不清，则销铄骨髓，有亡阴之祸，阴既亡矣，安得不成痿乎！故治痿之法，必须清胃火，而加之生津、生液之味，自然阴长而阳消也。方用散余汤。

散余汤

生地一两　玄参一两　茯苓三钱　竹叶一百片　麦冬一两　人参三钱　麦芽一钱　天花粉二钱　神曲一钱

水煎服。二剂阳明之余火息，再服二剂烦躁饥渴之病除，更加十剂痿证痊愈。

此方散胃火之余氛，不去损胃土之生气，胃气一生而津液自润，自能灌注肾经，养骨髓矣。倘用大寒之药，直泻其胃火，则胃土势不能支，必致生意索然，元气之复，反需岁月矣。譬如大乱之后，巨魁大盗已罄掠城中所有而去，所存者不过余党未散耳，用一文臣招抚之有余。若仍用大兵搜索剿除，则鸡犬不留，玉石俱焚。惟空城独存，招徕生聚，有数十年而不可复者矣！何若剿抚兼施之为得哉！此症用润胃汤亦效。

润胃汤

人参五钱　麦冬二两　天花粉三钱　玄参一两　丹参一两　甘草一钱　山楂二十粒　神曲二钱

水煎服。

人有好酒，久坐腰痛，渐次痛及右腹，又及右脚，又延及右手，不能行动，已而齿痛，人以为贼风之侵体也，谁知是痿症乎？或谓痿不宜痛，今腹、脚、手、齿俱痛，恐非痿也。嗟乎！诸痿皆起于肺热，人善饮则肺必热矣！经曰：治痿必取阳明，阳明者，胃也，胃主四肢，岂独脚耶！夫痿虽热病，而热中有湿，不可不察。痿病兼湿重者，必筋缓而软；痿病兼热多者，必筋急而痛，是痿症未尝无痛也。苟不祛湿以清火，而反助湿以动热，则痿症不能痊，转增添其痛矣。治法专治阳明以生胃气，佐之泻火利湿之品，则诸痛自消。方用释痛汤。

释痛汤

人参三钱　黄芪三钱　白术五钱　茯苓三钱　生地五钱　麦冬五钱　当归三钱　玄参一两　甘草三分

水煎服。连服四剂而病除。此方皆入阳明之药也，入阳明以平胃气，即入阳明以平胃火，宜痿症之顿起矣！况茯苓、白术善能去湿，复是生胃之品，是治湿又治阳明也。药投病之所喜，安得而不速愈哉！此症用龟鹿饮亦佳。

龟鹿饮

干葛　白术　人参　石膏各三钱　麦冬三两　茯苓五钱　半夏一钱

水煎服。

人有肥胖好饮，素性畏热。一旦得病，自汗如雨，四肢俱痿。且复恶寒，小便短赤，大便或溏或结，饮食亦减，人以为感中风邪也，谁知是痿病之已成乎！夫痿有五，皆起于肺热好饮之人，未有不热伤肺者也。肺之母为胃，欲救热伤之肺，必须速救胃土。经曰：治痿独取阳明，正言其救胃也。胃土不足而肺金受伤，则金失所养而不能下生肾水，水干则火盛而肺金益伤矣。况胃主四肢，肺主皮毛，今病四肢不举，非胃土之衰乎？自汗如雨，非肺金之匮乎？明是子母两病，不急救胃，何能生肺以生肾水哉！方用滋涸汤。

滋涸汤

玄参一两　麦冬一两　茯苓三钱　芡实五钱　人参三钱　甘菊花三钱　女贞子三钱　生地二钱　天门冬三钱　黄芩一钱　天花粉一钱

水煎服。十剂胃气生，二十剂胃热解，三十剂痿废起，四十剂痊愈。

此方独取阳明以补胃土，兼清肺经之热也，不必去补肾而肾水自润矣。李东垣立有清燥汤，亦可治痿，不若此方之更神耳。此症用柞木化酝汤亦效。

柞木化酝汤

玄参　麦冬各二两　柞木枝三钱　甘草五分　人参一两　天冬三钱　黄芩　贝母各二钱

水煎服。

（《辨证录》）

李用粹

痿证汇补

李用粹（1662~1722），字修之，号惺庵，清代医家

内因

诸痿有皮脉筋肉骨五痿之名，应乎五脏，肺主皮毛，脾主肌肉，心主血脉，肝主筋膜，肾主骨髓。惟喜怒劳色，内藏虚耗，使皮肤血脉肌肉筋膜骨髓无以运养，故致痿躄。

外候

皮痿者色枯毛落，喘呼不已，肺受热也。脉痿者色赤脉溢，胫纵不任也，心受热也。筋痿者色苍口苦，爪枯筋挛，肝受热也。内痿者色黄肉瞤，肌痹不仁，脾受热也。骨痿者色黑耳焦，腰膝难举，肾受热也。

脉法

痿属肺热，传于五脏，其脉身浮而大，或尺脉虚弱，或缓涩而紧。《医学六要》）

痰挟标症

内热成痿，此论病之本也。若有感发，必因所挟而致。有湿热者，有湿痰者，有气虚者，有血虚者，有阴虚者，有死血者，有食积妨碍升降道路者，当明辨之。

湿热痿

湿热痿者，雨湿浸淫，邪气蒸脾，流于四肢，自觉足胫逆气上腾，或四肢酸软肿痛，或足指麻木顽痒，小便赤涩，脉来沉濡而数，此皆湿热在下之故。所谓湿热不攘，大筋緛短，小筋弛长，緛短为拘，弛长为痿也。宜升阳燥湿，禁用填痛（按：痛似为“补”之误）之剂。

湿痰痿

湿痰痿者，肥盛人之血气不能运动其痰，致湿痰内停，客于经脉，使腰膝麻痹，四肢痿弱，脉来沉滑。此膏粱酒色之故，所谓土太过，令人四肢不举是也，宜燥脾行痰。

气虚痿者

气虚痿者，因饥饿劳倦，胃气一虚，肺气先绝，百骸溪谷，皆失所养，故宗筋弛纵，骨节空虚。凡人病后手足痿弱者，皆属气虚。所谓脾既病，不能为胃行其津液，四肢不得禀水谷气而不用也，宜补中益气。

血虚痿

血虚痿者，凡产后，失血后面色萎黄，手足无力，不能行动者也，宜滋养荣血。然血生于脾，往往用养血药而痿如故者，脾虚不能生血也。能补其脾则血自旺而痿自愈矣。

阴虚痿

阴虚痿者，酒色过度，下焦肝肾之火燔灼筋骨，自觉两足极热，上冲腿膝，酸弱痿软，行步艰难，不能久立。脉来濡弱，或左脉虽大，按之无力，宜峻补精血以挟肝肾。

血瘀痿

血瘀痿者，产后恶露未尽，流于腰膝，或跌扑损伤，积血不消，四肢痛而不能运动，致脉涩而芤者，宜养血行瘀。

食积痿

食积痿者，饮食太过，妨碍道路，升降失常，脾气不得运于四肢，手足软弱，或腹膨胀痛，或恶心嗳气。右手脉洪弦滑者，宜运脾消导，从食积治，俟食积消化，然后补脾。

痢后痿

痢后脚软胫疼，或膝肿者，此下多亡阴所致，宜补脾兼升举之剂。若作风治，则反燥其阴而痿难愈。间有痢后兜涩太早，积瘀不清，下注隧道经络而成痿者，此又当行气逐瘀，与前症迥异矣。

痿证总辨

痿与柔风脚气相似，但彼因邪实而痛，痿属内虚而不痛。其痿证亦有作痛者，必挟火、挟痰、挟湿、挟瘀而起，切不可混同风治。

治法

治痿独取阳明，因阳明经为水谷之海，主化津液，变气血，以渗灌溪谷而润筋脉者也。况阳明之经合于宗筋，会于气街，属于带脉，而络于督脉，故阳明虚则五脏无所禀，不能行血气，濡筋骨，利关节，则宗筋弛纵，带脉不引而为痿，故古人治痿首重阳明，此为气虚者立法也。其专重肾肝，因肾主骨而藏精，肝主筋而藏血。故肾肝虚则精血竭，精血竭则内火消烁筋骨为痿，治当补养肾肝，此为阴虚者立法也。善治者辨其孰为气虚，孰为阴虚，合宜而用。至于七情六欲，所挟多端，或行痰瘀，或清湿热，泻实补虚，是在神而明之。

肺热禁湿剂

若肺金壅塞，阳气不能下达，两足畏冷，重绵裹蔽，而外跗仍热，小便涩数者，宜清肺和胃。若认阳虚，误投刚剂，其痿必甚。(《医学六要》)

胃虚禁寒剂

至于食少饥瘦，或泄泻者，虽有内热血虚之症，必以芳香甘温之品，先复胃气为主。盖胃为万物之母，资生气血之乡，饮食进而痿弱自健。若拘于泻南补北之说，久任寒凉，则谷气益衰，四末益枯矣。

痰热禁厚味

脾胃虚症诚宜借五味以养之。若湿痰、湿热成痿者，必须严戒厚味，以免生痰。盖天产属阳，膏粱发热。若不淡泊，难以安全。可见虚证与实证不同，非但用药各别，即服食亦异也。

死候

骨痿久卧不能起立者死。

用药

血分虚者，主以四物汤加牛膝、秦艽、杜仲、独活，有火者加黄柏、知母，有瘀血者加桃仁、红花、丹皮、牛膝、延胡索等。气虚者用四君子汤，虚热者补气和中汤。肾虚者地黄丸或丹溪补阴丸，虚热者虎潜丸，虚寒者还少丹加鹿茸。食积成痿者二陈汤加神曲、山楂、麦芽、枳实。湿痰痿者二陈二术加竹沥、姜汁。痰火痿者二陈汤加黄芩、山栀，或黄柏、竹沥。湿热痿者东垣健步丸、清燥汤。膏粱壅热者承气汤。

补气和中汤 即补中益气汤加苍术、黄柏、白芍、茯苓。

（《证治汇补》）

陈　岐

痿证传灯

陈岐，清初医家

痿者，足痛不能行也。凡人壮岁之时，气血未衰，或年及五旬，形体不甚瘦弱者，多因湿热伤脾，不能束骨，未可即以痿也。盖热伤其血，则大筋为之緛短，热伤其筋，则小筋为之弛长，所以机关不利，宜用滋筋养荣汤，脉沉细缓者，宜用独活寄生汤。至于年过五十，形体怯弱者，此属痿症无疑。《内经》曰：肺热叶焦，五脏因而受之，发为痿躄。又谓治痿必主阳明，盖言阳明胃土为诸筋之宗。肾水不足，不能上制心火，火来刑金，无以平木，肝邪得以克贼脾土，而痿症作矣。治当补肾水之虚，泻心火之亢，使肺金清而肝木有制，脾自不伤也。大只凡初起身热，脉来洪数，腿痛甚而难忍者，心火流于下焦，《内经》所谓阳精所降，其人夭者是也；宜用六味地黄汤加犀角、牛膝、木瓜、麦冬之类。若脉来细数，痛而不甚者，宜用加味地黄汤。肥甘厚味，辛热烟酒概不可尝，恐助肺家之火，痛愈甚也。然痿症固属肺热，若阳明气虚，宗筋失养，亦令足痿，宜用加味八物汤。至于先天命门火衰，又宜大造地黄丸之类，不可拘于一法也。

滋筋养荣汤

当归　川芎　白芍　熟地　续断　杜仲　牛膝　木瓜　苡仁　车前　五加皮　麦冬　石斛　独活　秦皮

加味地黄汤

熟地　山药　白茯苓　丹皮　山萸肉　泽泻　天冬　麦冬　桔梗　甘草　牛膝倍用

独活寄生汤

独活　细辛　当归　防风　杜仲　桑寄生　川芎　熟地　桂枝　甘草　秦艽　牛膝　白茯苓　人参

加味八物汤

人参　白术　白茯　甘草　当归　川芎　白芍　熟地　阿胶　续断　天冬　杜仲　山萸　枸杞　五味　黄芪

大造地黄丸　原书无此方，无从查补。或为大造丸与地黄丸之合方。

（《医学传灯》）

顾靖远

痿证医镜

顾靖远，字松园，清初医家

痿者，痿弱无力，举动不能也。经言五脏皆能使人痿，以五脏各有所主，如肺主皮毛，心主血脉，脾主肌肉，肝主筋膜，肾主骨髓，所主不同，故有脉痿、肉痿、筋痿、骨痿之异。然经又谓五脏因肺热叶焦，发为痿躄，足弱不能行也。言五脏之痿，皆因于肺气之热，致五脏之阴俱不足，而为痿躄。五痿虽异，总曰痿躄，悉因肺热。其论肺热之由，谓有所失亡，所求不得，则肺志不得伸，郁而生火，发为肺鸣而喘息有声。鸣则肺热叶焦，皮毛虚弱而为急薄。热气留着不去，而及于筋脉骨肉，则生痿躄，此自肺而病及他脏也。而心脾肝肾，亦各有因热致痿之由。谓大经空虚，发为肌痹，传为脉痿者，生于心气之热。又谓居处湿地，肌肉濡渍（浸也），发为肉痿者，生于脾气之热。又谓入房太甚，宗筋弛纵，发为筋痿者，生于肝气之热。又谓水不胜火，骨枯髓虚，发为骨痿者，生于肾气之热，此自他脏而病及于肺也。……夫病而至毛败爪枯齿槁等症，则势已濒危，而治之诚难。改其论治之法，则言治痿独取阳明，以阳明为五脏六腑之海，主润宗筋，宗筋聚于前阴，为诸筋之会。凡一身之筋皆属于此，主束筋骨而利机关。故阳明虚则宗筋纵，腰间带脉不能收引，故足痿不用，此所以独取阳明也。……经言治法，亦随五脏见症各调，而独取阳明胃经者，以胃主纳水谷，化气血以灌溉于四肢。阳明虚则五脏无所禀，不能行血气，濡筋骨，利关节。故肢体中随其不得受水谷处，即不用而为痿，不独取阳明而何取哉。取阳明者，或清胃火以救肺热，或培胃土以生肺金皆是也。丹溪有云：泻南方则肺金清而东方不实，何胃伤之有。补北方则心火降而西方不虚，何肺热之有，斯言意实相同。盖泻南则金不受邪而水有所生，补北则金不受窃而火有所制，同一救肺也。故学者诚能本此施治，其于痿症，思过半矣。至若方书所论，痿因有多端，如气虚、血虚、脾虚、肾虚、湿热、湿痰、死血、积食之不一。临床制方，是贵望、闻、问、切之详明，以通其变，非笔舌所能罄也。

清燥救肺汤　治肺热叶焦，发为痿躄，仿此加减用之。

桑叶经霜而桑润不凋者，以之清肺热为君　石膏为臣，各五钱　麦冬三五钱　胡麻微研，二钱　生鸡子白（润肺燥，原方用阿胶，恐无真者）二枚　杏仁去皮尖，研，一钱　枇杷叶降逆气，去毛，蜜炙，三四片　甘草和胃气，一钱　人参救热伤之肺气，生胃家之津液，三五七分

频频服之（如沃焦救焚，频则有济）。

原方（清肺润燥，降火和胃，参、甘合治痿取阳明之义）宜加生地、鳖甲（补北方则火有所制）、牛膝、石斛（壮筋骨）、羚羊角（舒筋脉，肺热为本，痿躄为标，故标本兼治）。此一派甘寒之剂，盖甘则益胃、寒则清热，乃取阳明而用清胃火以救胃热之法也。若取阳明而用培胃土以生肺金之法，如黄芪、四君之类，加麦冬、米仁、白芍、石斛之属，相其症之所宜而投之，可也。

六味加知柏方　（即知柏六味丸）治远行劳倦，逢大热而渴，阳气内伐，热舍于肾，水干火旺，骨枯髓虚，发为骨痿（腰脊不举，足不任身）。又治入房太甚，宗筋弛纵（精伤之故），发为筋痿（精血枯燥，即筋急拘挛）。原方六味壮肾水，知柏泻龙火，又黄柏为诸痿必用之

药，加二冬（清肺热）、龟甲（补肾阴）、猪脊筋（填精髓）、牛膝、石斛、杜仲（均治脚软）、虎骨（强悍皆在于胫，借其泻有余以补不足）。此补水治火，以救肺热之剂。骨痿、筋痿同用此方者，以肾肝同一治也。

天王补心丹 治大经空虚（血失之故），发为肌痹，传为脉痿（血失无以渗灌肌肉，而为顽痹不仁，无以养脉络，而为足胫纵缓）。此方内有生地、玄参以补北方，黄连、朱砂以泻南方，二冬以救肺热，合人参独取阳明之义。愚谓心气热而成脉痿者，宜主此加减。

清热渗湿汤 治近水湿，湿郁生热，以致肌肉顽痹（麻木不仁也），发为肉痿（不能举动也）。

黄连　黄柏清热　苍术燥湿，苍柏即二妙散，治湿热腰膝疼痛，上下皆效　白术健脾　茯苓　泽泻渗湿　甘草调中

可加银花（清热除湿）。有表证加柴胡（除在表之湿热）。此清热燥湿、健脾利水之剂。仲淳言痿属湿热，若果系居处湿地而得之者可用。如有肺经燥湿（按：此语义不可解，查另一版本亦同），咳嗽痞闷等症不可用。

卫生膏 虚弱人及老人宜服之，久自神效。

人参、黄芪（二味肺有热者去之）、生地、熟地、天冬、熟麦冬、枸杞、牛膝、圆肉、北五味（以上即集灵膏加圆肉、五味、黄芪）熬成膏，再加鹿角胶（真阴虚者用麋角胶）、龟甲胶、全虎骨胶（全具，去尾骨，浸三日，刮去黑秽，微煮一滚，再刷洗净，煎三日夜，去骨熬膏）、霞天膏（黄牛肉去皮、油，水浸去血水，频换水乃得不膻气，煎浓汁熬膏）、梨汁膏（自煎）。

上十四味，各等份，五味子减半。此方内有二地、龟甲补肾，二冬、梨汁清肺，参、圆、牛肉焙胃土，牛膝、虎骨壮筋骨，以上数味，治痿甚宜。按陈氏云：痿者，犹树经暑日，叶垂不布，痿弱不振

之意。俗以阳道不举，谓痿属寒，谬甚。故痿症属热者多。方内尚有黄芪、鹿角等药，必内无热者，方可全用其方。

（《顾氏医镜》）

程国彭

痿证心悟

程国彭（1662~1735），字钟龄，清代医家

痿，大症也，诸痿生于肺热。经云：五脏因肺热叶焦，发为痿躄。肺气热则皮毛先痿，而为肺鸣。心气热则脉痿，胫纵不任地。肝气热则筋痿，口苦而筋挛。脾气热则肉痿，肌肤不仁。肾气热则骨痿，腰脊不举。丹溪治痿，泻南方补北方法，泻南方则肺金不受刑，补北方则心火自下降。俾西方清肃之令下行，庶肺气转清，筋脉骨肉之间，湿热渐消而痿可愈也。然经云：治痿独取阳明，何也？盖阳明为脏腑之海，主润宗筋，宗筋主束骨而利机关也。阳明虚则宗筋纵，带脉不引，故足痿不用也。由前论之，则曰五脏有热；由后论之，则曰阳明之虚，二说似异而实同。盖阳明胃属湿土，土虚而感湿热之化，则母病传子，肺金受伤而痿证作矣，是以治痿独取阳明也。取阳明者，所以祛其湿。泻南补北者，所以清其热。治痿之法，不外补中祛湿，养阴清热而已矣。

五痿汤　治五脏痿。

人参　白术　茯苓各一钱　甘草炙，四分　当归一钱五分　苡仁三钱　麦冬二钱　黄柏炒褐色　知母各五分

水煎服。心气热加黄连三分，丹参、生地各一钱。肝气热加黄芩、丹皮、牛膝各一钱。脾气热加连翘一钱，生地一钱五分。肾气热

加生地、牛膝、石斛各一钱五分。肺气热加天冬、百合各二钱。挟痰加川贝、竹沥。湿痰加半夏曲。瘀血加桃仁、红花。如气血两虚，另用十全大补汤。肾肝虚热，髓减骨枯，兼用虎潜丸主之。

十全大补汤 峻补气血，乃扶危定倾之大药，为收功保命之神丹。

人参 白术陈土炒，各三钱 黄芪蜜炙，五钱 茯苓一钱 当归一钱五分 大熟地九蒸九晒，一钱 白芍酒炒，一钱五分 甘草炙，八分 川芎 肉桂去皮，各五分 大枣五枚 姜三片

水煎服。虚甚者，更加附子、鹿茸。

虎潜丸

龟板四两 杜仲 熟地各三两 黄柏炒褐色 知母各五钱 牛膝 白芍药 虎骨酒炙酥 当归各二两 陈皮四钱 干姜二钱

为末，酒糊丸。每服二钱，淡盐水下。加人参一两尤妙。

（《医学心悟》）

吴　谦

痿证全鉴

吴谦（1689~1748），字六吉，安徽歙县人，清代宫廷御医

痿病总括

五痿皆因肺热生，阳明无病不能成。肺热叶焦皮毛瘁，发为痿躄不能行，心热脉痿胫节纵，肾骨腰脊不能兴，肝筋拘挛失所养，脾肉不仁燥渴频。

注：五痿，心、肝、脾、肺、肾之痿也。痿属燥病，故皆因肺热而生也。阳明者，五脏六腑之海，主润宗筋。阳明无病则宗筋润，能束骨而利机关，虽有肺热不能成痿也。肺热叶焦，阳明虚弱，津液不化，筋骨失养，皮毛瘁痿，发为痿躄不能行也。因而心气热为脉痿，则胫节纵而不任地，肺兼心病也。因而肾气热为骨痿，则腰脊不能兴举，肺兼肾病也。因而肝气热为筋痿，则筋失所养，拘挛不伸，肺兼肝病也。因而脾气热为肉痿，则胃燥而渴，肌肉不仁，肺兼脾病也。

痿痹辨似

痿病足兮痹病身，仍在不疼痛里分。但观治痿无风药，始晓虚实

别有因。

注：痿痹之证，今人多为一病，以其相类也。然痿病两足痿软不痛，痹病通身肢节疼痛。但观古人治痿，皆不用风药，则可能痿多虚，痹多实，而所因有别也。

痿病治法

痿燥因何治退热，遵经独取治阳明。阳明无故惟病肺，胃壮能食审证攻，控涎小胃湿痰热，阳明积热法三承。胃弱食少先养胃，久虚按证始收功。

注：痿属燥病，因何而用治湿热苦燥之药，盖遵《内经》之治法，独取于阳明胃也。故胃家无病，虽有肺热，惟病肺而不病痿也。是知病痿者，胃家必有故也。或湿热，或积热，或湿痰，不论久新，若胃壮能食，当先审证攻之。胃有湿痰用控涎丹攻之，有湿热者用小胃丹攻之，有积热者用三承气汤攻之。此治胃壮能食之法也。若胃弱饮食减少，气血津液不足，当先以补养脾胃为主。其有久病留连，诸虚燥热，或攻下之后调理，当审证治之，始收全功也。

小胃丹　治老痰顽痰，壅塞胸膈，喘急气粗，大便闭结。

芫花醋拌，过一宿，瓦器内搅，炒黑勿焦　甘遂湿面裹，长流水浸半月，煮晒干　大戟长流水煮一时，再用水洗，晒干，各五钱　大黄湿纸裹煨，勿焦，切焙干，再以酒润，炒熟焙干，一两五钱　黄柏炒，三两

一方加木香、槟榔各五钱研为末，白术煎膏和丸如萝卜子大。每服一钱（一作五六分），临卧津液吞下，或热汤送下，取膈上湿痰热积，以意消息之。欲利，空腹服之。

大承气汤　治阳明实热证，肠中燥屎坚结，腹中满痛者。

芒硝一作三两，三合　大黄酒洗，四两　枳实炙，五枚　厚朴去皮炙，

八两

一方有生姜三片。清水一升，先煎枳、朴取五升，去滓纳大黄，煮取二升，去滓纳芒硝，更上微火一两沸，分温再服。得下，余勿服。龂牙，药不能进，以此汤从鼻中灌之。

小承气汤 治阳明病腹中有燥屎，而气阻不能输送于外者。

生大黄（一作五钱，一作四钱）四两 厚朴去皮炙，二两（一作六钱，一作三钱） 枳实炙，三枚（一作三两，一作三钱） 清水四升

煮去一升二合，去渣，分温二服。初服当更衣，不尔，尽饮之。若更衣！勿服。

加味二妙汤 加味二妙湿热痿，两足痿软热难当，防己当归川萆薢，黄柏龟板膝秦苍。

注：热难当谓两足热难当也。膝秦苍谓牛膝、秦艽、苍术也。

清燥汤、虎潜丸、十全大补汤、加味金刚丸 时令湿热清燥效，阴虚湿热虎潜灵，久虚痿软全金主，萆瓜牛菟杜苁蓉。

注：全金主谓十全大补汤、加味金刚丸。久病气血虚，以十全大补汤为主，筋骨痿软、以加味金刚丸为主。加味金刚丸即萆薢、木瓜、牛膝、菟丝子、肉苁蓉也。

（《医宗金鉴》）

叶天士

痿证案绎

叶天士，名桂，号香岩，清代医家

痿证是肢体筋脉弛缓、手足痿软无力的一种病证，常见于多发性神经炎、急性脊髓炎、进行性肌萎缩、重症肌无力、周期性麻痹、肌营养不良症、癔病性瘫痪和其他中枢神经系统感染并发软瘫的后遗症等。《内经》将痿证分为痿躄、脉痿、筋痿、肉痿、骨痿等类，并指出“治痿独取阳明”等治疗法则。金元时代，张子和强调火热为主，李东垣强调湿热为主，朱丹溪分有湿热、湿痰、气虚、血虚、瘀血等证。明代医家则重着于肝肾亏损为多。叶天士总结前人经验，提出“经热则痹，络热则痿”，具体归纳为肺、胃、肝、肾四经为主，兹介绍于下。

证治规律

一、肺热叶焦

1. 肺热

病由邪热初犯肺卫，症见面癝、跗软、痿躄等，治宜清泄肺热，用连翘赤小豆方（连翘、花粉、黑山栀、赤小豆、桑叶、通草）。

2. 热伤肺津

症见有年偏痿、日瘦、色苍、脉数等，治宜甘润养阴、清泄肺热并举，用沙参麦冬饮加减（玉竹、沙参、地骨皮、麦冬、桑叶、百合、甜杏仁）。

二、湿热侵淫

1. 湿热在经

雨湿和内湿两因相凑，经脉为痹，症见始病疮痍、渐致痿软筋弛、气坠不用、久延有废弃之虞。治宜清宣湿热，用豆卷滑石方（豆卷、滑石、杏仁、通草、木防己）。如风湿热烁经脉，阳明脉空，症见偏痿、疮疾，治宜清宣湿热，兼补阳明，用黄芪防己方（黄芪、归身、防风、丹皮、木防己、黄柏、银花）。

2. 湿热纠蓄下焦

平日善啖酒及甘肥，酿成湿热，蕴结下焦，症见体质强壮、少腹微肿硬、二便滞涩、目觉少腹气胀上冲、两足沉重、艰于步履、腿股皮中甚热、色苍脉实，治宜苦辛寒燥，因苦胜湿，辛通气分，用茵陈黄柏方（茵陈、黄柏、川萆薢、茯苓皮、蚕砂、汉防己、龙胆草、山栀、青黛）。如湿重，则去龙胆、山栀、青黛，加茅术；如少腹肿而二便涩，则可酌加金铃子、穿山甲、槟榔汁。善后可用二妙丸（黄柏、茅术）。

三、络热动风

幼儿风热入络，或者老年下虚上实，致络热内风沸起，症见头目口鼻㖞斜，继而足痿，或见肩痛肢麻、头目如蒙、行动痿弱无力，治宜清营热以熄内风，用羚角犀角方（羚角、犀角、玄参、生地、黄柏、川斛、川萆薢），或清营汤加减（犀角、鲜生地、玄参心、连翘心、桑叶、丹皮、钩藤、天麻）。

四、寒湿为患

1. 寒湿犯胃

膏粱酒醴酿湿内着，中年肾阳日衰，肝风肆横，阳明胃络空乏，无以束筋利机关，症见向有寒疝瘕泄，继而肠血不已，渐渐附臁麻木无力、脉沉迟，治宜劫胃水法，用术附汤加味（生茅术、人参、厚朴、附子、陈皮）。

2. 水寒深入筋骨

冬月涉水，水寒深入筋骨，久则气血与邪混乱，症见胫膝骨冷筋纵已积数年，这时草木之药不能驱逐，治宜虫蚁佐芳香直攻筋骨搜逐水寒，用许叔微麝香丸加减（炒乌头、全蝎、麝香，飞面、火酒泛丸），或再加地龙。如果寒湿与瘀血阻滞，症见筋缩牵强、足痛不堪动作，治宜温散下焦，在麝香丸中去麝香，加入活血、祛湿之品，用川乌、细辛、萆薢、乳香、没药、地龙。晚蚕砂煎汤泛丸，每日服6g，陈酒下。

五、虚风内动

1. 阳明脉空，厥阴风动

症见自右肩臂渐及足跗痿躄，治宜通摄方法，用地黄饮子加减（苁蓉、熟地、枸杞、川牛膝、川斛、茯苓、炒远志、石菖蒲），或地黄饮子去山萸肉、味、桂。如症见麻木痛痹、肢节重着、久而成痿，治宜以护阳之剂，用黄芪附汤加味（黄芪、枸杞、川附、川断、防风、白芍、远志、首乌）。如症见频频伤风、咳嗽汗出痰多、忽然指握无力、走动足疲、语言或謇、常有呕恶。治宜充脾胃脉络，用玉屏风散加减(人参、黄芪、归身、炙甘草、广皮、白芍、防风、煨姜、大枣)。

2. 脾肾阳虚，肝风内动

症见眩晕怔忡、行走足肢无力、肌肉麻木、骨骱色变、早晨腹鸣瘕泄，治宜脾肾双补，使中运不摄，用缪仲淳脾肾双补丸（人参、莲肉、山萸肉、山药、五味、菟丝子、橘红、砂仁、车前子、巴戟、肉豆蔻、补骨脂）。

3. 肝肾亏损，肝风内动

症见风动枯痿、右脉颇和、而左关尺大、坚搏不附骨，治宜乙癸同源，用六味地黄丸二加减（熟地、苁蓉、枸杞、五味、山萸肉、牛膝、川斛、茯神、菊花、山药）。如症见瘖哑而痿，用河车大造丸（河车、龟板、黄柏、杜仲、牛膝、天冬、麦冬、人参、地黄）。

六、下虚夹热

1. 肝肾虚损，湿热还扰

症见痿弱不耐步趋、常似酸楚，或两足痿弱、筋缩、遇冷筋掣、肌肉不仁、体质重着难移、大便或结或溏，或发疮痿，或精滑溺后，脉沉而缓，治宜通纳下焦，益下必佐宣通脉络，温通以佐脉络之流畅，用四斤丸、金刚丸合方加减（苁蓉、枸杞、牛膝、茯苓、白蒺藜、木瓜、萆薢、狗脊），如湿重加茅术，热重加黄柏，通络加鹿角霜、当归、远志、小茴，补肾加熟地、桑堪、巴戟、川斛、虎骨等。

2. 下焦阴虚，热烁筋骨

症见心热烦渴、火升眩晕、两足膝腰髀伸缩不得自如，或病后阴伤骨痿、大便艰涩，脉濡弱、右大或脉数动疾，治宜补肾强骨清热，用虎潜丸加减（熟地、虎胫骨，黄柏、知母、当归、牛膝、白芍、羯羊肉，或杜仲、熟地、龟板、黄柏、虎骨、牛膝、当归、巴戟，或生地、天冬、苁蓉、怀牛膝，白芍、虎骨胶、柏子仁、知母、黄柏）。如果肾虚收纳少权，督脉不司约束，阴火上泛，症见两足腰膝酸软无力、舌本肿胀、剂颈轰然蒸热、痰涎涌出味咸、脉左沉小右弦，治宜通奇脉以收招散越之阴阳，用虎潜丸去知、柏、归，加枸杞、青盐、羊肉胶丸（熟地、虎胫骨、龟板、锁阳、牛膝、白芍、陈皮、枸杞、青盐，羊肉胶）。

七、肾督阳虚

症见下焦痿躄、筋弛骨痿、不堪行走、畏冷、遗精失血，为精血内怯，奇脉中少气，治宜温通任督，通摄兼施。轻则用鹿茸苁蓉方（鹿茸、苁蓉、当归、枸杞、补骨脂、巴戟、牛膝、柏子仁、茯苓、川斛，或人参羊肉方（人参、茯苓、大茴香、当归，锁阳、精羊肉胶丸）；重则用三胶二髓方（鹿筋胶、羯羊肉胶、牛骨髓、猪脊髓、线鱼胶、苁蓉、巴戟、枸杞、茯苓、沙苑、牛膝、青盐）。如果症见除有步履无力之外，男子还有阳痿不举，用鹿霜韭子方（鹿角霜、淡苁蓉、菟丝子、杜仲、归身、五味、大茴香、远志、韭子、覆盆子、茯苓，蒜汁为丸）。如果症见除有右肢附足无力如痿外，女子还有带下频多、交子夜痰多呛嗽，用薛氏加减八味丸，盐汤送下。如果症如历节、汗出、筋纵而痛、冬月为甚、腰脊佝偻形俯，治宜温通太阳督脉，用加减香茸丸（鹿茸、当归、麝香、生川乌、雄羊肾，酒煮烂捣丸）。如果症见环跳筋骨酸痛，治宜护卫阳维，用虎骨羊肾方（当归、巴戟、生虎胫骨、枸杞、沙苑子、川牛膝、羊内肾捣）。如果症见足跟筋骨痛、不能履地、渐至延及腰脊，治宜补养精血，用当归生姜羊肉汤（生精羊肉、炒当归身、茴香、老生姜）。

叶方选析

一、茵陈黄柏方

组成：

茵陈　萆薢　茯苓皮　黄柏　蚕砂　汉防己　龙胆草　山栀　青黛

主治：湿中伏热，沉着下焦，少腹微肿硬，二便滞涩，自觉少腹气胀上冲，两足沉重，艰于步履，腿股皮中甚热。

方义：方中以茵陈、萆薢清利湿热，蚕砂、防己祛风除湿，黄柏、龙胆草、山栀、青黛清热燥湿，全方有清热除湿祛风之功。方中以苦胜湿，以辛通气（如蚕砂、防己），以寒清热，使湿热从下而去。

加减：如热不甚，去龙胆、山栀、青黛。如湿甚，加茅术。如少腹肿硬、二便滞涩，加金铃子、穿山甲、槟榔等搜逐络隧。

引证：见“病例选析”。

二、鹿茸苁蓉方

组成：

鹿茸　淡苁蓉　当归　枸杞　补骨脂　巴戟天　牛膝　柏子仁　茯苓皮　川石斛

主治：下焦精血受伤，痿躄，遗泄，畏冷。

方义：方中以鹿茸、苁蓉温肾壮督，补骨脂、巴戟、牛膝补肾强骨，当归、枸杞养血柔肝，川石斛滋阴生津，柏子仁、茯苓补益心脾。全方温中有通，摄中有疏，非一味蛮补，良从金刚丸（萆薢、杜仲、苁蓉、菟丝子）中悟出，而更胜于金刚丸，无怪乎徐灵胎评说：“补下之法，此方最稳。”

引证：

吴　下焦痿躄，先有遗泄湿疡，频进渗利，阴阳更伤，虽有参、芪、术，养脾肺以益气，未能救下。即如畏冷阳微，几日饭后吐食，乃胃阳顿衰，应乎外卫失职。但下焦之病，多属精血受伤，两投柔剂温通之补，以肾脏恶燥，久病宜通任督，通摄兼施，亦与古贤四斤、金刚、健步诸法互参。至于胃药，必须另用。夫胃腑主乎气，气得下行为顺，东垣有升阳益胃之条，似乎相悖，然芩、连非苦降之气味乎。凡吐后一二日，暂停下焦血分药，即用扶阳理胃二日，俾中下两周。经旨谓阳明之脉，束筋骨以利机关，谅本病必有合矣。

鹿茸　淡苁蓉　当归　枸杞　补骨脂　巴戟天　牛膝　柏子仁　茯苓　川石斛

吐后，间服大半夏汤加淡干姜、姜汁。(《临证指南医案·痿》)

三、三胶二髓方

组成：

鹿筋胶　羯羊肉胶　牛骨髓　猪脊髓　线鱼胶　苁蓉　巴戟天　枸杞　茯苓　沙苑　牛膝　青盐

主治：精血内怯，奇脉中少气，筋弛骨痿，不堪行走，失血遗精，有偻废难状之疾。

方义：本方特点是选用大队血肉有情之品，以补养精血。方中以羊肉胶、线鱼胶补养气血，鹿筋、牛骨髓、猪脊髓强筋壮骨，配以苁蓉、巴戟温肾，枸杞、沙苑滋肾，茯苓、牛膝、青盐引入下焦。本方与上方大法相似，但本方补肾强骨之力更宏。

引证：

黄　冬藏精气既少，当春夏发泄，失血遗精，筋弛骨痪，不堪行走、精血内怯，奇脉中少气，三年久损，若不绝欲安闲，有偻废难状之疾。

鹿筋胶　羯羊肉胶　牛骨髓　猪脊髓　线鱼胶　苁蓉干　紫巴戟　枸杞子　茯苓　沙苑子　牛膝　青盐

(《临证指南医案·痿》)

四、加减香茸丸

组成：

鹿茸三两　当归二两　麝香一钱　生川乌五钱　雄羊肾 3 对

酒煮烂捣丸。

主治：精血内损，无以营养筋骨，腰脊佝偻形俯，症如历节而汗出筋纵疼痛、梦遗已久。

方义：方中以鹿茸、雄羊肾、当归温养督脉奇经，生川乌温散，麝香通络。全方有温通督脉、太阳经之功，以温补为主，又佐以通散之品，对于虚多实少的痿废兼痹痛者有良效。

引证：

某 症如历节，但汗出、筋纵而痛，冬月为甚，腰脊佝偻形俯。据述未病前，梦遗已久，是精血内损，无以营养筋骨，难与攻迫，议香茸丸，温通太阳督脉。

鹿茸三两 生当归二两 麝香一钱 生川乌五钱 雄羊肾 3 对

酒煮烂，捣丸。(《临证指南医案·痿》)

三、病例选析

张 湿中伏热，沉着下焦，用苦胜湿，辛通气分，然必循经入络，渐次达及阳明。

绵茵陈三钱 生茅术五分 黄柏钱半 晚蚕砂一钱 寒水石三钱 茯苓皮三钱

又，色苍脉实，体质强壮，虽年越四旬，气元充旺，询知平日善啖酒醋甘肥，此酿成湿火，蕴结下焦。今少腹微肿硬，二便滞涩，自觉少腹气胀上冲，两足沉重，艰于步履，腿股皮中甚热，即《内经》所云，湿热不攘，大筋緛短，小筋弛长，緛短为拘，弛长为痿也。更述曾因熬炼膏药，中有䗪虫、蜈蚣等物，吸受秽浊毒气，未始非与湿热纠蓄，沉伏下焦。前议苦辛寒燥，兹再佐以搜逐络隧，然此病从口而入，必茹素戒饮，一二年之久，病根可拔，当格守勿懈为要。

绵茵陈三钱 黄柏钱半 川萆薢一钱 茯苓皮三钱 金铃子钱半

穿山甲三钱　大槟榔汁一钱

又　绵茵陈　萆薢　茯苓皮　黄柏　蚕砂　汉防己　龙胆草　山栀　青黛

又，病去七八，常服二妙丸可也。

黄柏略炒，八钱　茅山术米潜浸，切片，同乌芝麻拦饭上蒸三五次，去芝麻，焙干，三两

二味研末，水法丸，空心服三钱，开水下。(《临证指南医案·痿》)

按：这是一个比较典型的湿热沉伏下焦的痿症病例。前后四诊，始终以茵陈、黄柏、蚕砂、茯苓、茅术等苦泄辛通、清利湿热为主。其中二诊方中加入金铃子、穿山甲、槟榔汁三味，因有少腹肿硬、两便涩滞之症，以搜逐络道，更为得力。三诊方中的龙胆、山栀、青黛，因有腿股皮中甚热之症，以加重清泻肝经邪热。这时病已去七八，于是四诊以二妙丸善后。

叶氏治痿，以肺、胃、肝、肾四经为着眼点。周学海曾在《评点叶案存真类编》中总结地说："凡痿须辨是湿是燥，湿则跗肿，燥则枯索，热则纵弛，寒则拘急。"治疗方法在前人湿热用二妙丸，寒湿用术附汤、麝香丸，气虚用玉屏风散，阴虚用六味地黄丸、虎潜丸、河车大造丸，阳虚用加味八味丸、金刚丸、四斤丸、香茸丸等基础上，叶氏又创造出肺燥用沙参麦冬饮、络热动风用清营汤，更强调"涵养生真，冀下元之阳，八脉之气，收者收，通者通"。

叶氏治疗"下元、八脉"之法，有相当成熟的经验。他多次说"久病宜通任督，通摄兼施"，"温通以佐脉络之流畅"，"议以通纳之法，专事涵养生真"，"愚意通阳摄阴以实奇经"。他反对一味蛮补，推崇金刚丸、四斤丸组方法则，以通补兼施。他常用熟地、苁蓉，枸杞、川石斛、当归、菟丝子、沙苑，狗脊、五味、巴戟、杜仲、补骨脂等草木类补肾药，更喜用鹿茸、鹿角霜、鹿筋、羊肉、羊肾、虎骨、龟

板、牛骨髓、猪脊髓、线鱼胶、河车等血肉有情类补肾药。他在《叶案存真》中说："由劳伤其肾，耗夺肾阴，当以内养为主，非草木之药所能挽回也。"在补益肝肾八脉的同时，他常加用疏通之药，如牛膝、茯苓、萆薢、茴香、韭子、远志、菖蒲、姜汁、蒜汁等。这些药物都有宣通脉络或宣通气机之功，所以叶氏说"冀下元之阳，八脉之气，收者收，通者通"，确是经验之谈。

此外，叶氏还重视瘀血阻络致痿，在《叶案存真》中说："久则气血与邪混乱，草木不能驱逐，古人取虫蚁佐芳香，直攻筋骨，用许学士法。"他推崇许叔微的麝香丸，尝用乌头、地龙、乳香、没药、萆薢，甚则全蝎、麝香等。其后王清任的补阳还五汤（黄芪、当归、川芎、桃仁、红花、赤芍、地龙），张锡纯的振颓丸（人参、於术、当归、马钱子、乳香、没药、蜈蚣、穿山甲）也可作为参考。

俞震在《古今医案按》中曾总结叶氏治痿方法，比较客观，兹录于下作为结语："《临证指南》首列轻清治肺二方，实示肺热成痿之旨，第恐力薄难效，其用二妙、茵陈、萆薢、茯苓皮、蚕砂、海金沙、防己、胆草、寒水石等，直清湿热，较之清燥汤反胜一筹，不涉虚者，允宜仿此。又有治下虚上实，而用犀角地黄汤去芍药，加玄参、连翘、桑叶、钩藤，似乎专理上实，不顾下虚；然去头目如蒙，入夏阳升为甚，议清营热以熄内风，想其人脉必弦数，有热甚生风之象，未可兼顾下虚，或他日再诊而后滋填下焦，亦未可定。至于滋填下焦方，有用虎潜加减者；有用四斛金刚、健步及地黄饮子加减者；有用熟地、苁蓉、巴戟、远志、鹿角霜、桑椹、苍术、小茴香，以金毛脊酒蒸熟，水熬膏为丸者；有用苁、戟、杞、膝、青盐、线胶、茯苓、沙苑、鹿筋胶、羊肉胶、牛骨髓、猪脊髓者；却无参、术补阳明法，亦无承气泻阳明法，惟脾肾双补丸有人参……统观之，不外清湿热、益肝肾。"

（《叶天士诊治大全》）

杜铜峰

不独内伤亦有外感，泻南补北并取阳明

杜铜峰，清代医家

经曰：神伤思虑则肉脱，意伤忧愁则肢废，魂伤悲哀则筋挛，魄伤喜乐则皮槁，志伤盛怒则腰脊难俯仰，所以筋挛不便之证为内因之病，不可倒作风治。然《卷五·痿论》云：有所失亡，所求不得，则肺热叶焦，皮毛枯燥而生痿躄，名曰皮毛痿。悲哀太甚则经络绝，名曰脉痿。思虑无穷，热入于肝，致出白淫，名曰筋痿。感于卑湿，止气伤脾，致肌肉不仁，名曰肉痿。劳倦热渴，阳气内乏，热舍于肾，腰脊不举，甚则骨髓枯减，名曰骨痿。先皮毛筋脉三痿，固为内因，而骨肉二痿又属外感。况《素问·生气通天论》云：因于湿，首如裹，湿热不攘，大筋緛短，小筋弛长，緛短为拘，弛长为痿，观此则痿亦有外感者矣。丹溪以痛为外感风寒实邪，痿为内因湿热本虚。愚谓痹乃正气本和，因外感之风寒冷湿为刚烈之邪，当以有余名之。痿乃正气本虚，致或怫郁懈惰之病，为柔缓之邪，当以不足名之。故或因初感七情及饮食厚味，中焦郁积，淫气不清，湿热乘虚而痿者有之。或因初感湿痹，郁久成热，气血渐虚为痿者有之，难以拘论也。至于治法，如湿胜者则有脾胃虚湿之证，脉微而缓弱，宜渗水燥土。热胜者则有内伤郁热之证，脉虚而浮大，有益气清热。此《内经》治痿独取阳明之法也。如肝肾精血虚而湿多者谓之正虚，宜温补精髓，内虽有

热，乃为虚热，补之自除。若真火热胜者谓之偏虚，脉必沉数，及兼遗精、白浊、阴火等证。宜滋阴降火。热甚者宜服泻火表剂以救肺热，此丹溪治痿泻南补北之法也。有用愈风汤、健步丸以治湿热相半之痿，愚谓止可施于挟风之证，若风邪甚者又为痹矣。

（《叶选医衡》）

梅公燮

论风痹痿三者之别

梅公燮，名鼐，清代医家

风者以病因而为名者也，痹与痿以病形而为名者也，夫风为六淫之长，痹则三气杂合，故有以风、痹同称者，因其病形（按：似为“因”之误）之相似也，痹与痿俱有筋骨皮肉脉五者之分，又俱有气血不行、肌肉不仁、四肢不用等证，故有以痹、痿同称者，因其病形之相似也。至于风与痿则不可概而称，又不可概而治。此丹溪所以斥《局方》之非，正千古之误。而徐彦纯特分风与痿为二门，有功于来学不小。虽然，宁独风与痹不可混，即风、痹与痿皆不可混。如风证之四肢不用，分左瘫为血虚有痰，右痪为气虚有痰。痹证之四肢不用，乃湿从土化，重着不移。伤于风则阳受之，感于风寒湿则阴受之，是风与痹之不可混而称，亦不可混而治也。痹者三气杂至，为外来有余之邪，法当疏风散寒利湿为主，则气行血顺而愈。痿则积虚内热而后病及于脏，为内生不足之证，法当独取阳明，或兼泻南补北则气升血旺而愈，是痹与痿之不可混而称，亦不可混而治也。然则三者既不可混，将安别之，亦在夫脉与证相参而已。如因中风卒倒之后，以至半身不遂，或手足不随，兼有痰不语、口眼歪斜等证，虽有气虚血虚之分，然留而不去，其病则实，此风证也，其脉必浮而滑。如因汗出当风，坐卧卑湿，涉水冲寒，以至骨节疼痛，皮肤不仁，肢体重着，四肢缓纵引急等证，虽与风证同凉外邪，然引痛重着，自有三者之状，此痹证也，其脉必紧而涩。如因七情劳役，酒色无节，既非冲寒受湿之邪，又无卒倒暴厥之证，日渐痿疲而至精枯髓减，筋骨痿弱，缓纵不收，此痿证也，其脉必虚而数。明乎此则三证之不可混，洞若观火，又安得有混治之误哉。

（《叶选医衡》）

董西园

痿由阴竭，必资培养于先天
治赖求原，尤藉化生于胃土

董西园，字魏如，清代医家

五痿由肺热叶焦。是金为火克而水失化源，金伤则木盛伤中，故扶土救金而阳明专主。脾统四肢，脾受制则肢节废弛。化本一元，水绝源则淫流痿躄。阳明为脏腑之长，与冲任合会阴阳。督带约关节之机，藉阳明利机束骨。痿由阴竭，必资培养于先天；治赖求原，尤藉化生于胃土。先贤遗法，后学宜求。泻南方，则肺金清而东方不实，土困解而生化有源。补北方，则心火降而西方不虚，肺贵消而治节不爽。但制胜虽资肾水，生津独取阳明。痿虽不一，症始伤金。桔梗杏仁清金保肺，苍术黄柏化土清离。黑地（黄汤）四君（子汤）可资化源，四物六黄（汤）拟防凌侮。养心生脉，必藉酸枣（仁汤）养营（汤）；健骨强筋，乃进虎潜（丸）续断（丸）。如由湿痰壅盛，竹沥苓术二陈（汤）；果因湿火流经，二妙（散）薏（仁、术）瓜防己。火未清而阴未复，补阴一阴（煎）常调；脾困解而胃气清，补元八珍（汤）可进。当归六黄（汤），宜泻南助胃之施；滋肾六味（丸），为补北化阴之用。枣姜甘草，宣胃生津；益胃左归（饮），生金壮水。五痿之略，大法惟兹。

痿者，肢节痿废不用也。症始内火伤金，盖火动必克金，金伤

则水绝化源，曰形枯槁，以致津液不能营养而为痿躄也。若金伤火盛，胃杀谷而食强者，脾虽散津于肺，不能流布五经，则湿热积而淫注于经隧关节之间，则亦为痿躄而不用。顾五痿虽同一内火伤金，而治疗有不同也。丹溪明泻南补北之法，此即疗湿热痿躄之候。若亡津枯之躄，又当滋阴以制阳，助胃以生津，俾阴津生而骨属自利，所以有云治痿取阳明也。篇中详叙五痿诸方，惟湿热之痿，主苦燥，其余诸痿皆滋培之剂。果胃阳困而不能生津，亦有温中助胃之法。若肺热成痈，咳吐脓血，痈后复痿者，又当酌其热之浅深，从培土生金之治者也。

黑地黄丸　治阳盛阴衰，脾胃不足，房室虚损，形瘦无力，面色青黄，肠红久痔。

苍术油浸　熟地黄各一斤　五味子八两　干姜秋冬一两，夏五钱，春七钱

研为细末，枣肉和丸如梧桐子大。每服一百丸，食前米饮或温酒送下。此方为补气益胃之剂，治血虚久痔甚妙。

按：原书未载是方，查《中国医学大辞典》载有《保命集》之黑地黄丸方，附录于上，以资参考。

酸枣仁汤　治心肾水火不交，精神虚耗，痰饮内蓄，怔忡恍惚，夜卧不安。

枣仁　远志　黄芪　莲肉　罗（新罗）参　当归　茯苓　茯神　陈皮　粉草

人参养营汤　治气血不足，变生诸症，用此则诸病自退。

人参　白术　茯苓　甘草　黄芪　熟地　当归　白芍　肉桂　五味　陈皮　远志

加姜、枣煎服。

续断丸　治风寒湿三气为病，筋挛骨痛。

续断　萆薢　牛膝　木瓜　杜仲各二两

为末蜜丸，每服三钱，食远温酒送下。

八珍汤 即四君子汤合四物汤。

当归六黄汤 治阴虚燥热，骨蒸盗汗。

当归 黄芪 熟地 生地 黄连 黄芩 黄柏

水煎服。

左归饮 治真水不足，阴衰阳胜，宜以此壮水为主。

熟地重用 山药 萸肉 枸杞 茯苓 甘草

（《医级》）

王清任

起痿伏效方，补阳还五汤

王清任（1768~1831），字勋臣，清代医家

《瘫痿论》或曰：元气归并左右，病半身不遂，有归并上下之症乎？余曰：元气亏五成，下剩五成，周流一身，必见气亏诸态。若忽然归并于上半身，不能行于下，则病两腿瘫痿。奈古人论痿证之源，因足阳明胃经湿热，上蒸于肺，肺热叶焦，皮毛憔悴，发为痿证，概用清凉攻下之方。余论以清凉攻下之药，治湿热腿疼痹证则可，治痿证则不相宜，岂知痹证疼痛日久，能令腿瘫，瘫后仍然腿疼；痿证是忽然两腿不动，始终无疼痛之苦。倘标本不清，虚实混淆，岂不遗祸后人。

补阳还五汤 此方治半身不遂，口眼歪斜，语言謇涩，口角流涎，大便干燥，小便频数，遗尿不禁。

黄芪生，四两 归尾二钱 赤芍一钱半 地龙去土，一钱 川芎一钱 桃仁一钱 红花一钱

水煎服。

初得半身不遂，依本方加防风一钱，服四五剂后去之。如患者先有入耳之言，畏俱黄芪，只得迁就人情，用一二两，以后渐加至四两，至微效时，日服两剂，岂不是八两，两剂服五六日，每日仍服一剂。如已病三两个月，前医遵古方用寒凉药过多，加附子四五钱。如

用散风药过多，加党参四五钱，若未服，则不必加。此法虽良善之方，然病久气太亏，肩膀脱落二三指缝，胳膊曲而搬不直，脚孤拐骨向外倒，哑不能言一字，皆不能愈之症，虽不能愈，常服可保病不加重。若服此方愈后，药不可断，或隔三五日吃一付，或七八日吃一付，不吃恐将来得气厥之症。方内黄芪，不论何处所产，药力总是一样，皆可用。

（《医林改错》）

林珮琴

痿证治裁

林珮琴（1771~1839），字云和，号羲桐，清代医家

痿证，肢弱而无力，筋弛而不收，为热伤血脉之证。经曰：五脏因肺热叶焦，发为痿躄。夫五脏皆有痿，如肺热为皮毛痿，宜犀角桔梗汤；心热为脉痿，宜铁粉丸；肝热为筋痿，宜紫葳汤；脾热为肉痿，宜二陈汤加参、芪；肾热为骨痿，宜金刚丸。而经论痿躄必原肺热者，以肺为脏之长，体燥居上，主气而畏火，若金受火烁，则气伤而不能管摄一身，乃发为痿躄矣。其治痿独取阳明，何也？经曰：阳明者，脏腑之海，主润宗筋，宗筋主束筋骨而利机关也。阳明虚则宗筋纵，带脉不引，故足痿不用。此治痿必使胃纳水谷，化精微，五脏得所禀，以行血气，濡筋骨，利关节也。河间论痿，主血衰不能荣养百骸。子和谓痿必火乘金，病多作于五六七月（午为少阴君火之位未者湿土，庚金伏火之地，申者少阳相火之分），故病痿者，脉浮大。戴人主肾水衰，则骨髓枯竭，直言痿病无寒。丹溪云：泻南方则肺金清，而东方有制，土不受戕。补北方则心火降，而西方有养，金不苦燥。凡痿证不可作风治而用风药。东垣治痿，以黄柏为君，黄芪为佐。士材论胃虚食减成痿，宜藿香养胃汤；治脾虚下陷足痿，用补中益气汤。石顽主阳明湿热。各具确见，今参而酌之。通治湿热成痿，脉洪滑者，主清燥，二妙丸，加味二妙丸，随症加减；湿热伤肺

成痿者，主清土，如沙参、麦冬，玉竹、杏仁、石斛、百合、花粉、通草、山栀；湿热壅胃成痿者，主通腑，大豆黄卷、茵陈、滑石、石膏、萆薢、茯苓、枳实、槟榔；湿热着筋骨成痿者，主理隧，金毛狗脊、地骨皮、知母、防己、牛膝、龟甲、五加皮、或三妙丸；阳明脉虚，宗筋不约者，主润肺，人参、茯苓、杞子、当归、桑椹、肉苁蓉、桑寄生、芝麻、山药；肝胃阴虚，风动肢痿者，主通摄，熟地、牛膝、远志、杞子、石斛、钩藤；肝肾阴虚，足热枯痿者，填精髓，牛骨髓、猪脊髓、鹿角胶、羊肉胶、熟地、杞子、牛膝、青盐，或滋阴大补丸；肾督阳虚，脊软腿酸者，壮筋骨，鹿角胶丸，四斤丸；太阳督脉虚，形俯痿废者，理腰脊，香茸丸；衰年足软肌麻，跷维不用者，以温行流畅奇络，橘络、木瓜、杞子、杜仲、狗脊、肉苁蓉、牛膝、当归须、鹿胶；病后阴伤骨痿，六味丸去丹、泽，加虎胫骨、龟甲、牛膝、当归；久病筋骨痿，不起于床，金刚丸、牛膝丸、煨肾丸、五兽三匮丹；阴虚挟湿热，脉滞而数为痿厥，虎潜丸加减；不应，少加川附子。长夏暑湿成痿，清暑益气汤加减；肾伤暑暍痿厥，清燥汤加减；膏粱湿热伤精，胫膝痿弱，神龟滋阴丸，大补地黄丸。血衰筋缓不收，补血荣筋丸。气虚举动无力，四君子汤加肉桂、黄芪。半身偏痿，须分左右，审气血阴阳，十全大补汤加减。屈伸不利，行步艰难，安肾丸。肢软脉滑，腰膝麻木或肿，属湿痰，二术二陈汤加姜汁、竹沥。食滞，脾气不得运于四肢成痿，脉必气口弦滑而恶食，木香槟榔丸加山楂、神曲、木瓜、防己。瘀血留于腰胯成痿，脉必沉涩而兼痛，四物汤加桃仁、莪术、穿山甲。心热亢，兼实积者为脉痿，大承气汤。瘦人病痿脉涩或大，多血虚有火，二妙四物汤。肥人病痿，脉滑或沉，多气虚有痰，二妙六君汤。

子和云：四末之疾，动而或劲为风，不仁或痛为痹，弱而不用为痿，逆而寒热为厥。风必兼热，痹必风寒湿合邪，痿必火乘金，厥则或寒或热，皆从下起。奈何不察其源，概谓风淫末疾，以风药例治耶？

犀角桔梗汤

黄芪　石斛　天冬　麦冬　百合　山药　犀角　通草　桔梗　黄芩　杏仁　秦艽

铁粉丸

铁粉　银箔　黄连　苦参　石蜜　龙胆　龙齿　牛黄　秦艽　丹皮　白鲜皮　地骨皮　雷丸　犀角

紫葳汤

紫葳　天冬　百合　杜仲　黄芩　黄连　萆薢　牛膝　防风　菟丝子　白蒺藜

金刚丸

萆薢　杜仲　苁蓉　菟丝饼　猪腰子酒煮

为丸。

滋阴大补丸

熟地　山药　萸肉　茯苓　牛膝　杜仲　五味　巴戟　小茴香　肉苁蓉　远志　石菖蒲　杞子　红枣

蜜丸。

香茸丸

鹿茸三两　生当归二两　麝香一钱　生川乌五钱　雄羊肾三对

酒煮捣烂为丸。

煨肾丸

牛膝　萆薢　杜仲　防风　苁蓉　桂心　故纸　胡芦巴　菟丝饼　猪腰子酒煮

蜜丸。

大补地黄丸

生地　熟地　山药　山萸　杞子　白芍　当归　玄参　知母　黄

蘖　苁蓉

蜜丸。

补血荣筋丸

苁蓉酒制　菟丝子酒制，焙　天麻煨，各二两　牛膝酒煮，四两　鹿茸酥炙，一对　熟地六两　木瓜姜汁，炒　五味子焙，各一两

为末，蜜丸，温酒下。

二术二陈汤

苍术　白术　半夏　陈皮　甘草

木香槟榔丸

木香　槟榔　白术　枳壳　陈皮　香附　神曲

糊丸。

二妙四物汤　即二妙合四物。

二妙六君汤　即二妙合六君。

（《类证治裁》）

邹滋九

痿证说约

邹滋九，清代医家

经云：肺热叶焦，则生痿躄，又云：治痿独取阳阴；以及脉痿、筋痿、肉痿、骨痿之论。《内经》于痿证一门，可谓详审请密矣。奈后贤不解病情，以诸痿一证，或附录于虚劳，或散见于风湿，大失经旨。赖丹溪先生特表而出之，惜乎其言之未备也。夫痿证之旨，不外乎肝、肾、肺、胃四经之病。盖肝主筋，肝伤则四肢不为人用，而筋骨拘挛。肾藏精，精血相生，精虚则不能灌溉诸末，血虚则不能营养筋骨。肺主气，为高清之脏，肺虚则高源化绝，化绝则水涸，水涸则不能濡润筋骨。阳明为宗筋之长，阴阳虚则宗筋纵，宗筋纵则不能束筋骨以利机关，此不能步履，痿弱、筋缩之症作矣。故先生治痿，无一定之法，用方无独执之见。如冲任虚寒而成痿者，通阳摄阴，兼实奇脉为主。肾阳、奇脉兼虚者，通纳八脉，收拾散越之阴阳为主。如下焦阳虚，及肝肾虚而成痿者，用河间饮子（按：指地黄饮子）、虎潜（丸）诸法，填纳下焦，和肝熄风为主。肝肾虚而兼湿热，及湿热蒸灼筋骨而成痿者，益下佐以温通脉络，兼清热利湿为主。胃虚窒塞，筋骨不利而成痿者，用流通胃气，及通利小肠火腑为主。胃阳肾督皆虚者，两固中下为主。阳明虚，营络热，及内风动而成痿者，以清营热、熄内风为主。肺热叶焦而成痿者，用甘寒清上热为主。邪风入络而成痿者，以填补精髓为主。先生立法精详，真可垂之不朽矣。

（《临证指南·痿门按语》）

何书田

痿证总诀

何书田（1774~1837），清代吴下名医

邪中于络为痿，又络热则痿（说见痹证），不外乎肝、肾肺、胃四经之病。肝伤则四肢不为人用，而筋骨拘挛；肾藏精，精血相生，精虚则不能灌溉诸末，血虚则不能荣养筋骨；肺主气，为清高之脏，肺虚则高源化绝，化绝则水涸，水涸则不能精濡润筋骨；阳明为宗筋之长，阳明虚则宗筋纵，而不能束筋骨以利机关。经云：湿热不攘，大筋緛短，小筋弛长，緛短为拘，弛长为痿。

总　诀

四肢软弱痿证成，不痒不痛难趋行，五痿筋（肝）、骨（肾）、脉（心）、肉（脾）、气（肺），治法独取阳明者，阳明本是宗筋长，主润宗筋合相养，虚则宗筋纵不收，束骨利机职不掌；总由肝、肾、肺、胃伤，四末无用肝脾殃，肺热何由得濡润，高源化绝水涸彰，清心补肾二四利，栀、芩化热桔引肺，仲、膝、萎、冬、花、味、瓜，木通通窍升（麻）提气，治痿之法专补阴，壮骨补虚药须备。

治　　法

肺热叶焦。形瘦脉数。用玉竹、沙参、地骨、麦冬、百合、桑叶、杏仁；面癝跗软，宜连翘、花粉、山栀、桑叶、通草、赤小豆、甘草。

湿热蒸烁筋骨。茅术、茵陈、黄柏、茯苓、寒水石、防己、萆薢、龙胆草、杏仁、滑石、木通。

气寒筋骨不利，胃气窒塞。加味温胆汤：陈皮、半夏、茯苓、甘草、枳实、竹茹。加人参、熟地、枣仁、远志，即十味温胆汤。更衣丸：朱砂、芦荟。

邪气入络，口鼻㖞斜而起。羚角、犀角、生地、玄参、黄柏、萆薢、川斛。

阳明虚，营络热，内风动。清营热，熄内风。犀角、生地、玄参、明天麻、桑叶、连翘、丹皮、钩藤。

胃阳、督、任脉皆虚，当两顾中下。鹿角胶、苁蓉、归身、杞子、骨脂、巴戟肉、怀牛膝、柏子仁、茯苓、川斛。

肝肾虚，熄风纳下。河间地黄饮子：地黄、巴戟、苁蓉、萸肉、官桂、附子、石斛、茯苓、麦冬、远志、五味、菖蒲。虎潜丸：熟地、知母、黄柏、陈皮、牛膝、芍药、虎胫骨、当归、羊肉、锁阳、龟板。加龙骨名龙虎济阴丹。

冲任虚寒。薛氏加减八味丸。

脾肾阳虚。晕忡、肌木腹鸣、瘕泄。脾肾双补丸（缪仲醇方）：人参、山萸、五味、山药、莲心、菟丝、补骨脂、巴戟、车前、草果、橘皮、砂仁。

督阳奇脉兼虚。鹿角、苁蓉、菟丝、杜仲、归身、五味、远志、茯苓、覆盆子、大茴香、韭子。

督阳虚。如历节汗出，筋痛腰软，冬月为甚。鹿茸、归身、麝香、川乌、生羊肾，酒煮，为丸。

骨痿。精血内夺，奇脉少气，当填补精髓。鹿角胶、羊胶、线鱼胶、猪脊、青盐、苁蓉、巴戟、枸杞、牛膝、杜仲、茯苓、沙苑、熟地、虎骨、龟板、川柏、当归。

治痿，经云：独取阳明。无非流通胃气，以胃脉主乎束筋骨，利机关也。齐颈轰然热蒸，痰涎涌出，味酸。此督脉不用约束，肾虚摄纳无权，阴火上炎，内风齐煽，宜通八脉，以收拾散失之阴阳。

时希按：痹者，风寒湿三气杂至，为外来有余之邪，治当疏风散寒。痿则本于肺热，精血内虚，而后病及五脏，为内伤不足之症，法当独取阳明，兼泻南补北。

（《杂证总诀》）

费伯雄

法取醇正遵经旨，起痿应识著效方

费伯雄（1800~1879），字晋卿，江苏武进人，清代医家

经曰：诸痿起于肺。说者谓肺气空虚，金不伐木，肝火郁结，大筋短缩，小筋弛长，故成痿证。此特可为筋痿言之耳。至于脉痿、肉痿、骨痿，岂得谓之金不伐火、金不伐土、金不伐水乎？是必不然矣。解经者不必过事高深，但求谛当。经又曰：治痿起于肺，治痿重阳明之故。盖胃为水谷之府，一身之精神气血，从此而生。其糟粕则下归小肠，其精华则上输于肺，肺受精气，然后泽沛诸脏。兹以所求不得，躁急热中，肺受熏蒸，叶焦成痿，不能散精于他脏，故痿起于肺也。其独取阳明者，因胃为五脏六腑之海，所以滋养一身。又主润宗筋，宗筋主束骨而利关节也。从此悟彻，则五脏之痿，可以次第区别矣。

经曰：肺热叶焦则皮毛虚弱急薄，着则生痿躄也。其下又曰：所求不得，则发肺鸣，鸣则肺热叶焦，则此症全因肺阴耗散，肺气空虚所致。盖肺为至气之脏，肺伤则元气薄弱而不能下行，故足膝无力而不能任地，是肺痿即气痿也，玉华煎主之。

玉华煎

玉竹四钱　五味一钱　麦冬三钱　沙参、党参各四钱　茯苓二钱　白术一钱　山药三钱　川断、牛膝各二钱　元米一撮

煎汤代水。

经曰：心气热则下脉厥而上，上则下脉虚，虚则生脉痿，枢折挈，胫纵而不任地也。百脉皆朝于心，心阳上亢，则在下之脉，亦厥逆而上，上愈实则下愈虚，故为脉痿。关节之处，如枢纽之折而不可提挈，足胫纵缓，则脉不通而懈弛也，调荣通脉汤主之。

调荣通脉汤

天冬二钱　生地五钱　丹参　柏仁各二钱　党参四钱　茯神二钱　白术一钱　黄连酒炒，四分　当归　川断　牛膝各二钱　红枣十枚　桑枝一尺

经曰：肝气热则胆泄口苦，筋膜干，筋膜干则筋急而挛，发为筋痿。肝胆相连，肝热则胆亦热，胆汁内沸，故发为口苦。血为火劫，不能养筋，筋急而挛，故为筋痿也，水木华滋汤主之。

水木华滋汤

生地五钱　当归二钱　白芍一钱五分　丹皮二钱　山栀　羚羊角各一钱五分　木瓜酒炒，一钱　党参四钱　茯苓二钱　白术一钱　川断　牛膝各二钱　人乳一杯　桑枝一尺

经曰：脾气热则胃干而渴，肌肉不仁，发为肉痿。脾与胃皆属土而分燥湿。湿土既热则燥土更烈，故胃干而渴。热郁于内，则脾阴耗损，故肉不仁而为痿也，坤顺汤主之。

坤顺汤

党参四钱　茯苓二钱　白术一钱　甘草四分　山药　花粉　石斛　料豆各三钱　川断　牛漆各二钱　红枣五枚　莲子去心，十粒

经曰：肾气热则腰脊不举，骨枯而髓减，发为骨痿。又曰：有所远行劳倦，逢大热而渴，渴则阳气内伐，内伐则热舍于肾，水不胜火，则骨枯而髓虚，故足不任身，发为骨痿。腰者肾之府，脊者肾之所贯，肾伤故腰脊不举。远行劳倦则伤骨，逢大热而渴者，或外感之热，或内蕴之热，皆消阴耗髓，故骨枯而痿也，滋阴补髓汤

主之。

滋阴补髓汤

生地五钱　龟板八钱　黄柏盐水炒　知母盐水炒，各一钱　虎胫骨炙，一钱五分　枸杞三钱　当归二钱　党参四钱　茯苓二钱　白术一钱　金毛狗脊一钱五分　川断　牛膝各二钱　猪脊髓一条

同煎。

（《医醇賸义》）

郑钦安

大辛大甘，守中复阳

郑钦安（1824~1911），清末著名伤寒学家

痿躄一证,《内经》云：肺热叶焦，五脏因而受之，发为痿躄。又云：治痿独取阳明，阳明为五脏六腑之海，主润宗筋，束骨，利关节者也。阳明虚，则宗筋弛。李东垣、朱丹溪遵《内经》肺热一语，专主润燥泻火，似为有理，但《内经》称治痿独取阳明，乃不易之定法，此中必有定见，当是肺热叶焦之由，起于阳明也。阳明为五脏六腑之海，生精生血，化气行水之源也。《内经》谓阳明虚，则宗筋弛，明是中宫转输精气机关失职。精气不输于肺（皮）则肺痿生；精气不输于脉，则心痿生；精气不输于肉，则脾痿生；精气不输于筋，则肝痿生；精气不输于骨，则肾痿生。以此分处，则治痿独取阳一语，方成定案，即不能专以润燥泻火为准。要知人身三百六十骨节，无论何节，精气一节不到，则一节即成枯枝，以此推求，方得痿证之由，肺热叶焦之实，即此可悟治痿独取阳明语，实握要之法。余思各经为邪火所侵，并未见即成痿证，即有邪火太甚，亦未见即成痿证，果系火邪为殃，数剂清凉，火灭而正气即复，何得一年半载而不愈？东垣、丹溪见不及此，故专主润燥泻火，是皆未中三昧。法宜大辛大甘以守中复阳，中宫阳复，转输如常，则痿证可立瘳矣。如大剂甘草干姜汤、参附汤、芪附汤、附汤之类，皆可酌选。

（《医法圆通》）

王九峰

肺热痿与阳明痿方药

王九峰（1753~1815），名之政，清代医家

肺热痿

久嗽不止，脉弱形癯，两足环跳穴抚之则疼，不能步履。肺热叶焦，则生痿躄。肺为华盖，司气化而主皮毛，譬如天之雨露不施，则万物不生；树之剥肤亡液，则枝叶必槁也。若惟知壮筋骨而治腰膝，失经旨矣。下病治上，宜养肺金。

黄芪　北沙参　玉竹　茯苓　麦冬　扁豆　甜杏仁　毛燕根

阳明痿

胃为水谷之海，脾为生化之源，脾肺散精，上归于肺，肺失降令，脾失展输，水谷之湿邪聚而为痰，痰饮停蓄于中，以致中脘不舒，食少作胀，痰气上升，肺之治节无权，于是二便不畅，两足软弱难行。痿躄大症，以经旨：治痿独取阳明，盖阳明乃润宗筋，束骨而利关节也。当先理脾胃，佐清痰气。

半夏　茯苓　苡仁　牛膝　当归　杏仁　冬术　陈皮　冬瓜子　厚朴

四剂后，咳减胀消，二便亦畅。原方去冬瓜子、冬术，加独活、川断。

二案俱为不能步履之痿证，而其治法则不同。前症要点在于久咳不止，脉弱形瘰，而生痿躄，可知其肺热，故用清肺润肺之药；后症要在中脘不舒，食入作胀，可知因肺之治节无权，而脾胃失其运行之机，故用药在于通化。

（《王九峰医案》）

张千里

痿证举隅

张千里，清代医家

痿躄

阳虚积湿，体肥多痰，湿热内酿，则大筋緛短，小筋弛长，而痿躄矣。其所由来非伊朝夕，酒客便燥，即是见端，即须通养阳明，腑络并调，脉濡右滑，慎勿杂投热补表散之剂。

木防己　桂枝　苡米　制半夏　生石膏　橘皮　归须　川牛膝　西洋参　茯苓　竹沥　姜汁　丝瓜络

软脚痿

素体阳虚湿胜，湿酿成痰，易汗畏风，又有肠痔，可见阳虚者，阴亦不足，使之下趋。得温之运，得补之壅，则湿反随气蒸腾而上。脉症参看，不但虑其成痿，且虑其成肿，急宜疏通阳明腑络。

於术　米仁　木防己　煨石膏　猪苓　桂枝　大腹绒　丝瓜络　泽泻　陈皮　茯苓皮

两足痿

先觉左足中指斜外侧之筋酸痛，驯致两足皆痿，蹒曳不良于行者，已两年余。脉沉迟便难，舌微白，此湿热郁于肺胃而成痿躄也。肺病则治节不行，故痰多而不耐右卧；胃病则大筋緛短，小筋弛长。

日久病深，难望痊愈，若得扶杖徐行，庶可逍遥晚岁矣。

西洋参　米仁　木防己　煨石膏　驴皮胶　归须　豨莶草　川黄柏　川牛膝　木瓜　知母

（《张千里医案》）

蒋宝素

泻南补北，痿躄大法

蒋宝素（1795~1873），号问斋，江苏丹徒人，清代名医

经以肺热叶焦，则生痿躄。《吕览》云：台高则多阳，多则痿。又云：户枢不蠹，流水不腐，动也。形气亦然，形不动则精不流，精不流则气郁，郁处足则为痿。《淮南子》云木气多伛，用此观之，痿躄乃水亏火盛，木郁脾伤所致，泻南补北主之。

川黄连　川黄柏　黄芩　连翘　大生地　怀山药　山萸肉　福泽泻　赤茯苓

又诊，连进泻南补北之剂，两足自可徐行，饮食亦增，形神亦振，软数之脉亦缓，都是佳征。盖泻南方火则肺金清而东方不实，何脾伤之有？补北方水，则心火降而西方不虚，何肺热之有？药获效机，原方增损。

大生地　怀山药　云茯苓　福泽泻　怀牛膝　制豨莶　川黄柏　制苍术　黄芩　川黄连

忧劳伤肺，损及三阴，足胫无力，步履攲斜，脉来软数而空，经以肺热叶焦，则生痿躄。足之三阴，从足走腹，一阴主筋，二阴主骨，三阴主肌肉。肺为相傅之官，治节出焉。三阴亏则筋骨肌肉不能自收持，肺热则失其治节，竟成骨痿。泻南补北，前哲良模，独取阳明，《内经》奥旨，医话伸躄饮加减主之。

大生地　白知母　怀牛膝　川黄柏　冬白术　鲜石斛　宣木瓜　桑寄生　虎胫骨　川黄连　黄芩　龟板

脉来弦数，按之无力，三阴本亏，湿郁不化，肾气不衡，肝不荣，脾不化血，足胫酸软无力，左腿形如鹤膝，行步不正，坐卧不安，饮食少进，病延七年之久，下痿已着，虑难有效。

大生地　粉丹皮　建泽泻　怀山药　山萸肉　云茯苓　川黄柏　制苍术

又诊，六味、二妙，化阴中之湿热，胃气渐开，酸软较减，扶持自可徐行，心中不时嘈杂，似觉空悬无倚，食物下咽即定，小便频数，病历有年，亏损已极，煎剂不宜多服，原方加减为丸，缓缓图痊可也。

大熟地　怀山药　山萸肉　粉丹皮　福泽泻　云茯苓　川黄柏　白知母　龟板胶　虎骨胶

水迭丸，早晚各服三钱，滚盐汤下。

形瘦脉细，先天薄弱，湿热不攘，大筋緛短，小筋弛长，右腿形如鹤膝，左足不能履地，二气不相流贯，筋骨机关无以收持，痿躄已着，殊难奏效，勉拟医话起废丸挽之。

大生地　云获苓　建泽泻　怀山药　制苍术　川黄柏　制豨莶　当归身　大白芍　怀牛膝　五加皮

水迭丸，早晚各服三钱，淡盐汤下。

（《问斋医案》）

谢星焕

肺热叶焦，火灼金伤

谢星焕（1791~1857），字斗文，号映庐，清代医家

肺热叶焦致痿

黄宇基 年二十，客汉阳，当秋寒热咳嗽，足跗浮肿，延疡科医治，误用敷药，足大指溃烂沥沥。又误用燥血药，煎熬津液，勉强收功，渐至足不能移，肌肤盖削，已成瘫痪，历医不瘳，皆以不痛为不治。次年六月，买舟归里，求治于余，两人抬出诊视。余视其形羸发脱，脉象细数，腿股大肉已尽，脚垂纵缓废弛。因思经云：大筋緛短，小筋弛长为痿，又曰阳明虚，则宗筋失润，不能束骨而利机关，法当专取阳明。且起自秋间，寒热咳嗽，肺失清肃，误进燥药，津液枯焦，此燥气焚金，当以肺热叶焦则生痿躄论治。盖痿者枯萎之象，非滋血液，何以得生。惟胃为生血之源，又为金之母，故曰治痿独取阳明也。况寒暑交迁，又值燥金用事，宜清金润燥，佐以甘淡益胃之药，于是以二地、二冬、石斛、薏苡、梨汁、蔗汁之属，日进大剂，按治十日，饮食稍加；改进虎潜丸，加黄芪、白术、薏苡、桑枝、茅根，补助阳明。自秋至腊，按日不歇，仅得肌肉稍充，筋骨稍束，尚未能开步。次年继进前药有日，至夏乃愈，计治一载，始获全功。

火烁金伤成痿

何国开乃媳 得足痛病，医谓为血虚生风，凡疏风养血之药，自春至夏，任服无间。迨至七月，燥金用事，足不能移，形体羸瘦，又加痰饮，呕逆不已。此火烁金伤，兼之阳明失节，以致机关不利，与丹溪大补阴丸，及虎潜合法，重加石斛、桑汁，三十剂痊愈。

（《得心集》）

徐玉台

痿证举要

徐玉台，清代医家

前营千总龚振邦 多欲阴亏，夏月病起膝痿弱。余谓当作暑痿治，清暑益气汤加活血之品。授方不服，转服伤科之药，一旦昏厥，心痛欲死，仍延余诊。脉来虚散，生脉散加和中之品，服一剂，果觉少安。渠家信之不笃，遍请他医，通同酌治，改用参、地、归、附，服之转增胀满。又请一医以和中降气为治，胀满虽稍除，而无气益弱。病者益难支撑。改用参、术，一剂而从前心痛欲死之症复作，不得已遂听命于余焉。余谓此属少阴肾水亏乏，转服伤科之药，则气亦虚矣；参、桂、术、附，适以耗阴；橘、半、枳、砂，适以耗气，俱未中病，故愈治愈剧。壮水为主，以制阳光，乃正治也。用六味合生脉等，坚服五十剂而愈。

南汇营兵朱士官 湿热成痿。求治于他县时医，以峻补刚剂，嘱其频服。半月后，厥阳上逆，头眩耳鸣，胸中扰攘不安；格寒于下，两脚如故，自分已无生理。友人顾鸣鹤，与朱邻近，延余决死生。余按脉象狂大，谓此症因温补误投，非绝症也。遂用芩、连、知、柏、猪胆汁等大寒之品，一剂即减，投二十余剂而痊愈。

郡城徐华封女 病痿，两足不能相去以寸，脊间皮宽肉软，有如斗大，医用杂补气血之剂不效。予谓饭食如故，病属下焦，芪、术守中，不能达下；四物诚为女科要药，若欲填实精髓，则又不胜矣。考《内经》筋痿、骨痿，皆属奇经络病，乃用生鹿角、龟板、海参、鱼胶、羊肉等血肉之味，配入熟地、枸杞、牛膝、归、芎，坚服三十余剂而痊愈。

三黄石膏汤 治伤寒六脉洪数，面赤鼻干，舌燥口渴，烦躁不眠，谵语，鼻衄，发黄，发疹，发斑等证。

石膏一两五钱 黄芩 黄连 黄柏三味酒洗 麻黄各七钱 淡豆豉二合 栀子三十个

每服一两，加葱白三根，澄清地浆水煎，热服，气实者倍服（一方有生姜三片、细茶一撮）。

大补阴丸 降阴火，益肾水。治阴亏火旺，肺痿咳血，呃逆，烦热易饥，骨煎盗汗，足膝疼热虚劳证。

黄柏盐酒拌，新瓦上炒褐色 知母去皮，酒拌湿炒，一作盐水炒，各四两 熟地黄怀庆肥大沉水者，酒洗焙干，一作酒蒸 败龟板酥炙黄，各六两

研为细末，猪脊髓加炼蜜为丸如梧桐子大，日干。每服五十丸（一作三钱），空腹时姜盐汤，或淡盐汤送下。

（《医学举要》）

许珊林

血肉有情益脾肾，天根月窟是良方

许珊林，清代医家

牛羊司巷陈铭甫世兄 年十三，身长如二十余，十二岁而阳已发动，是以骨力不坚，试观草木易于荣长者，而枝干必娇嫩，其理一也。丁亥春，患咳嗽痰多，食少体倦，两足痿弱，不能起立，目合则遗精，甚至日间心有所思，夜则梦寐不安，乃延余治。诊脉左关弦数，右关虚大，两寸两尺俱虚软无力。余曰：证属木强土虚，肾气不坚，心火刑克肺金。治当先保肺胃之阴，取土金相生之义。且胃为后天之本，土能生万物，经云纳谷者昌，待胃气渐旺，然后可用血肉有情，同类相感，补精益血，病自渐愈。于是先用桑叶、沙参、钗斛、炒麦冬、枇杷叶、白蒺藜、仙半夏、橘红、竹茹、谷芽、茯苓、茯神、紫菀、百合、毛燕屑、女贞子、莲子、淮山、芡实等清淡之品出入为方，服二三十剂，而痰渐少，胃渐开，乃用舒养筋脉、滋血和肝之药，如归、芍、金樱子、钗斛、山药、山萸、续断、杜仲、麦冬、西洋参、五味子、阿胶、沙苑蒺藜、参、贝、陈皮、人乳、蒸茯神、龙骨、牡蛎、芡实、丹参等，又三十余剂，遗精梦寐不安等皆愈，但足仍无力。后用血肉有情之品，收合成膏（如吴鞠通天根月窟膏法），每服五六钱，一日早晚两次。至戊子春，步履如常，强壮逾于平昔，可见补益之药，必久服乃效。

天根月窟膏方 酸甘咸微辛法。阴阳两补通守兼施之法也。

鹿茸一斤 乌骨鸡一对 鲍鱼二斤 鹿角胶一斤 鸡子黄十六枚 海参 龟板各二斤 羊腰子十六枚 桑螵蛸 乌贼骨各一斤 茯苓 牡蛎各二斤 洋参三斤 菟丝子一斤 龙骨二斤 莲子三斤 桂圆肉一斤 熟地四斤 沙苑蒺藜 白芍 芡实各二斤 归身 小茴香各一斤 补骨脂 枸杞子 肉苁蓉各二斤 萸肉 紫石英 生杜仲 牛膝 萆薢各一斤 白蜜二斤

上三十二味，熬如专翕膏法：用铜锅四口，以有情归有情者二，无情归无情者二，文火次第煎炼取汁，另入一净锅内，细炼九昼夜成膏，后下胶蜜，以方中有粉无汁之茯苓、莲子、芡实、牡蛎、龙骨、鹿茸、白芍、乌贼骨八味为极细末，和前膏为丸梧子大。每服三钱，日三服。此方治下焦阴阳两伤八脉告损，急不能复，胃气尚健，无湿热症者。男子遗精滑泄，精寒无子，腰膝腹痛之属肾虚者。老年体瘦，痱中，头晕耳鸣，左肢麻痹，缓纵不收，属下焦阴阳两虚者。妇人产后下亏，淋带癥瘕，胞宫虚寒无子，数数殒胎。或少年生育过多，年老腰膝尻胯酸痛者。

（《清代名医医话精华》）

马培之

清肺养阴，通络利湿治痿证

马培之（1820~1903），名文植，清代医家

经谓：五痿皆生于热，而起于肺。以肺为五脏华盖，主大气管一身，行属金而性畏火，火邪销铄，则肺阴耗散，气不能周行于身，五脏皆因而病，皮肉、血脉、筋骨不能荣，而痿成矣。治痿取阳明者，谓宜辨其有余不足而取之，非泥于补也。果其气过夹热，原可用补，若为湿热、湿痰、阴虚，不且犯实实之戒乎！古法莫详于东垣，王念西、张石顽一再引申其义，尤为详备。考胃居中脘，仰承肺而下属脾，湿热蕴胃，热必上熏于肺，湿必下入于脾，火炎上而水就下者也。肺金本燥，热则愈燥，而血不荣养百骸；脾土本湿，湿则愈湿，而气不能运行四末，上枯下湿，痿躄以成。其湿痰流注者，不过四肢软弱，或腰脚麻木。大要气虚者必兼湿，阴虚者必兼热，而湿与热各有重轻。近世痿证，有腰如束带，身半以下麻木，少腹作膜，便难溺涩，两足浮肿者，本由土气壅遏，湿热沉滞下焦，经隧不通，上焦气化不行所致。甚至肌肉疡腐者，为偏温偏补所误也。其治法不外乎清肺养阴，通络利湿，热清湿化，血脉自荣，痿可起矣。参、芪、白术，断不可投。至湿痰流于脉络，和其营卫，化其痰湿，宣其脉络，自可就痊。

痿废证

经云：肺热叶焦，发为痿躄。夫肺受热蒸，清肃不降，湿热陷于

下焦，入于经隧。始则二便闭胀，旋即两足痿软，不能举动。今经三年，虽能步履，而筋脉缓纵，小水不多，肺肾两亏，风阳夹痰，扰乱心脏，以致狂妄不休，脉来数疾。防有厥逆之虑，急为镇摄虚阳，兼清痰火。

柏子仁　茯苓　沙苑　枣仁　半夏　当归　龙齿　丹参　川牛膝　真琥珀　童便　郁金

带浊痿

肝肾脾三经亏损，损及奇经。带浊淋漓，阴精脂液暗耗，足痿不能下榻，头眩耳鸣，上实下虚，冲阳不时煽动，宜乙癸并调，兼固奇经。

东洋参　山药　茯苓　牛膝　白芍　芡实　焦白术　鱼肚　当归　牡蛎

筋痿

肾藏精主骨，肝藏血主筋，肝肾血液两亏，虚而生热。筋脉无血荣养，则足痿脉挛，动则作痛，卧则抽掣；间骨突，腰膂作酸，督脉亦虚。脉象虚弦带数，弦为阴血之亏，数为荣液之耗。肌肉销铄，大便艰难，拟养脾阴、滋肾液，俾阴充血旺，恙可渐痊。

生地　续断　牛膝　归身　阿胶　菟丝子　女贞子　参须　旱莲草　白芍　桑寄生　黑料豆　红枣　猪蹄筋

陈左

肝藏血主筋，肾藏精主骨，位处下焦，肝肾阴亏，湿邪袭于经络，腰背股腿作痛，不能转侧，下部乏力，频频梦泄，齿牙无力，难以咀嚼，精血内亏，虑成痿恙。拟培肝肾，兼舒脉络。

丹参　狗脊　料豆　当归　川断　女贞子　旱莲草　生地　黄柏　桑寄生　络石藤　丝瓜络　红枣

按：此方滋养肝肾兼清脉络。

费左

两足酸软，六脉浮数无力，证属骨痿，由阴虚内热所致。宗虎潜法。

熟地炒松　杞子　炒归身　炙龟板　虎胫骨　炒川柏　知母　川断肉　厚杜仲　广皮

按：此丹溪先生法，治痿症甚佳。

钱左

肝藏血主筋，肾藏精主骨，脾统血而主肌肉，三阴不足，精血内夺，气血不能荣运，以致两足麻痹乏力，足踝内外筋脉牵掣，上及股胯，小溲涓滴，有时不禁，行步蹒跚，势成痿恙。当温养下焦，兼培阳明，以和气血。

生黄芪　当归　熟附片　五加皮　续断　熟地　厚杜仲　党参　巴戟天　桑寄生　天麻　酸枣仁　淫羊藿

二诊：进培气血，温通达下，行步稍觉灵便，麻痹如故，营卫未和，原方进治。加炒白术、宣木瓜，去酸枣仁。

三诊：脉象细缓，右关尚带弦涩，血少精伤，无以荣养筋脉，以致足弱艰行。经治后二便较好，步履亦见轻松，宗前法进治。

熟地　鹿角　党参　牛膝　熟附子　巴戟天　淫羊藿　宣木瓜　当归身　冬术炙黄芪　厚杜仲　五加皮　续断

按：温养下焦者，即补益肝肾也；培阳明者，即养胃生阴也。此宗治痿独取阳明之旨，使胃纳水谷，化精微，五脏得所禀，以行血气，濡筋骨，利关节也。

三诊：方取景岳右归丸化裁，选药精炼。

余左

营卫两虚，风与湿痰入于经络，四肢痹痛经年，右股腿尤甚，大肉瘦削，骨骱肌肤糙黑，时如针刺，湿邪逗留经络，气血无以流贯，是痹成痿之象。脉象沉弦细数，左部虚软，肝脾肾三脏皆亏。痰嗽颈项疬核，形神羸弱，症势非轻。拟调营卫，化痰通络。

参须　当归　炙生地　制半重　丹参　续断　怀牛膝　大白芍　茯苓　狗脊　夜交藤　甜杏仁　桑寄生　红枣

二诊：进调营卫，化痰舒络，经脉稍舒，少腹腿胯响动作痛，腰股微肿，络虚湿袭，抱恙已久，脉弱神衰，气血皆弱，难期速效，仍以原方进步。

大生地　参须　续断　木香　制半夏　五加皮　当归　狗脊　怀牛膝　白芍　丹参　柏子仁　桑寄生　红枣

按：久病气血皆弱，方用益气养营化痰通络甚妥。

葛右

营卫不和，痰湿入络，四肢麻痹作痛，继之腿足软弱，不能站立，颈背似有物压，胸脘不舒，谷食不运。脉来两关弦滑，络痰不清，阳明之脉不荣，不能束骨而利机关，痿躄大症。拟和营卫，宣通脉络。

当归　明天麻　橘络　怀牛膝　川续断　大丹参　法半夏　竹茹姜汁炒　秦艽　桂枝　广皮　云茯苓　料豆　白蒺藜酒炒　桑枝

按：此方半和营卫，半化痰湿。

朱左

湿热蕴于下焦，膀胱气化不利，胞痹胀痛，小溲点滴不畅，渴饮作恶，腿足麻木不仁，上焦气化无权，肺胃均失下降之旨，痿躄重症，宜养阴肃肺，以渗湿邪。

北沙参　乌药　枳壳　竹茹　云茯苓　冬葵子　怀牛膝　车前子　石菖蒲　萆薢　葱

又方：淡豆卷、麝香。共捣烂涂脐中，外贴膏药。

二诊：痿躄二便不利，肚腹胀痛，得嗳小溲始通，气滞下焦，拟理气分消。

北沙参　麦冬　黑丑　琥珀屑研，冲　萆薢　川楝子　上沉香　炙甲片　云茯神　川牛膝　车前子　小茴香

另：服滋肾丸。

按：痿躄并发二便不利，临诊时极为常见，治从理气分消入手，内服药再加外治，足资后学取法。

邓右

经曰："诸痿起于肺，治痿独取阳明，阳明主润宗筋，宗筋主束骨以利机关也。"阴虚热蕴阳明，肺受炎蒸，阴津不能下输，带脉拘急，腰如束带，二便不利，腿足麻木而无力，痿躄已成。拟养阴而兼清肃肺胃。

北沙参　大麦冬　黄柏　茯苓　石斛　全瓜蒌　萆薢　车前子　丝瓜络

按：养阴生津兼清肺胃。

薛左

经云："肺热叶焦，发为痿躄。"夫肺受热蒸，清肃不降，湿热陷于下焦，入于经隧，始则二便闭胀，旋即两足痿软，不能举动。经今三年，虽能步履，而筋脉缓纵，小水不多，肺肾两亏，风阳夹痰，扰乱心脏，以致狂妄不休。脉来躁疾，防有厥逆之虞。急为镇摄虚阳，兼清痰火。

柏子仁　茯苓　沙苑　枣仁　法半夏　当归　龙齿　丹参　牛膝　真琥珀　童便　郁金

按：神明被扰，狂妄不休，用陈金汁优于童便。

曾右

脾湿内蕴，郁于脉络，两足酸痛，筋脉缓纵，不能站立，痿躄大

症。拟养营以利关节。

焦苍术　川黄柏　苡米仁　川牛膝　丝瓜络　川萆薢　当归　秦艽　续断　丹参　料豆　五加皮　桑枝

按：此亦三妙散加味，不用独活而加川断，助当归、牛膝以利关节也。

武林　徐芝培

四肢属脾，脾湿入络，营卫不利，以致四肢麻痹，足肚酸胀跗肿，虑有痿痹之患。拟和营通络利湿之治。

五加皮　甘草　萆薢　川黄柏　川牛膝　苍术　独活　桑枝　陈皮　秦艽　防己　当归须　薏米仁

按：痹者闭也，痿者萎也。但痹久亦易转痿。和营防其痿，利湿通络治其痹。

（《孟河马培之医案论精要》）

余景和

痿分干湿，片言扼要

余景和（1847~1907），字听鸿，晚清医家，学宗孟河

骨　　痿

琴川（常熟县）小东门王姓　年约十七八，素有滑泄遗精，两足痿软，背驼腰屈，两手扶杖而行，皮枯肉削。彼云：我有湿气，已服三妙汤数十剂，罔效。予曰：瘦人以湿为宝，有湿则肥，无湿则瘦，观其两腿，大肉日削，诊脉两尺细软。《难经》曰：下损于上，一损损于肾。骨痿不能起于床，精不足者，补之以味，损其肾者益其精。如再进苦燥利湿，阴分愈利愈虚，两足不能起矣！进以六味地黄汤，加虎骨、龟板、鹿筋、苁蓉大剂，填下滋阴。服十余剂，两足稍健，再将前方加鱼线胶、鹿角霜等，服十余剂，另服虎潜丸，每日五钱，两足肌肉渐充，步履安稳。

湿　热　痿

治痿诸法，方书所载，言语甚为纷繁，以余思之，用法当简，惟干、湿二字足矣。如花卉菜蔬，过湿则痿，过燥则痿，人之痿而不

振，归纳干、湿二字尽矣。看痿之干、湿，在肉之削与不削，肌肤之枯润，一目了然。如肉肿而润，筋脉弛，痿而无力，其病在湿，当以利湿祛风燥湿。其肉削肌枯，筋脉拘缩，痿而无力，其病在干，当养血润燥舒筋。余治痿症甚多，今忆两条，未尝不可为规则也。

治翁府般伙钱姓　至上海，骤然两足痿软无力，不能站立，就诊于余。诊其脉，带涩兼数，按之数更甚，口中臭气不堪，小便短赤，茎中涩痛。问其上海宿妓否？答曰：住宿两宵。可曾受湿否？曰：因醉后在般蓬上露卧半夜，即两足痿弱不能起立。余见其两足微肿，扪之微热，余曰：此乃酒湿之热内蒸，露湿之寒外袭，化热难出；又房事两宵，气脉皆虚，湿毒流注于经络。即进以萆薢、猪苓、赤苓、泽泻、苡仁、木通、黄柏、牛膝、土茯苓、丹皮、草梢、桑皮等，服三剂，两足渐能起立；后以北沙参、麦冬、石斛、苡仁、甘草、茯苓、萆薢、牛膝、知母、黄柏、桑皮、桑枝等，再服四五剂，步履如常。此治湿热流注之痿也。

干　痿

又治一干痿　常熟小东门外东仓街程筠章，自四月寒热，经他医治至九月。先以牛蒡、豆豉、枳壳、厚朴等，至夏以藿香正气之类，至秋以厚朴、枳壳、赤苓、腹皮等，均系燥湿淡渗之品，服百余剂，以致遍身肌肉削脱，筋脉拘挛，四肢拳缩不能伸，手不能举，足不能立，十余日未能饮食，月余不能更衣。王姓医仍进以香燥淡渗，后邀余诊。见其口唇上吊，齿露舌干，不能吸烟，烟膏从齿缝中吞之。饮以稀粥，噎而难入，匝月不更衣，众皆谓不起之症。余笑曰：此症最易治，断断不死。众问故。余曰：精不足者，补之以味，损者益之，燥者润之。当先用老肥鸭一只，水海参一斤，猪蹄一斤，三物用大沙锅煨之糜烂，以布滤云渣滓，吹去油质。将此汁加以葱姜汁少许，酱酒和好炖温，随其量饮之，使其食管腑道润滑，再论服药。依法制服饮之，数日，似乎喉间稍爽，能下粥稀。再以大剂虎潜法去锁阳，服四剂，其热已平。再立一方：熟地一两，淡苁蓉五钱，牛膝三钱，龟板一两，虎骨五钱，蹄筋五条，麦冬五钱，石斛五钱，陈酒二两，芝麻五钱，煎浓汁饮之，以鸭肉、海参汁助之。服十余日，大便更燥矢数尺，胃纳渐醒。服至四十天，肌肤润滑，两足渐能起立行走。服至百余剂，胃气大苏，两手渐能举矣。后调理二百余天，手指仍然无力，尚不能握管作小楷，肌肉虽充，肢尚少力。今已七年，尚未复元。如不以大剂滋润，藉灌溉之功，此症不死何待。服燥药百余剂，滋膏竭尽，医家病家，两不醒悟，岂非奇闻。

按：余氏痿证三案，对于病症，自起因至治愈，阐述极为详尽。其第二案中，论痿分干湿，片言扼要，可谓发前人所未发。

（《诊余集》）

丁甘仁

痿证宜濡润肝肾，清泄阳明

丁甘仁（1866~1926），名泽周，晚清民国医家

肺热痿

温病后，阴液已伤，虚火烁金，肺热叶焦，则生痿躄。两足不能任地，咳呛咯痰不爽，谷食减少，咽喉干燥，脉濡滑而数，舌质红苔黄。延经数月，恙根已深，姑拟养肺阴，清阳明，下病治上，乃古之成法。南沙参、川石斛、天花粉、生甘草、川贝母、肥知母、瓜蒌皮、甜光杏、络石藤、怀牛膝、嫩桑枝、冬瓜子、活芦根。

复诊前进养肺阴清阳明之剂，已服十帖，咳呛内热，均已轻减，两足痿软，不能任地，痿者萎也，如草木之萎。欲草木之荣茂，必得雨露之濡润，欲两足之不痿，必赖肺以输布，能下输于肝肾。肝得血则筋舒，肾得养则骨强，阴血充足，络热自清。治痿独取阳明，清阳明之热，滋肺金之阴，以阳明能主润宗筋，而流利机关也。大麦冬、北沙参、抱茯神、怀山药、细生地、肥知母、川贝母、天花粉、络石藤、怀牛膝、嫩桑枝。

两足痿

两足痿软，不便步履，按脉尺弱，寸关弦数。此乃肺肾阴亏，络有蕴热，经所谓“肺热叶焦，则生痿躄”是也。阳明为十二经脉之长，

治痿独取阳明者，以阳明主润宗筋，宗筋主束骨而利机关也。症势缠绵，非易速痊。

南北沙参　鲜生地　川黄柏　丝瓜络　霍石斛　生苡仁　肥知母　大麦冬　陈木瓜　络石藤　虎潜丸

（《丁甘仁医案》）

曹沧洲

痿证三案

曹沧洲（1849~1931），字智涵，江苏苏州人，晚清民国医家

某右

风寒湿三气杂至合而为痹，其风气胜者为行痹，积久不愈，肝肾亏而筋骨失养，骨突筋缩，脉软弦，最防涉痿。

原生地　忍冬藤　花粉　豨莶草　桑叶　伸筋草　川断　鳖甲心　丹皮　白蒺藜　丝瓜络　白茅根

评按：风寒湿三气杂至而成痹，以风气胜行痹为主。积久化燥，肝肾精血内亏，筋骨失养而成痿证。故方取生地、鳖甲心养阴填精；花粉清热生津；川断益肝肾之气；忍冬藤、伸筋草、豨莶草、丝瓜络通络清热并利湿伸筋；桑叶辛凉疏风并擅通肺络，吴鞠通《温病条辨》称“桑叶芳香有细毛，横纹最多，故亦通肺络”。白茅根、丹皮均可入血分，散血中久滞之热。

某左

风寒湿三气交阻，足膝痿软，筋络拘挛，脉弦，病经两月。

全当归　赤芍　川断　豨莶草　五加皮　淡木瓜　白蒺藜　怀牛膝　金毛狗脊　臭梧桐　川萆薢　伸筋草

评按：风寒湿痹历久，湿热不攘，筋络失养，故治以养血活血与清热利湿、舒筋通络并重，甚妥。

某右

温毒蕴伏日久，化疡不一，精血内乏，以致足膝无力，几同骨痿，脉细，舌质红，苔微黄。须补虚清热并进方有裨益，但病根积深，未能旦夕计功也。

细生地　丹皮　怀牛膝　豨莶草　制首乌　赤芍　川断　忍冬藤　白蒺藜　川石斛　伸筋草　桑枝

温毒蕴久延成疮疡层出不一，可见湿热邪势虽得外泄之机而减，但脉细舌红、足膝无力，精血所耗之势日显。故方中以生地、石斛、制首乌、川断、怀牛膝养阴生津，补益肝肾；丹皮、赤芍凉血活血；伸筋草、桑枝、忍冬藤、豨莶草清热利湿，舒筋活络；白蒺藜凉肝息风。

痿证属肢体筋脉弛缓、软弱无力，不能随意运动或伴肌肉萎缩的一种病证。《素问·痿论》中载有“肺热叶焦”“热伤五脏”“思想无穷”“焦虑太过”“有渐于湿”“湿热不攘”等多种病因机制均可引起痿证，并分皮痿、脉痿、筋痿、骨痿、肉痿五种。金元张子和、朱丹溪补充“水亏火旺”一证，治疗提出“泻南补北”之说。明代张景岳则又增加“元气败伤，精虚不能灌溉”之论，方渐全面。沧洲公所列治三案，两例均从痹证发展而来，一例属于感受温毒之后，耗伤精血，故论治与《素问·痿论》“治痿独取阳明”之旨不尽相同。从痹证发展而来者，参叶天士《临证指南医案·痿》“邪风入络”之说以解毒宣行为主。

（《吴门曹氏三代医验集》）

张锡纯

振颓扶大气，肢体痿废方

张锡纯（1860~1933），字寿甫，晚清民国医家

振颓汤　治痿废。

生黄芪六钱　知母四钱　野台参三钱　於术三钱　当归三钱　生明乳香三钱　生明没药三钱　威灵仙钱半　牛膝四钱

热者，加生石膏数钱，或至两许。寒者去知母，加乌附子数钱。筋骨受风者，加明天麻数钱。脉弦硬而大者，加龙骨、牡蛎各数钱，或更加山萸肉亦佳。骨痿废者，加鹿角胶、虎骨胶各二钱（另炖同服）。然二胶伪者甚多，若恐其伪，可用续断、菟丝子各三钱代之。手足皆痿者，加桂枝尖二钱。

痿证大旨，当分三端：有肌肉痹木，抑搔不知疼痒者。其人或风寒袭人经络，或痰涎郁塞经络，或风寒痰涎，互相凝结经络之间，以致血脉闭塞，而其原因，实由于胸中大气虚损。盖大气旺，则全体充盛，气化流通，风寒痰涎，皆不能为恙。大气虚，则腠理不因，而风寒易受，脉管湮干，而痰涎易郁矣；有因身之筋拘挛，而不能伸者。盖人身之筋，以宗筋为主，而能荣养宗筋者，阳明也。其人脾胃素弱，不难化谷生液，以荣养宗筋，更兼内有蕴热以铄耗之，或更为风寒所袭，致宗筋之伸缩自由者竟有缩无伸，浸成拘挛也；有筋非拘挛，肌肉非痹木，唯觉骨软不能履地者，乃骨髓枯涸，肾虚不能作

强也。

方中用黄芪以补大气，白术以健脾胃，当归、乳香、没药以流通血脉、灵仙以祛风消痰，恐其性偏走泄，而以人参之气血兼补者佐之，干姜以开气血之痹，知母以解干姜、人参之热，则药性和平，可久服而无弊。其阳明有实热者，加石膏以清阳明之热，仿《金匮》风引汤之义也。营卫经络有凝寒者，加附子以解营卫经络之寒，仿《金匮》《近效》术附汤之义也。至其脉弦硬而大，乃内风煽动，真气不固之象，故加龙骨、牡蛎以熄内风敛真气。骨痿者加鹿胶、虎胶，取其以骨补骨也。筋骨受风者，加明天麻取其能搜筋骨之风，又能补益筋骨也。若其痿专在于腿，可但用牛膝以引之下行。若其人手足并痿者，又宜加桂枝兼引之上行。

或问：此方治痿之因热者，可加生石膏至两许，其证有实热可知，而方中仍用干姜何也？答曰：《金匮》风引汤治热瘫痫之的方，原石膏、寒水石与干姜并用。盖二石性虽寒而味则淡，其寒也能胜干姜之热，其淡也不能胜干姜之辣。故痿证之因热者，仍可借其异常之辣味，以开气血之痹也。

振颓丸 前证之剧者，可兼服此丸，或单服此丸亦可。并治偏枯，麻木诸证。

人参二两　於术炒，二两　当归一两　马钱子法制，一两　乳香一两　没药一两　全蜈蚣不用炙，大者五条　穿山甲蛤粉炒，一两

共轧细过罗，炼蜜丸如桐子大。每服二钱，无灰温酒送下，日再服。马钱子，即番木鳖，其毒甚烈，而其毛与皮尤毒。然治之有法，则有毒者，可至无毒。而其开通经络，透达关节之力，实远胜于他药也。今将制马钱子法，详载于下。

马钱子为健胃妙药。马钱子性虽有毒，若制至无毒，服之可使全身瞤动，以治肢体麻痹（此兴奋神经之作用）；若少少服之，但令胃

腑䐜动有力，则胃中之食必速消。此非但凭理想，实有所见而云然也。

沧洲朱媪 年过六旬，素有痫风症，医治十年，先服中药无效，继服西药麻醉脑筋之品，虽见效，然必日日服之始能强制不发。因诸药性皆咸寒，久服伤胃，浸至食量减少，身体羸弱。后人授以王勋臣龙马自来丹方，其方原以马钱子为主药，如法治之，服之数日，食量顿增，旬余身体渐壮，痫病虽未即除根，而已大轻减矣。由斯知马钱子健胃之功效迥异乎他药也。

特是龙马自来丹，马钱子伍以地龙，为治痫风设也。若用以健胃，宜去地龙，加炒白术细末，其健胃之效益着，爰拟定其方于下。

炒白术细末，四两　马钱子制好，细末，一两

二药调匀，水和为丸一分重（干透足一分），饭后服五丸，一日再服，旬余自见功效。

姜胶膏 治肢体受凉疼痛，或有凝寒阻遏血脉，麻木不仁。

鲜姜自然汁一斤　明亮水胶四两

上二味同熬成稀膏，摊于布上，贴患处，旬日一换。凡因受寒肢体疼痛，或肌肉麻木者，贴之亦可治愈。惟有热肿疼者，则断不可用。

盖此等证心中无病，原宜外治，鲜姜之辛辣开通，热而能散，故能温暖肌肉，深透筋骨，以除其凝寒痼冷，而涣然若冰释也。用水胶者，借其黏滞之力，然后可熬之成膏也。若证因受风而得者，拟用细辛细末掺于膏药之中，或用其他祛风猛悍之药，掺于其中，其奏效当更捷也。

有人因寝凉炕之上，其右腿外侧时常觉凉，且有时疼痛。用多方治之不效。语以此方，贴至二十日痊愈。

又有人常在寒水中捕鱼，为寒水所伤。自膝下被水浸处皆麻木，抑搔不知疼痒，渐觉行动乏力。语以此方，俾用长条布摊药膏缠于腿上，其足趺、足底皆贴以此膏，亦数换而愈。

（《医学衷中参西录》）

李济仁

辨析痿病，详明方治

李济仁（1931~　），皖南医学院教授，国医大师

痿病是中医学对临床常见一类疑难病症的命名，多因邪热灼伤阴液，筋脉失于濡养，或因湿热浸淫肌肉，弛张不同，或因体虚久病，肝肾亏虚，精血不足，不能濡养肌肉筋骨，或因浊痰败血瘀阻脉络而成。《素问·痿论》指出其主要原因是内热伤津，宗筋失润，以致痿软弛纵，遂发为痿。并根据肺主皮毛、心主血脉、肝主筋膜、脾主肌肉、肾主骨髓等五脏五体相合关系，提出“痿躄”“脉痿”“筋痿”“肉痿”“骨痿”等不同名称。先生对痿病的理论与临床多有创获，今整理如下。

肢体瘫痪辨析

“瘫痪”或称“摊缓”，是指肢体软弱无力，肌肉弛缓不收，难于活动或完全不能而言。《圣济总录》释曰：“摊则懈惰而不能收摄，缓则弛纵而不能制物，故其证四肢不举，筋脉关节无力，不可动者，谓之摊；其四肢虽能举动，而肢节缓弱，凭物方能运动者，谓之缓。或以左为摊，右为缓。”古代医藉所称的“四肢不用”“四肢不举”“足不收”“痿躄”等皆属本症范畴。

下面从常见证候和鉴别分析两方面来对肢体瘫痪这一痿病主要症状进行辨证分析。

一、常见证候

1. 肺胃津伤

外感发热期或发热后见上肢或下肢软弱无力，手不能持物，足不能任地，甚则瘫痪，渐致肌肉瘦削，皮肤干枯，心烦口渴，咳呛痰少，手足心热，两颧红赤，咽干唇燥，尿短赤热痛，舌红而少津，苔黄，脉细数。

2. 肝肾阴虚

病势缓慢，逐渐下肢或上肢痿弱不用，腰脊酸软不举，久则骨肉瘦削，有时麻木，拘挛，筋惕肉瞤，头晕耳鸣，两目昏花，遗精早泄，潮热盗汗，两颧潮红，低热咽干，尿少便干，舌红绛少津，脉弦细数。

3. 湿热浸淫

四肢或下肢痿软无力乃至瘫痪，肢体灼热，得凉稍舒，身热不扬，脘闷纳呆，面黄身困，首如裹，颜面虚浮，口干苦而黏，小便赤涩热痛，舌红，苔黄腻，脉濡数或滑数。

4. 寒湿浸淫

颜面水肿，虚浮晦滞，四肢困重，行动笨拙，乃至瘫痪，腰脊酸楚，脘闷纳呆，泛恶欲吐，女子带下，或有肌肤瘙痒，足跗微肿，舌体胖大有齿痕，苔白腻，脉滑缓。

5. 脾胃气虚

渐见下肢痿软乏力，以至瘫痪，少气懒言，语声低微，神疲倦怠，面色淡白无华，头晕肢困，便溏，食少纳呆，舌淡苔薄，脉细软。

6. 肾阳虚衰

四肢痿瘫，面色苍白，目眩耳鸣，倦怠乏力，腰酸腿软，足跗微肿，四肢冰冷，阳痿遗精，皮肤毛发脱落，出汗异常，舌淡白，尺脉弱。

7. 瘀血阻络

多于外伤后立即出现下半身瘫痪，二便失禁或秘结，不知痛痒，足跗水肿、苍白，皮肤枯而薄，继而肌肉瘦削，肌肤甲错，四肢不温，胸腰或肌肤刺痛，舌质红，或有瘀斑点，脉沉细涩。

8. 肝郁血虚

病人多愁善感，喜悲伤欲哭，一遇刺激则突发四肢瘫痪，然四肢肌肉虽久病亦多不瘦削，肌肤润泽，伴两胁胀痛，嗳气纳呆，口苦，舌淡红，脉弦细。

二、鉴别分析

1. 肺胃津伤型瘫痪与肝肾阴虚型瘫痪

肺胃津伤型瘫痪多由温热病邪犯肺，或病后余邪未清，肺热熏灼所致。《素问·痿论》曰："肺热叶焦，则皮毛虚弱急薄，着则生痿躄也。"张子和亦云："大抵痿之为病，皆由客热而成。"温热病邪最易耗伤津液，肺朝百脉而为娇脏，胃为水谷之海，津液之化源，热邪客于肺胃，中焦无以布化精微，百脉空虚，肌筋失养，致手足瘫痪。此证多由外感温热之邪引起，故常见发热及津液耗伤的症状，如高热，面红目赤，口渴喜冷饮，咽干唇燥，尿黄便干，舌红少津，脉细。肝肾阴虚型瘫痪则每因禀赋不足或房劳过度，导致肝肾亏虚，精血不足，无以濡养骨髓、筋脉而成。此证主要表现为腰酸腿软，头晕目眩，耳鸣遗精，四肢麻木，筋惕肉瞤，兼见阴虚内热之症状，如颧红唇燥，低热盗汗，五心烦热，舌红少津少苔，脉弦细数而无力。

二者虽均有阴津不足的表现，但致病因素不同，前者因外感所致，临床表现以实热为主；后者因内伤所致，临床表现以虚热为主。前者当祛邪保津，治宜清热润燥、养肺益胃，方用清燥救肺汤加减；若燥热伤胃，可加玉竹、沙参。后者应滋补肝肾、育阴清热，方用知柏地黄丸加减；日久阴阳皆虚者，方用虚潜丸为主加味。

2. 湿热浸淫型瘫痪与寒湿浸淫型瘫痪

湿热浸淫型瘫痪因外感湿热病邪，或久居湿地，或汗出入水，或遇雨跋涉，以致湿郁化热，湿热互结，浸淫筋脉，造成四肢弛缓不用；亦可因醇酒厚味饮食失节，生湿化热，蕴结经脉，气血无以濡养百脉而造成四肢瘫痪。《素问·生气通天论》曰："湿热不攘，大筋緛短，小筋弛长，緛短为拘，弛长为痿。"寒湿浸淫型瘫痪多为外感寒湿之邪，或久居湿地，以致寒湿浸淫筋脉积渐而成；亦可因饮食生凉，饥饱无度，致脾失健运而寒湿内停，湿邪浸渍肌肉而致四肢瘫痪。《素问·痿论》云："有渐于湿，以水为事，若有所留，居处相湿，肌肉濡渍，痹而不仁，发为肉痿。"此证之发生，多先有肢困、乏力，以后渐致瘫痪。然少数可因劳累出汗，寒湿乘虚而袭，突然出现四肢瘫痪的。

前者表现为湿热证之症状：身热不扬，面虚浮晦滞，口苦而干，肢困，脘闷纳呆，舌胖大，苔黄腻，脉多濡数或滑数；后者主要为寒湿证之症状：面色虚浮而晦滞，纳呆脘冷，形寒肢冷，舌胖大有齿痕，苔白厚腻，脉缓。前者当清热燥湿，方用二妙散加和营通络之品；后者当健脾燥湿、温散寒邪，方用胃苓汤加和营通络之品。

3. 脾胃气虚型瘫痪与肾阳虚衰型瘫痪

脾胃气虚型瘫痪多因脾胃素虚，受纳运化失职，食少纳呆，水谷之气无以化生精微，生化之源枯涸，四肢肌肉筋脉失养，日久而致瘫痪。肾阳虚衰型瘫痪多因禀赋不足，久病阳气耗损，肌肉筋脉失于温煦所致；前者辨证要点为：四肢瘫痪，脾胃虚则食少纳呆，便溏，神疲乏力，面色淡白，四肢瘦削，舌淡白，脉虚弱；后者之辨证要点为：四肢瘫痪，肾虚则耳鸣、遗精、脱发、腰脊酸痛等，阳虚则形寒肢冷、面白目清、尿清便溏、脉沉迟等，可资区别。前者治以补益脾胃法，《素问·痿论》曰："治痿者，独取阳明……阳明者，五脏六腑之海，主润宗筋，宗筋主束骨而利机关也。"故调摄后天脾胃极为重要，临床上常用补中益气汤或益胃汤加减；后者当治以温补肾阳法，方用金匮肾气丸加减。

4. 瘀血阻络型瘫痪与肝郁血虚型瘫痪

瘀血阻络型瘫痪多由外伤引起，也可由于久病瘀血留着，或气滞血瘀，经脉运行不畅，肌筋失养所致；而肝郁血虚型瘫痪则多由情志所伤引起，起病前病人有明显的情志不舒病史，肝郁则疏泄功能失调，肝血不能濡养筋脉，筋脉失养则四肢瘫痪不用。前者因外伤所致者，病情较重；久病瘀血停着者，病情较轻，且伴有局部肌肤刺痛，其瘫痪常因不同阶段而呈现弛纵或拘挛，若迁延2年以上则难以恢复。后者调理情志可迅速恢复，不留后遗症状，然易受情志影响而常复发。前者可见外伤瘀血证候，如有明显的外伤部位，或肌肤甲错，舌质瘀紫，脉细涩；后者可见肝郁气滞证候，胸胁胀满，纳呆嗳气，口苦，脉弦细。前者用活血化瘀、通经活络法，方用桃红四物汤加牛膝、鸡血藤、狗脊、地龙等；后者则须用疏肝养血法，方用甘麦大枣汤合逍遥散加减。

肢体瘫痪是痿病的最主要症状，较难治，临床上须仔细辨别。辨证准确，早期治疗，方可取得疗效。如初期误治、迁延时机则多难以恢复。至于瘫痪日久，久病必瘀，正气亦虚，临床治疗常须参以活血化瘀、和营通络及补气之品，可提高疗效。

四肢拘急辨析

四肢拘急是指手足拘紧挛急、屈伸不利的症状。此症在《内经》中已有较多的论述，如“拘急”（《素问·六元正纪大论》），“筋挛”（《素问·示从容论》），“骨行急挛”（《素问·厥论》），“挛节”（《素问·逆调论》）。《伤寒论》中亦有“四肢拘急”“两胫拘挛”“脚挛急”等记载。

拘急与强直、抽搐、震颤不同。强直为肌肉坚硬、伸直而不能屈伸；抽搐为四肢伸缩相引；震颤为四肢震颤抖动，临床应加以区别。

一、常见证型

1. 外感风寒型四肢拘急

发热，恶风寒，项背强几几，四肢拘急，有汗或无汗，头身痛，舌苔薄白而润，脉浮紧。

2. 寒湿蕴结型四肢拘急

首如裹，四肢困重，脘闷纳呆，面虚浮而晦滞，手足逆冷，四肢拘急，或伴骨节、肌肉重着酸痛，舌淡胖，苔白腻，脉沉迟。

3. 湿热浸淫型四肢拘急

身热肢困，头重如裹，脘闷纳呆，泛恶欲呕，四肢拘急挛紧，手足心热，溲色黄，舌质红胖大，苔黄腻，脉滑数。

4. 热盛阴亏型四肢拘急

发热壮盛，颈项牵强，四肢拘急，甚则抽搐，尿短赤，便燥结，或昏狂，谵语，目上视，头动摇，唇红咽干，舌红，苔黄燥，脉弦数。

5. 亡阳液脱型四肢拘急

呕吐，泻利，漏汗不止，恶寒，四肢厥冷而拘急，舌淡白，苔薄白，脉沉或微细。

6. 肝血亏虚型四肢拘急

目视昏花，头晕耳鸣，肌肤麻木，筋惕肉瞤，四肢拘挛，指甲淡白，舌质淡，脉弦细。

二、鉴别分析

1. 外感风寒型与热盛阴亏型四肢拘急

前者多因风寒之邪入侵太阳经脉，经气失宣，寒性收引，故发为四肢拘急，项背强几几，头痛而关节酸痛；后者多因外感温热病邪，或五志过极，劳倦内伤，脏气不平，阳胜火旺，灼伤阴液致筋脉挛缩，甚则引动肝风、抽搐不已。外感风寒型四肢拘急的辨证以恶寒、苔白润、脉浮紧为要点，治宜祛风散寒、舒筋和络，寒甚无汗者方用葛根汤，有汗则方用瓜蒌桂枝汤；热盛阴伤型四肢拘急的辨证以高热抽搐、神昏谵语、尿黄便干、舌红苔黄燥、脉数实为要点，治宜清温泻热、平肝熄风，方用清宫汤合羚角钩藤汤加减。

后者多由感受湿热病毒，或脾虚湿盛，湿郁化热，湿热蕴结，筋膜干则筋急而挛。临床虽有湿象，然一偏于寒，故见面虚浮而晦滞，手足逆冷，舌质淡胖，苔白腻，脉沉迟，治宜温阳利湿，方用胃苓汤加减；一偏于热，故见手足心热，溲色黄，舌红胖大，苔黄腻，治宜清热燥湿，方用二妙散加味。

2. 亡阳液脱型四肢拘急与肝血亏虚型四肢拘急

前者多因呕吐、泻利、漏汗不止导致亡阳液脱，亡阳则筋失温煦，液脱则脉失濡养，故筋脉收引，四肢拘急；后者多因失血过甚，或脾虚不能转输水谷精微，生化无源，筋脉失充，故四肢拘急挛曲。鉴别要点：亡阳液脱为阳气衰微，其病也危，治宜回阳救逆，方用四逆汤加人参；肝血亏虚乃营养不足，其来也渐，治宜补血养肝，方用四物汤加味。

拘急一症的鉴别，首先在于区分外感与内伤。外感风寒、温热、寒湿、湿热皆可致病；而内伤则多因阴血不足，或阳气衰微，应从病因及临床症状详加辨别。

某些结缔组织病如风湿、类风湿性关节炎，初期受累关节疼痛而采取某一保护性姿态以减轻疼痛感，但这不属于中医痿病范畴。而在晚期受累关节面遭到破坏，结缔组织增生，进而关节活动明显受限，关节周围肌肉萎缩所造成的肢体拘挛性强迫体位则属于痹病、痿病范畴。

肢体麻木不仁辨析

肢体麻木不仁是指肢体肌肤知觉消失、不知痛痒的一种症状。麻者，非痛非痒，肌肉内如有虫行，按之不知，掐之不觉；不仁指不知痛痒，不知寒热。

麻木在《内经》及《金匮要略》中称“不仁”，隶属于“痹病”“中风”等病范畴。《诸病源候论》言“不仁”之状为“其状搔之皮肤，如隔衣是也”。刘完素《素问病机气宜保命集》始有麻木症名。朱丹溪云：“曰麻木，以不仁中而分为二也。”可见古医藉中麻木与不仁同义，故以下简称肢体麻木。

一、常见证候

1. 风寒入络型肢体麻木

四肢麻木伴有疼痛，遇天阴寒冷加重，兼有恶风寒，手足发凉，腰膝酸沉，舌质紫暗，苔白润，脉浮或弦。

2. 气血失荣型肢体麻木

四肢麻木，抬举无力，面色萎黄无华，伴有气短、心慌、头晕失眠、健忘等，舌质淡红，苔薄白，脉细弱。

3. 气滞血瘀型肢体麻木

肢体麻木伴有郁胀疼痛，按之则舒，面色晦暗，口唇发紫，舌质可见紫色瘀斑，舌苔薄偏干，脉涩。

4. 肝风内动型肢体麻木

肢体麻木伴有震颤，并有头晕、头痛、烦躁、易怒、失眠、多梦等，舌质暗，苔少，脉弦劲有力。

5. 风痰阻络型肢体麻木

肢体麻木伴有痒感，或兼见不时震颤，并有头眩，肩背沉重，或见呕恶、痰多等，舌质偏暗，苔薄腻，脉弦滑或濡。

6. 湿热郁阻型肢体麻木

下肢麻木，伴有灼热疼痛感，患肢扪之发热，甚则两足欲踏凉地，舌质暗，苔黄白而腻，脉濡数或滑数。

二、鉴别分析

1. 风寒入络型肢体麻木

本证由腠理疏松，风寒外袭，经脉失荣，气血不和所致。发病有明显的感受外邪病史，但临证有风邪偏盛与寒邪偏盛之分。风邪偏盛者呈走窜性麻木，无固定患处，或伴有轻度的口眼歪斜，脉多浮象，治宜祛风护卫法，方用黄芪桂枝五物汤；寒邪偏盛者多伴有疼痛，患处固定，手足发凉，恶寒与腰膝酸沉明显，脉多弦紧，治宜温经散寒法，方用当归四逆汤。

2. 气血失荣型肢体麻木

多发生于劳倦失宜后，或见于吐泻伤中，或失血过多，或生育频接，或热病久羁，或出现于其他虚损疾患之后。气血双亏，脉络空虚，四肢无有所禀，遂可发生麻木。偏于气虚者面色㿠白，四肢软弱，抬举无力，伴有心慌气短，脉弱，舌质淡红；偏于血虚者面色无华，皮肤偏干，伴有头晕目眩，失眠健忘，脉细或兼有数象，舌质嫩红。两者的共同点是：皆为虚证，一为气虚，一为血虚，麻木而无疼痛，呈现一派虚象。气虚四肢麻木，治宜补气养血，方用补中益气汤；血虚肢体麻木，治宜养血理气，方用神应养真丹；若气血虚亏无所偏重者，可用八珍汤双补气血。

3. 气滞血瘀型肢体麻木

气为血帅，气滞即可导致血瘀，但也有因血瘀而致气滞者，虽然气滞与血瘀常相并而见，但临证则有气滞偏重与血瘀偏重之分。气滞偏重的多责之于情志失调，气机不利；血瘀偏重的多见于外伤及病久入络者。气血郁滞，壅塞经络，营阴失养，卫气失温，故见肢体麻木。两者的共同点为：麻木兼有郁胀，按之则舒。两者的关系是：初病在气，病久入血，由气滞而发展到血瘀。辨证要点为：气滞偏重的麻木时轻时重，但少有疼痛，脉弦不柔，舌淡暗无瘀斑；血瘀偏重的麻木则兼有疼痛，无有轻时，皮色发暗，口唇青紫，脉沉涩，舌质必有瘀斑。气滞者治宜行气通络法，常用羌活行痹汤加减；血瘀者治宜活血通络法，常用桃红四物汤加减。

4. 风痰阻络型肢体麻木与肝风内动型肢体麻木

肢体麻木伴有震颤是两者的共同点。风痰阻络型麻木为痰饮久伏，风邪引动，风痰搏于经络而发病。辨证要点为：麻木多伴有痒感，并有头眩、背沉、舌苔腻等。治以祛风化痰。方选导痰汤合玉屏风散化裁。肝风内动型麻木为肝阳素旺，又遇喜怒失宜，阳动生风而发病。辨证要点为：麻木伴有明显震颤，并有头晕、头痛、烦躁、易怒、脉弦有力等。治宜清肝熄风。方选羚角钩藤汤加减运用。

5. 湿热郁阻型肢体麻木

此证由于湿热郁阻，脉络壅塞，气血不能达于肢端而致。辨证要点为：下肢麻木，且有灼热疼痛感，尤以两足灼热明显，甚则必踏凉地而缓解，脉兼数象，舌苔偏黄腻。治宜清热利湿通络。方用加味二妙散。

临床上四肢俱见麻木者不多，而以双上肢或双下肢或单侧肢体麻木者多见。临证鉴别要分清寒热虚实，其中尤当首辨虚实。虚证麻木者患肢软弱无力，实证麻木者患肢疼痛郁胀，这是两者的主要区别。治疗上应遵虚者补之、实者泻之。补法宜补气血、健中焦为主；对实证有祛风、散寒、化痰、活血、行滞、熄风等治法。但在实证症状解除后还是应当采取补法，因为实邪祛除后，患部气血营卫受邪实病理因素遗留的影响而运行仍不通畅，故当及时益气行气、滋补营血。至于虚实夹杂证，则当辨别轻重，权衡缓急，辨证施治。

四肢瘦削辨析

四肢瘦削是指上、下肢由于某种病因引起的肌肉萎缩的症状。《内经》有“脱肉”“肌肉削”“肌肉痿”“破䐃脱肉”“大肉陷下”的记载，即是指肘、膝、髀等高起处肌肉严重萎缩，以及腿、臂、臀部肌肉明显消瘦的病症。《素问·阴阳别论》中尚有“风消”之证，系指因热极生风，阴精亏损，肌肉消铄，发为全身消瘦而不独指四肢瘦削的病症。

《金匮要略》一书中亦有“消铄肌肉”的记载，乃指热盛伤津而致肌肉消铄。其中“酸削”是指肌肉萎缩又有酸软的症状。

瘦削与肉痿又有不同，瘦削乃专指肌肉萎缩；肉痿则以肢体瘫痪或痿软无力为主要表现。当然，肉痿后期因瘫痪所致肌肉萎缩亦可出现肢体瘦削现象。后世文献常论及的“羸瘦”“尪羸”乃指全身瘦削、神形俱衰之症状，不独指四肢而言。

一、常见证候

1. 脾胃虚弱型四肢瘦削

多见于青少年，四肢瘦削，以肩、臀部为明显，上肢无力，下肢行走如鸭步，足踝内翻或外翻，足背呈弓形，面色苍白，神疲倦怠，纳食少馨，少气懒言，语声低微，舌淡苔白，边有齿痕，脉细软。

2. 肾精不足型四肢瘦削

多见于婴儿，肌肉瘦削，手不能举，足不能立，发育迟缓，智力低下，常伴五迟（立、行、发、齿、语皆迟）、五软（头项、手、足、口、肌肉皆软）症，舌淡苔白，脉沉细。

3. 肝肾阴虚型四肢瘦削

肌肉瘦削，四肢乏力而颤抖，步履踉跄，筋惕肉瞤，甚则语言謇涩，吞咽时见呛咳，腰酸腿软，头晕目眩，五心烦热，夜寐不安，舌红少苔，脉细数或弦细。

4. 脾肾阳虚型四肢瘦削

肌肉瘦削，四肢无力，肢冷形寒，大肉脱陷，耳鸣耳聋，腰酸腿软，遗精阳痿，溲清便溏，舌淡胖，苔薄白，脉沉迟。

5. 气血两虚型四肢瘦削

肌肉瘦削，伴面色苍白，神疲困惫，头晕眼花，心悸气短，自汗盗汗，纳食少进，舌淡少苔，脉微细。

二、鉴别分析

1. 脾胃虚弱型四肢瘦削与肾精不足型四肢瘦削

脾胃虚弱型四肢瘦削多因饮食不节，后天失调，脾胃虚弱，气血生化乏源，以致水谷精微不能充养四肢肌肉而造成。《素问·太阴阳明论》曰："四肢不得禀水谷之气，气日以衰，脉道不利，筋骨肌肉，皆无气以生，故不用焉。"脾主四肢，脾运失健，不能为胃行其津液，故纳食少馨，四肢无力。中气不足，故神疲乏力，少气懒言，语声低微，舌淡苔白，边有齿痕，脉细软。治宜补中益气、健脾和胃。方用补中益气汤合香砂养胃丸加减。

肾精不足型四肢瘦削多因先天禀赋不足，后天哺养失宜，导致肾精不足，髓海空虚，正气亏损，影响婴儿生长发育，造成四肢瘦削、五迟五软、智力低下等症。治宜补肾填精。方用加味六味地黄丸加减。

脾胃虚弱与肾精不足而致四肢瘦削不难鉴别。前者主要是后天失调，多发于青少年，辨证治疗着眼于脾胃；后者主要是先天不足，多发于婴儿。但必须指出，肾精不足型四肢瘦削若后天调摄得当，注意护养，积极治疗，配合锻炼，常常可取得较好效果。

2. 肝肾阴虚型四肢瘦削与脾肾阳虚型四肢瘦削

肝肾阴虚型四肢瘦削多因素体阴虚，或其他疾病后重伤阴血，或嗜欲不节，以致肝肾不足。肝藏血而主筋，肾藏精而主骨，肝肾阴虚则筋肉骨痿，四肢肌肉瘦削无力，肝阴不足，肝阳上亢，化风掉动，故筋惕肉瞤，四肢颤抖；足少阴肾经之脉循喉咙、夹舌本，故肾阴亏损造成语謇而吞咽困难，肾亏则腰府亏虚，阴虚则生内热，故腰酸腿软，五心烦热，夜寐不安，舌红苔少，脉细数。治宜滋补肝肾、育阴潜阳。方用知柏地黄丸或大补阴丸化裁；若阴损及阳，则用壮骨丸加减。

脾肾阳虚型四肢瘦削多因素体虚弱，或其他疾病后重伤阳气，以致脾肾阳虚。脾主运化，肾主温煦，脾运失司，则无以输布津液，肾阳不足则无以蒸腾、温煦津液，不能化生精气以滋养四肢肌肉筋骨，造成肌肉瘦削或大肉脱陷，四肢无力，耳鸣耳聋，阳痿遗精，腰酸腿软。阳虚则外寒，故形寒肢冷，溲清便溏，舌淡胖，脉沉迟。治宜温补脾肾。方用金匮肾气丸加人参、白术、怀山药等。

肝肾阴虚与脾肾阳虚型四肢瘦削的相同点是肾亏，但一以阴虚为主，重在肝肾，一以阳虚为主，重在脾肾，且多见于青少年，这和肾精不足型四肢瘦削之禀赋不足发于婴儿有明显区别。而脾肾阳虚型与脾胃虚弱型的辨证，前者可见形寒肢冷、小便清长、阳痿遗精等阳虚表现，后者则是纳减神疲、声低懒言等气虚的表现。

气血两虚型四肢瘦削则多系上述指征的进一步发展，即气虚及血，阳虚及阴。由于阴阳互根，气血相关，后期常气血两虚而见肌肉瘦削、四肢无力、头晕眼花、神疲困倦、心悸气短、自汗盗汗、舌淡少苔、脉微细等症。治以大补元气、滋阴养血。方用人参养菜汤。

皮毛枯槁鉴别分析

1. 寒凝血瘀型皮毛枯槁与肺胃津伤型皮毛枯槁

此二证均与感受外邪关系较为密切。寒凝血瘀型皮毛枯槁系寒邪外袭，脉络涩滞，气血不得畅行，瘀于局部皮肤所致。故本证皮毛枯槁始于四肢末端，逐渐向上发展扩延，枯槁面呈带状光滑，色淡或灰暗，摸之较硬，且有四末不温、尺肤寒凉、舌淡、脉沉迟等阴寒之象，以资鉴别。其治疗以温经散寒、活血通络为法，可选用当归四逆汤。

肺胃津伤型皮毛枯槁乃由于外感风温、燥邪、热毒、疫气，易致高热吐泻，熏灼肺胃，劫伤阴液，或由于情志内伤，调养失当，五脏失和，导致肺胃热灼阴竭。肺为娇脏，不耐寒热，热灼则肺叶焦枯，不能宣散布化水谷精津以滋养皮毛；胃为水谷之海，胃受热灼则但消谷而不化津，胃液干枯，土不生金，则皮毛肌肤滋养无源。《类经·痿论》曰："肺痿者，皮毛痿也。盖热乘肺金，在内则为叶焦，在外则皮毛虚弱而为急薄。若热气留着不去而及于筋脉骨肉，则病生痿躄。"这里的"急薄"二字即指皮肤干燥无光泽，萎缩而失去弹性。故本证皮毛枯槁症状发展一般较快，面积较大，以双下肢较为常见，也可波及全身，常继发于肺胃热盛津伤痿证之后，出现患肢皮肤进行性干燥、瘙痒，肤色浅红，皮肤萎缩变薄，失去弹性，表面脱屑，正常纹理逐渐消失或残存轻度皱纹，受累皮肤汗毛逐渐焦枯脱落，初期可伴有发热、咳嗽、口干口渴、尿赤便干、舌红苔黄、脉数等肺胃热盛证象，后期则以阴伤虚热证象为主。治疗方面，初期邪热未清阶段应清热润燥、养肺益胃，方用清燥救肺汤加减；后期则以养肺胃之阴为主，即在前方的基础上加减部分寒凉清热药，加入玉竹、沙参等滋养胃阴之品。

2. 气血虚弱型皮毛枯槁与肝肾阴虚型皮毛枯槁

此二证均以脏腑功能失调为突出病机，发病缓慢。

气血虚弱型皮毛枯槁乃由于气血化源不足，环流贯注不力，皮肤失于气血濡养而致，辨证要点为：枯槁可累及肌肉，甚而至骨，患处塌陷，枯槁处色淡并失去正常纹理。若发生于面部，则口、眼、鼻歪斜，可有脾胃虚弱之兼见症。治以补益脾胃、益气养血为法。可选用补中益气丸、十全大补丸等以缓缓图治。

肝肾阴虚型皮毛枯槁多见于中青年患者。盖肾藏精，肝藏血，肝肾乙癸同源，精血相互化生。若久病缠绵或形乐志苦，繁劳负重，以致肝肾亏虚，精血不足，肌肤皮毛失于滋荣，故日见枯槁。辨证要点为：皮肤薄呈线条形，皱纹消失，由于皮肤变松弛，故而容易起大的皱折，多而深，色灰褐或褐红，皮肤干燥有细碎脱屑，呈未老先衰之态。治宜滋补肝肾。方用六味地黄丸。

皮毛枯槁系多由于先天或后天的某些因素所造成的一种皮肤退行性改变，治疗比较困难。从上面的分析可以看出，皮毛枯槁的关键病理机转是由于各种原因造成了患处皮毛失去了营卫气血正常的温煦滋养，所以治疗时就应在审证求因、辨证治疗的同时，注意补肺养阴，以增强肺的宣化布精功能，从而达到病邪除、营卫调、气血复、运行畅的正常良好状态；另一方面也应认识到，正因为这一关键病理的存在，治疗时就应既有信心，又有耐心，所谓“邪易除，正难复”，正说明了皮毛枯槁的恢复是极为缓慢甚至有所反复的过程，只能缓缓图治以收功，否则欲速而不达。

痿病治法概要

痿病的症状以痿弱不用为主，病机以虚弱亏损为本，或夹有标实。但虚损有气血亏虚、肺阴亏耗、真精乏匮、肾阳虚衰、中土不足及脉气虚损之不同，标实又有湿热浸淫、情志化火、瘀血内停、气机郁滞、积痰内伏、虚火内炽之各异，故当谨守病机，孰虚孰实，秉情而施。归纳起来，痿病的治疗法则概括有以下条目。

一、清金保肺法

本法适用于外感热邪燥气，灼伤肺阴，或情志化火，木火刑金，灼伤肺叶；或饮食不当，中焦积热，母病及子，导致肺脏蕴热，肺胃之阴亏耗之痿证。症见外感发热期或发热后出现肢体软弱无力，手不能提物，足不能任地，渐致肌肉萎缩，皮肤干枯，心烦口渴，呛咳痰少，手足心热，两颧红赤，咽干唇燥，尿短赤热痛，舌红而少津，苔黄，脉细数等。常用药物有：沙参、人参、麦冬、生地、石膏、知母、黄芩、桑叶、杏仁、麻仁、天花粉、山药、玉竹、甘草等。

二、补益肝肾、壮健筋骨法

本法适用于由于后天调养不力，形体过用所致的肝肾两亏证，肝不养筋，肾不主髓，肢体不用。症见缓慢起病，肢体逐渐痿弱不用，腰背酸软不举，久则骨肉瘦削，时有麻木拘挛，筋惕肉瞤，头晕耳鸣，两目昏花，遗精早泄，潮热盗汗，两颧潮红，低热，咽干，尿少便干，舌红绛少津，脉弦细数。常用药物有：牛膝、锁阳、枸杞、菟丝子、肉苁蓉、当归、熟地、白芍、黄柏、知母、龟板等。

三、清热利湿法

本法适用于外感湿热之邪，或寒湿入里化热，或湿邪内生，蕴而生热，湿热互结，浸淫筋脉所致的痿病。症见四肢或双下肢痿弱无力乃至瘫痪，肢体灼热，得凉稍舒，身热不扬，脘闷纳呆，面黄身困，首如裹，颜面虚浮，口干苦而黏，小便赤涩热痛，舌红，苔黄腻，脉濡数或滑数。常用的药物有：黄柏、苍术、牛膝、萆薢、防己、车前子、苡米、蚕砂、木瓜、泽泻等。

四、补益脾胃法

本法适用于脾胃素虚或大病、久病后脾胃受伤、中土不振、气血乏源所致的痿病。症见下肢渐见痿软无力以至瘫痪，少气懒言，语声低微，神疲倦怠，面色淡白无华，头晕肢困，食少纳呆，便溏，舌淡苔薄，脉细软。更为重要的是，由于脾胃受损在痿病的整个进程中都不同程度地存在，脾胃功能的健全与否直接影响痿病的康复进程，故前人有“治痿独取阳明”之说。历代医家对补益阳明都相当重视，补益脾胃法不仅应用于脾胃虚弱型痿病，也广泛应用于其他各型痿病实邪已去、正气未复者的治疗。常用药物有：党参、白术、茯苓、黄芪、陈皮、人参、甘草、大枣、山药等。

五、温化寒湿法

本法适用于外感寒湿之邪，或其人真阳素亏、寒湿内生，致寒湿浸渍筋脉之痿病。症见颜面水肿或虚浮晦滞，四肢困重，行动笨拙，乃至瘫痪，腰背酸楚，脘闷纳呆，泛恶欲吐，女子带下，或有肌肤瘙痒，足跗微肿，舌体胖大有齿痕，苔白腻，脉滑缓。常用药物有：附子、肉桂、苍术、白术、干姜、木瓜、豆蔻、茯苓、泽泻、黄芪、党参等。

六、填精补髓法

本法适用于小儿先天禀赋不足，后天喂养不当所致的发育迟缓之五软证。症见小儿出生后头项渐见软弱倾斜，东倒西歪，遍身羸弱，足软弛缓，不能站立，兼见口软唇薄，不能咀嚼，口常流涎，手软下垂，不能握举，肌肉松弛，活动无力，舌淡苔少，脉沉细尺弱，指纹淡。治宜温阳益气，填精补髓。方用补肾地黄丸或补天大造丸以及人参养荣丸加减。常用药物有：紫河车、鹿茸、龟板、补骨脂、肉苁蓉、山茱萸、人参、当归、熟地、菟丝子、牛膝、枸杞子、山药、五味子等。

七、温肾助阳法

本法适用于真阳亏损，肌筋失于温煦之痿病。症见四肢痿厥，面色苍白，眩晕耳鸣，倦怠乏力，腰酸腿软，足跗微肿，四肢冰冷，阳痿遗精，汗毛脱落，出汗异常，小便清长，舌淡白，尺脉弱。方用右归丸加减。常用药物有：鹿茸、鹿角胶、附子、肉桂、当归、杜仲、菟丝子、山药、山茱萸、熟地、仙灵脾、巴戟天等。

八、活血化瘀法

本法适用于外伤或产后瘀血内停不散，经脉气血闭阻，肌筋失养所致之痿病。症见外伤后或产后不久即出现肢体瘫痪，以下半身为多见，二便失禁或干结癃闭，不知痛痒，足跗水肿、苍白，皮肤枯而薄，继而肌肉瘦削，肌肤甲错，四肢不温，胸腰或肌肤刺痛，舌质红或有瘀血斑点，脉沉细涩。治宜活血化瘀、通经活络。常用药物有：乳香、没药、当归、赤芍、桃仁、红花、鸡血藤、牛膝、狗脊、地龙、活血藤、川芎等。

九、疏肝解郁法

本法适用于肝郁不舒、疏泄失职、肝经气血不调、筋脉失养之痿病。症见病人常多愁善感，悲伤欲哭，一遇郁怒则突发四肢瘫痪，然四肢肌肉虽久病亦多不瘦削，肌肤润泽，伴胸闷不适，两胁胀痛，喜叹息，嗳气纳呆，口苦，舌质淡红，脉弦细。治宜疏肝解郁、调理气血。方用逍遥散加减。常用药物有：柴胡、白芍、茯苓、白术、枳壳、陈皮、当归、川芎、香附等。

十、镇心安神法

本法适用于由于突然受惊吓，伤及心肾，心无所主，肾不作强之痿病。症见突受惊恐后下肢痿软，轻则步履无力，甚则不能行走，或心悸不安，甚则男子精液时出、面色苍白、冷汗频出、二便失禁、四肢冰冷等，舌质淡或红，苔薄白，脉细弱数。治宜镇心安神、益气升阳，方用妙香散合补中益气汤加减。常用药物有：茯苓、茯神、远志、朱砂、山药、麝香、黄芪、人参、桔梗、甘草、木香、升麻等。

十一、燥湿化痰法

本法适用于素体肥盛之人，因元气虚损，不能运化痰湿，致痰湿内停，客于经脉所引起的痿病。症见腰膝麻痹，四肢痿弱，胸闷纳呆，舌质淡苔白腻，脉滑。治宜燥湿化痰。方用二陈汤为主，适当配伍通络、强腰膝之品。常用药物有：半夏、茯苓、陈皮、南星、薏米、续断、桑寄生等。

除了以上 11 条法则外，若由于督脉亏损、冲任空虚、带脉失调、跷维不和等奇经八脉病变引起的痿病，治疗大法不外调补冲任、升补八脉、交通阴阳等。治疗手段以针灸、推拿、按摩为主，配合内服药物对证治疗以加速康复进程。此外还可配合活血通络的药物外用熏洗、穴位注射等。

进行性肌营养不良症病案四则

本病因其遗传特点、起病年龄、病肌分布、病程进展与预后各有不同，临床可见以下几种类型：假肥大型、肢带型、面－肩－肱型以及其他类型。

进行性肌营养不良症验案：

王某　男，15 岁。

初诊：患者 10 岁时感觉步履欠稳，不时跌跤，经长期服用激素、维生素等西药和苦寒滋阴等中药无效。13 岁以后病情逐渐加重，举步困难。至上海第二军医大学进行多方面检查，确诊为“进行性肌营养不良症”，但未给予治疗。患者从《中医杂志》看到先生治愈本病的验案报道，不远千里，前来就诊。

刻下症见：形瘦神疲，步履艰辛，呈鸭行步态，翼状肩胛，胸骨微突，两大腿和两臂肌肉萎缩，腓肠肌反而肥大，蹲卧难起，手足痿废不用。舌苔白腻，脉来微弦，左弱右强。上属痿病无疑矣。

中医诊断：痿病（肝肾两虚型）。治法：补肾益肝，舒筋活络。

熟地黄 20g　甘枸杞 15g　炒杜仲 15g　制黄精 20g　肉苁蓉 15g　锁阳 12g　仙灵脾 20g　仙茅 9g　鸡血藤 15g　红藤 15g　宣木瓜 12g　五加皮 15g　威灵仙 12g

二诊：上方连续服用 20 剂，自述四肢较前有力，平路行走鸭步不显。仍宗上方加金毛狗脊 15g，以增温肾之力。又服 20 剂，患者神振形丰，两手运动自如，两大腿肌肉已显丰满，小腿腓肠肌由硬粗变软细，翼状肩、鸭态步大有好转，药既对证，效不更方。原方再进 20 剂，同时加服桂附地黄丸。

后患者来信称：由于按时服药，坚持锻炼，病情大有好转，臂力增，腿力强，将近如常人。拟上方去锁阳、威灵仙，加巴戟天 15g、补骨脂 15g，仍服 20 剂，以资巩固。另晨起服芡实、薏苡仁、胡桃仁，以使火土相生，脾健肉丰，肾坚骨强，肝健筋舒，早日恢复健康。

张景岳说："元气败伤，则精虚不能灌溉，血虚能荣养。"朱丹溪指出："痿之不足，阴血也。"清代林佩琴"参而酌之"，将痿病之因概括为湿热蕴阻、阳明脉虚、肝胃阴虚、肝肾阴虚、肾督阳虚、瘀血留着等六类，辨证而各立治法方药，甚为全面。

本病诊断要点是手足软而无力，精神疲乏，肌肉瘦削，鸭步形态，甚则肢体痿废以致瘫痪，属症状典型者，诊断并不困难。其中虽有湿热为患者，但至痿弱症状出现时，则外邪多已不显，主要矛盾当是精血不足、筋脉失濡、脾虚不主四肢肌肉。所以治疗当以大剂填补肝肾精血为要，兼顾健脾利湿，活血舒筋。

少年之际，生机旺盛，须有充足精血以供骨脉筋肉生长之需要，今病者步履艰辛，乃骨软筋弱之象，故先用熟地、枸杞、黄精填精补血，然“善补阴者，必于阴中求阳”，且肾之阳气能促进阴精的化生。补阴而不温阳，则独阴不生，是以投炒杜仲、肉苁蓉、仙灵脾、仙茅、锁阳等温肾阳之品，诸味虽温肾而不刚燥，无动阴之弊，且有强筋骨利机关之功；“足受血而能步，手受血而能握”，手足不用，血不濡也，所以不但要补益肝肾之精血，还应活血通络以舒筋，鸡血藤活血且养血，乃为理想之药物，用量宜大；加木瓜、五加皮、威灵仙，以增强舒筋活络之功，更可防湿邪阻滞经络。综全方之义，重在“补”“运”二字。虽以补益肝肾为主，也不忽略活血舒筋之辅佐。20剂后，竟初见成效，故当守方继进。复诊时先后加用狗脊、巴戟天、补骨脂，增服桂附地黄丸，均为加强肾气所施。治疗后期，虑及经过补益，肝肾精血渐生，臂腿力增，但萎缩之肌肉仍恢复较慢，即嘱服芡实、薏苡仁、胡桃仁等健脾、益气、养阴平和之味食疗，意在缓收全功。

季某 男，17岁，中学生。1978年7月3日入院，同年8月4日出院。

主诉及现病史：双下肢进行性痿软无力40天，不能步履1个月。

患者于1978年5月底出现鼻塞流涕，伴下肢酸痛。三四天后鼻塞流涕自然消失，两下肢疼痛加重，遂用草药外敷，10余天后疼痛好转，但四肢渐觉麻木乏力。1个多月后，肢体麻木虽失，下肢乏力却渐加重，并双大腿肌肉萎缩，双小腿肌肉肥大，步履困难，动辄跌倒，食欲下降，余无异常，住本院神经科治疗。

体格检查：消瘦，一般情况尚可，心、肺、肝、脾检查未见异常，血压110/70mmHg，脊柱生理性弯曲存在，全身肌肉萎缩，双下肢大腿肌肉萎缩最为明显，翼状肩，行走似鸭步。

神经系统检查：神清，对答切题，无定向障碍；面部痛觉存在，嚼肌和颞肌有力，抬额、鼓腮、咬齿良好，口角无下垂；颈软；两上肢肌力、肌张力对称减弱，两上肢桡骨膜反射及肱二头肌、肱三头肌反射存在，但减弱；两下肢肌力2~3级，肌张力减退，两下肢膝反射、跟腱反射消失；腹壁反射消失，病理反射未引出；全身痛、触觉、位置觉、音叉振动等感觉正常。

实验室检查：血红蛋白145g/L；白细胞14×10^9/L，中性0.78，淋巴0.22；血沉6mm/h；血清钾7.0mmol/L；血肌酐176μmol/L，肌酸45mol/L；脑脊液：透明无色，潘氏试验（-），糖1.6~2.2mmol/L，氯化物123.12mmol/L，蛋白质0.38g/L。

病理检查：镜下可见肌间质小血管充血，部分肌纤维束变细，肌肉普遍呈颗粒变性，横纹不清楚，并有部分肌浆溶解。病理诊断：符合肌营养不良性改变。

西医诊断：进行性肌营养不良症。

治疗经过：患者入院后经激素、胰岛素和多种维生素（包括维生素E）治疗半个月，肌肉萎缩无好转，仍行步不稳欲仆。患者及家长焦虑不安，要求中医药治疗。

7月18日会诊：察其面色苍晦，形体消瘦，两腿肌肉萎缩，步履蹒跚，姿似鸭步。问之，两腿时感麻木疼痛，足跟疼痛，纳呆食少，耳鸣作响，夜尿增多，大便如常。按脉沉濡，舌淡苔薄。证属肝肾不足。治法：补益肝肾，壮健筋骨，舒活关节。

千年健15g　桑寄生15g　补骨脂15g　熟地15g　当归15g　木瓜15g　枸杞15g　怀牛膝15g　鸡血藤15g　伸筋草15g

水煎服。5剂。

7月23日复诊：药后身体舒适，感觉良好，肌力似增，脉舌同前。再拟壮筋骨、益肾和营之品。前方加肉苁蓉、五加皮各15g。又服药

10剂，能自行在庭院短时间散步，鸭态步明显改善，脉象较前有力。效不更方，又服5剂，病情好转并稳定出院。

出院后通过信函处方，8月11日患者来信：两下肢较前更有力，能步行1千米，肌力略有增长，但食欲不振。斟酌病情，患者素有食欲减退，乃为脾虚之征，故在原方基础上加入健脾益气之品。

药用：

苍术　白术　桂枝各10g　太子参　木瓜　怀牛膝　五加皮　千年健　肉苁蓉　枸杞　鸡血藤　伸筋草各15g

嘱服20剂。

同年9月13日来信称：现已步行上学读书，每天走7.5千米，能参加一般体育活动，食欲恢复正常，耳鸣消失。但走路时间过长足跟仍感疼痛。仍继以补肾健脾、舒筋活络之品长服，以达愈病之目的。

药用：

炒杜仲　炒续断　伸筋草　鸡血藤　淮牛膝　木瓜　五加皮　金毛狗脊　巴戟天　枸杞子　制黄精各15g　苍术　白术　桂枝各10g　生炒苡仁米20g

间服上方30剂，身体完全恢复健康。

故张景岳说："痿病之意,《内经》言之详矣。观所列五脏之证，皆言为热，而五脏之证，又总由肺热叶焦，以致金燥水亏，乃成痿证……又曰悲哀太甚则胞络绝，传为脉痿；思想无穷，所愿不得，发为筋痿；有渐于湿，以水为事，发为肉痿之类，则又非尽为火证，此其有余不尽之意，犹有可知。故因此而生火者有之，因此而败伤元气者亦有之，元气败则精虚不能灌溉，血虚不能营养者，亦不少矣。若概从火论，则恐其真阳亏败及土衰水涸者，无不能堪。故当酌寒热之浅深，虚实之缓急，以施治疗，庶得治痿之全矣。"

对于痿病的治疗，不能拘泥于《内经》“治痿独取阳明”之法，须辨证论治，有其证必有其法。当然，五脏六腑皆禀气于胃，胃司纳谷而化生精微，胃的功能健旺，则肺津充足，脏腑气血旺盛，肌肉、筋脉、骨髓得以濡养，痿病自有恢复之机。此例患者面色晦暗，足跟疼痛，耳鸣，多尿，肌肉萎缩，脉沉舌淡，乃元气败伤、肾虚精亏、肝血不足所致。盖肾藏精，主骨，为“作强之官”；肝藏血，主筋，为“罢极之本”。精血充盛则筋骨坚强，肌肉健壮，活动正常；肝肾亏损，精血虚弱则面色无华而晦暗；肾亏则足跟痛而耳鸣多尿，不能濡养肌肉则四肢痿软。

又患者罹病以来，食欲减退，为脾胃虚弱所致。故在治法上恒以补肾为主，佐以健脾益气，方用右归饮合三妙丸化裁。枸杞、补骨脂、桑寄生、肉苁蓉、杜仲、续断、狗脊、巴戟天以补肾填精；千年健、木瓜、五加皮、伸筋草、鸡血藤以益肝肾、壮筋骨、舒筋活络；熟地、当归以滋肾养血；苍术、白术、太子参、黄精以健脾益气、濡养肌肉；怀牛膝既补益肝肾，又引药下行，运药力直达病所。诸药合用，守方守法，故取得满意效果。

先生以此法共治20余例此种病人，均获得良效。

李某　男，19岁。

双下肢进行性痿软载余。宿恙关节炎。近出现双下肢痿弱无力，步履艰辛，下肢疼痛，曾诊为痹病。经用化湿通络之法治疗疼痛减轻。但双下肢肌肉渐见萎缩，经各种生化、病理检查，诊为“进行性肌营养不良”，属中医痿病。服用多种维生素、激素等西药治疗无效。今求诊于先生。舌苔黄，舌质红，脉细弦。

治痿不拘泥于独取阳明，此痹病转痿，痹痿同病。故拟用益肾养肝、舒筋活络之法。方用虎潜丸加减。

肥知母10g　黄柏10g　干地黄12g　虎骨缺　怀牛膝12g　锁阳10g

炙龟板 10g　杜仲 10g　当归 10g　白芍 15g　鸡血藤　活血藤各 15g

此方以怀牛膝、锁阳、杜仲、龟板益肾强筋骨；当归、芍药养血柔肝；知母、黄柏、地黄滋阴清热；鸡血藤、活血藤补血活络。服药20余帖，药符病机，诸症好转，肌痿控制，行走得力。再守原轨损益，内服知柏地黄丸，以巩固疗效。

任继学

摊缓风病证治发微

任继学（1926~2010），长春中医药大学教授，国医大师

摊缓风病，是摊缓病类之一，往往临床医者多从西说，不认真察认中医之名，实际此病临床并不少见。本病始载于宋。《圣济总录，卷七，诸风门说》：“摊缓风，手足不随，或时麻木。”又说：“卒中摊缓，手挛急。”对发病之因，明确指出说：“皆由气血内耗，肝肾经虚，阴阳偏废而得之，或有始因他病。”《太平圣惠方》亦说：“摊缓风，手足不遂，皮肤顽痹。”

临床病象，多为突然发病，但分为先兆病象和发病病象。

先兆病象：多为潜在性发病，如发热，或腹泻、或急性乳蛾、或痄腮、或缠腰火丹之后，由于失治，误治邪毒未解留连于机体内外募原之中，待督脉及脊髓内外正气、营卫之气失调邪毒乘虚侵入而发病。

发病的临床病象：起病急速，轻者呈现出四肢似瘫非瘫之象，重者四肢呈现出全瘫之象，皮肌顽麻无感觉，甚者二便失常。

病位是以督脉与脊髓为发病之本，因督脉入属于脑，“脊髓者，水也，随也，谓骨之精水，灌注孔窍，随脑循脊下输两肾也”（《身经通考》）。“脑散动觉之气，厥用在筋，第脑距身远，不及引筋以达百肢，复得颈筋脊髓，连脑为一……筋自脑中者六偶，独一偶逾颈至胸……

又从肾髓出筋十三偶，各有细络旁分，无肤不及”（《内镜》）。笔者以为：髓出筋十三偶，筋者，古未清，今是神机之路，神经之元，内而脏腑外而皮腠，经络之神为之司，故为病成之标。

发病季节，一年四季皆可发生，但以秋末冬初，以及冬末春初多见。何以言之？秋末凉燥之气退而未尽，冬初寒气初渐是为渐冷之时，气候外冷内燥伏，为毒风易起之时，故待秋末冬初而发；冬末严寒之气未尽，春初温气初渐未盛，气候外寒温内伏；为毒风易发之季，必待冬末春初而发。

病因病机

本病虽为脊髓与督脉发生病变，但人体由经络联接，气道、血道、液道、水道相通，因此本病属于是全身反应性疾病。

就其发病原委而言，内因是主，外因是发病条件，多为续发之因，即伏邪为患，正如《伏邪新书》说：“感六淫而即发病者，轻者谓之伤，重者谓之中，感六淫而不即病，过后方发者，总谓之曰伏邪，已发者而治不得法，病情隐伏，亦谓之曰伏邪，有初感治不得法，正气内伤，邪气内陷，暂时假愈，后仍复作者，亦谓之曰伏邪，有已发治愈，而未能除尽病根，遗邪内伏，后又复发，亦谓之曰伏邪。夫伏邪有伏燥、有伏寒、有伏风、有伏湿、有伏暑、有伏热。”而伏疫、伏毒，亦在其内。又说：“阳明，少阴，督脉，阴跷伏热，发为筋急拘挛，脊强反张，腿并不能开，膝弯曲而不直。”而《羊毛瘟疫新论》曰：“夫天地之气，万物之源也，伏邪之气，疾病之源也。”是其义也。

内因所致者，一是先天禀赋肾气有亏，督脉、脊髓内外气血不足，营气、卫气不充，三维防御系统缺欠。

二是情志失调，气机阻滞，气化功能不全，气血循行不利，毒自内发，营卫失和，是邪潜藏之要。

三是饮食失节或劳逸失度，久则脾胃受害，元气受损，中轴升降无力，营气不得出中焦，抗邪除毒功能减弱，是邪气内浸之源。

外因所使者，多由六淫邪毒内犯，时疫邪毒内侵，但多藉毒风流动漂浮之力，疏泻之能，穿透腠理之功，开发玄府之性，为统领诸邪内犯人体之主，故《素问·生气通天论》说："风者百病之始也，"《素问·风论》亦说："风之伤人也，或为寒热……或为偏枯……，风者善行而数变。"因变而生疫毒、时毒，所以杨上善注《黄帝内经太素》说："风为百病之源。"即为本义。

内因所使者，多因六淫邪毒，或时疫病毒、污染饮食、毒从口入，潜藏脾胃募原之内，待机而发。

此外也有感受六淫邪毒或时疫病毒，感而即病者，是以邪胜毒强，正弱，卫虚，营衰，不能束邪除毒所致。

本病的病机主要是督脉与脊髓感染时疫与六淫病毒为害。

盖督脉统阳，脊髓水也，以行阴液，二者为水火互用，阴阳相配，内含定体，定体者是言二者皆为气血循行之路，阳津阴液，通行之道，经络连属，神机流贯上至脑下聚于肾，故伏气解说："髓者以脑为主……，脑髓即由肾气从督上滋"，可见脑髓－脊髓－骨髓，皆由肾生，是一源三岐，为生理之用矣。

督脉为病，脊髓为患，是病邪毒害为要，其病变有四：一是经络发生阻滞，脏腑生理失调；二是气化功能受伤，阳郁气结，气不顺为风，阳郁生热；三是津血循环障碍，血液流滞、为瘀、为痰、为肿、为重；四是营气不通，卫气不行，营卫二气俱微，引起三焦气乏而无所御，则四肢断属瘫缓顽麻。综观督脉与脊髓发生四种病变之态。在病理上必然是体用俱伤，募原受损，引发觉元（"脑神曰觉元"觉元者，感觉之元神也——《酉阳杂俎·广知篇》）失用，神机上行下达痹塞，经络内外连属受阻，阴阳跷脉“行走之机要”（《太平圣惠方》）发生挛急，其病已成。

证　　治

本病之生以正气之虚，虚在肝肾，营卫之弱，弱在三焦，何以言之？卫出下焦，行于上焦，营出于中焦，故《温热病指南集》说：“人身之中，肺主卫，又胃为卫气之本”。

毒风统领诸毒之气，乘虚侵伤督髓为害，但“处方疗疾，当先诊知病原，察其盈虚，而行补泻”（《太平圣惠方》）。因而督脉一伤，脊髓病变，累及任脉，二脉失和，真息功能衰弱，神化功能障碍（神化者，神经生化也），气血循环不畅，所以通督理髓，活络祛邪为法。

一、毒伏督髓证

症状：瘫缓四肢不遂，渐呈麻木，二便秘涩，甚者溺闭，或遗溺，大便不通，或自遗粪，颜面红，口干，心烦，头晕，腹满，皮肤干涩，肢节酸楚，舌红赤，苔淡黄，脉多沉数而滑之象。法宜解毒清热，活络通督。用益髓活解汤治之。（笔者方）

酒生地　鹿角霜　七叶一枝花　赤芍药　生龟板　金银花　连翘　天葵子　丹参　羚羊角片　马钱子粉 0.2g 冲服

用猪脊髓一条熬汤（去浮油），用此汤煎药服之。

二、阴虚髓损证

症状：病程月余，四肢瘫软，肌肉消瘦，手足心热，头晕神疲，口咽干燥，二便失畅或失禁，肢顽麻，颜面萎黄，颧红，毛发焦，口唇红干，舌红尖赤少津，苔薄黄干，脉多虚数或沉涩之象。法宜滋阴补髓，活络清热。

用养阴益髓饮治之。（笔者方）

砂熟地、血竭粉（冲）、龟板胶、黄精、豨莶草（酒洗）、山萸肉、白首乌、女贞子、肉桂心（少许）、盐黄柏、秦艽（酒洗）、马钱子粉（炙，0.2g，冲），猪脊髓一条熬汤（去浮油），用此汤煎药，亦可送服健步虎潜丸治之。

三、阳虚髓亏证

症状：病程长，四肢瘫缓发凉，麻木不仁，畏寒喜温，二便失常，纳呆，小腹胀，头目昏眩，颜面青白色暗，舌淡红，苔薄白，脉多沉迟无力之象。法宜温阳通络，生精补髓。用补阳生精饮治之。（笔者方）

鹿茸粉（冲）、肉苁蓉、巴戟肉、当归尾、淫羊藿、红花、补骨脂、马钱子粉（0.3g 冲）、黄精、伸筋草、砂熟地、狗脊，猪脊髓一条熬汤（去浮油），用此汤煎药服之。

四、湿热证

症状：江南多见，起病隐而急，四肢先重，旋即瘫缓，微肿，麻木，身热不扬，胸闷口苦，身困沉重，心烦，尿短赤，大便虽秘，粪出如溏，颜面黄而透红如秽，舌红，苔黄而腻，脉多濡数之象。法宜清热利湿，通督除秽。用清热渗湿汤治之。（笔者方）

茵陈蒿、苍术、黄柏、丝瓜络、鹿角片、白蔻皮、黄豆卷、滑石、茯苓皮、藿香梗、马钱子粉（0.3g 冲）、栀子，猪脊髓一条熬汤（去浮油），用此汤煎药服之，壮热汗出者，送服紫雪丹治之。

权 变 法

临床除口服汤药治疗外，可配合针刺疗法：上肢取肩髃、肩贞、手三里、大椎、陶道、合谷等穴；下肢取髀关、伏兔、秩边、梁丘、足三里、血海、阳陵泉、申脉、临泣、照海等穴，手法先泻后补。小便不通，取十四椎夹脊穴、关元、三阴交、水道等穴，大便秘结者，取外关、天枢、支沟等穴，手法用泻法。

大便秘结不通者，用通结散治之，药用蜣螂、煨皂角、二丑（炒）、枳实，共为细面，当归煎汤送服。

小便涩而不通者，用加味通关丸治之，药用肉桂、黄柏、酒知母、蝼蛄，共为细面，小麦秸汤送服。

外治法：火烧大葱白、炒食盐，共捣如泥，肚脐内放少许真麝香，将葱泥炒热敷脐上，凉时移葱泥再炒热敷之。

此病急性期可用穿琥宁注射液或清开灵注射液，加于5%葡萄糖注射液中，静脉滴注。急性期同时可口服紫金锭，1日2次。

恢复期用地黄饮治之，药用熟地、巴戟肉、山萸肉、肉苁蓉（酒洗）、炮附子、官桂、金石斛、白茯苓、石菖蒲、远志肉、麦冬、五味子，水煎服。阳虚髓亏证可用人参鹿茸丸配合治之。阴虚髓损证可用大补阴丸配合治之。

康复期可用豨莶草（酒洗）、龟胶、鹿胶、砂熟地、海马、黄精、血竭、骨碎补、枸杞果、炙黄芪，共为细面，淡盐汤送服。

马钱子粉（炙），用法：连服六七天，停服四五天后再用，病情已恢复者停用。毒伏督髓证可用醒消丸、三黄丸配合汤药治之（方见《外科证治全生集》）。

药浴疗法：药用透骨草、桑枝、络石藤、忍冬藤、石楠藤、真鸡血藤、鹿角霜、麻蜥蜴，水煎成1000ml，放入浴水中，洗浴30分钟。

另外治疗过程中可用推拿、按摩疗法配合治之。

病机转归

若早期诊断及时治疗，用药得当，预后一般是良好的。若失治误治，预后较差。

（《砭石集（一）》）

胡国俊

治痿取中论虚实

胡国俊（1946~　），安徽名医胡翘武先生哲嗣，
安徽中医学院第一附属医院主任医师

痿之为病成因颇多，然由中州失运，精微不化，经脉少充，肢体不荣而致者不为临床少见。《素问·痿论》中有“治痿者，独取阳明。……阳明者，五脏六腑之海，主润宗筋，主束骨而利机关”，实开痿证治胃之先河。由此而降，治宗此说者甚多，如石顽老人在其《张氏医通》中所谓“痿证病因虽曰不一，大都起于阳明”，《医学心语·痿》也有治痿“不外补中祛湿养阴清热”之说，其祛湿养阴清热可视为治中之具体法则。考胃为阳土，与脾同居中州，经脉相连，互为表里。“主润宗筋”虽为胃之能事，但胃之纳腐转输，束筋骨利机关，及肌肉之丰萎，四肢之用否，与阴土之脾关系也甚密切。故《素问·太阴阳明论》即有“脾病而四肢不用何也？岐伯曰：四肢皆禀气于胃，而不得至经，必因于脾，乃得禀也。今脾病不能为胃行其津液，四肢不得禀水谷气，气日以衰，脉道不利，筋骨肌肉皆无气以生，故不用焉”。简短数语，将脾土健运失常，胃失脾助，气血衰滞，水谷津液无以滋充四末，而使肢体痿躄不用之理阐述得理详意赅，是故治痿取中非仅“独取阳明”，当悉脾胃两土而论。两土之治，脾胃有别，痿之由虚者诚多，然由实者亦复不少，故《痿论》言治痿独取

阳明，寓意之深也在“取”之一字，治取之法应随证而异，虚补实泻，方无虚虚实实之误。故治痿取中除悉取两土外，更应审虚实补泻之治，始可谓完备。

中虚致痿，补益之法脾胃有别

痿之因中虚者，除《内经》有关篇章阐述外，历代医家也有进一步论述，如《保命集》曰：“若脾虚则不用也。《经》谓土不及则卑陷。卑，下也；陷，坑也。四肢皆禀气于胃，而不能至经，必因于脾乃得禀受。”《证治汇补》曰：“气虚痿者，因于饥饿劳倦，脾胃气虚，百骸溪谷皆失所养，以致宗筋弛纵。”然脾胃功能有别，阴阳各异，“太阴湿土得阳则健，阳明燥土得润始安”。中虚致痿证状虽多雷同，但机因非一，补益之法大相径庭。

一、太阴虚寒

若素禀阳虚之体，脾阳大多不足，虚寒极易中生；或罹疾误治，苦寒方药频投；或贪凉饮冷，吐泻交作，致使中阳残伤。脾阳不足，太阴虚寒，转输运化不能，气血生化之源匮乏，脉道不利，筋骨少充，肌肉百骸无气阳之温煦，四肢不用而痿躄也。温补脾阳之方，当推甘草干姜汤，理中丸辈。

男孩　4岁，因吐泻交作后，上肢抬举无力，下肢步履不能一月，经治半月罔效。见其面黄无华，手足厥冷，溲清，大便时或溏薄，舌淡脉虚迟，此乃中寒吐泻，脾阳伤残，少火不足，四肢失气阳温煦而不用也，亟予干姜、炙甘草、桂枝各6g。3剂后手足转温，并有自主活动之迹象，继予原方加党参10g，又5剂遂愈。

二、中气不足

若脾气亏虚之人又或劳倦过度，或食纳甚少，或大病久恙产后而伤及脾土者，脾气极易亏耗而难复。脾气一虚，陷而不举，少于统摄，虚惫困顿之脾土，遂乏健运转输之职，精微不化，中气日衰，脉道不利，筋骨肌肉皆失脾气之升举统摄，而渐至痿而不用也。治此非大剂健脾益气举陷不为功，方如补中益气汤，升陷汤化裁为宜。

男孩 1989年4月诊，11岁。因出生时难产，稍长即现四肢软瘫、不会言语、口角流涎等症，求治十载少效，经友人介绍于余时也只求一线希望。见其面色萎黄，头发枯涩，纳谷不馨，稍动则额汗淋漓，上肢只能勉强平举，下肢无力，不能挪动，胸前围巾被流涎湿透，舌淡苔白薄，两脉虚细略数。久病之躯，气血不无亏虚。十载方药杂投，难免不伤中气。暂宜健脾益气滋培后天，冀筋骨四末有禀，软瘫之恙或有些微之望。

黄芪20g　党参、白术各10g　益智仁　紫河车研末吞　炙甘草　当归　柴胡、防风各6g　茯苓15g　谷芽　麦芽各10g　红枣3枚

30剂后纳谷有增，流涎锐减，直立有力，可扶凳移步，前所未见之迹象也。继予原方出入调治1年，流涎基本控制，并能于户外嬉玩，因乏力仍时有跌仆，可发简短话语，大小便能自理，也能自食，目前尚在治疗中，步履举臂可望恢复常人之态。

三、脾阴亏虚

泻痢久羁，或香燥之品过当，或热病久病均可伤及脾阴。脾者体阴而用阳，营阴乃其体也。阴虚之脾，阳用失健，脾土之转输运化也失其职，且营阴一虚，经脉筋骨无以滋充，四肢肌肉更乏濡养，软弱无力渐至痿而不用，为其常理也。治此之证，甘温益气与辛热通阳均

非所宜，非大剂甘凉养阴不为功，六神散为其代表方剂。

李某 男，38岁，1976年6月24日诊，两下肢酸软无力，渐至步履艰难3月余，经检查诊断为“多发性神经炎”。形瘦神疲，面容憔悴，纳少脘痞，大便时结时溏，小便淡黄，下肢肌肉枯细如削，挪步必双拐支腋，曾针药并投乏效。视其舌淡红、少苔、多细裂，脉虚细且数。此乃脾虚久亏，络脉失养，下肢乏阴精之滋濡。治当大剂甘凉滋补脾阴、稍佐通络益气之品。

山药　南沙参　生谷芽各30g　太子参　玉竹各20g　百合　扁豆各15g　鲜藕片50g　淮牛膝　生地　地龙各10g

7剂后纳增便调，精神稍振，气力也增。原方增鲜泥鳅50g、鸡血藤30g。连服15剂，下肢肌肉渐丰，着地有力，并可弃杖步履。继予上方去谷芽、地龙，加黄芪、当归、枸杞各10g，20剂后痊愈。

四、胃阴失充

阳明主润宗筋，宗筋主束骨而利机关，若“阳明虚，则宗筋纵，带脉不引，故足痿不用也”，因阳明燥土，喜润恶燥，故以胃阴不足最为多见。热病伤阴，久病耗液，或禀赋阴虚，或辛热温燥药食无忌而伤及胃阴，使燥土失润，纳腐有碍，气血生化之源不足，络脉失养，宗筋乏濡，束骨不主，机关不利。因阳明阴亏多兼燥化，清热泻火之品也可随证加入，但应避苦寒之味以化燥伤胃，如斯燥土复润，气血活泼，四肢筋骨肌肉赖以滋荣，痿躄之证始有向愈之望。

沈某 1986年秋诊，男，6岁。

患小儿麻痹症3月，两下肢痿软无力，不能直立，更难步履，形瘦神疲，纳少渴饮，常呕逆反胃，溲黄便结，手心灼热。时而干咳，小腿微削，唇舌红赤，少苔，两脉细数。前医曾施补益气血、强筋壮骨之法无效，此乃暑热之邪中伤不足胃土，阴虚燥火复灼肺金，而致痿躄也，亟拟甘寒清热养阴增液，以滋沃灼伤之燥土。

生地　生石膏　天花粉各15g　鲜芦根30g　玄参　百合　枇杷叶　桑枝叶各10g　瓜蒌仁20g　地龙　川贝各6g

10剂。药后，口干减，纳谷稍增，呃逆未现。前方既效，毋庸更张，去石膏，加石斛、淮牛膝、忍冬藤各10g。

20剂后下肢略见丰润，着地有力，但仍艰于挪步。此胃阴虽有滋充，筋骨尚未强化也，合拍之方当守，遂于上方去枇杷叶、忍冬藤、瓜蒌仁，加阿胶10g、羊胫骨30g熬膏，缓调4月，已能蹒跚步履。

邪浊壅遏，治取中土泻其有余

痿取阳明并非单指补益一法，如邪浊中阻，湿热蕴遏，抑或痰瘀互结中州者，决非滋补所能疗治，治当廓清中土，泻其有余也。诚如《灵枢·根结》曰："太阳为开，阳明为阖，少阳为枢。……折则气无所止息，而痿疾起矣。故痿疾者，取之阳明，视有余不足，无所止息者，真气稽留，邪气居之也。"《症因脉治·痿证论》更明确指出："《内经》论痿，以阳明积热相传于肺，治宜独取阳明，以澄其源，则不消烁血液，而主润宗筋，能束骨利机关。……膏粱积热，内伤成痿之症，必当独取阳明，而为治痿下手真诀。……今言独取阳明者，以痿症及阳明实热致病耳。……清除积热，则二便如常，脾胃清和，输化水谷，生精养血，主润宗筋，而利机关。"对痿躄治中，泻其有余之法论之何等精辟！

一、太阴寒湿

久卧湿地，贪凉饮冷，或专事水业者，渐渍或直中之寒湿极易凉遏中州困顿脾土。因寒为阴邪，湿邪淹滞，与太阴湿土同气相召。寒湿用事，中阳被遏，内而脾胃，外而肢体，无不为其浸渍，遂致络脉凝涩，四末失煦，如草木久遭水涝又逢阴霾，少生机而萎弱凋谢也。《景岳全书·痿证》即有“有渐于湿，以水为事，发为肉痿”之论。治此之证当辛温散寒，香燥化湿，速苏困顿之湿土。佐温阳健脾之品，可使苏后脾土能振而健运有常。

何某 男，38岁。1986年6月12日初诊。两下肢瘫软无力，艰于步履三月，某医院曾拟诊“重症肌无力”，由于医治乏效而转诊于余。患者身困乏力，头重如裹，下肢湿冷，肌肉松弛，触之有感，刺之知痛，纳少便溏，舌淡润，苔白薄微黏，两脉濡缓。此由艰辛驾驶，饥饱失调，雨湿不避，风冷常袭，寒湿之邪困顿脾土，清阳无以通达，四末少得温煦，下肢又独遭寒湿之浸渍，先拟苦辛香燥之品散寒化湿通阳再议。

干姜　苍术　白术　川朴　桂枝　羌活　独活　防风　陈皮各10g　威灵仙15g　蚕砂20g　细辛　白芷各6g

5剂后遂觉身轻纳馨，大便成形，两足如有虫蚁之行，仰卧能左右挪动下肢。药证合拍，但苦辛香燥之品不可过当，以免耗气伤阴之弊。上方减干姜为6g，去白芷、细辛，加防已、党参、川芎各10g，苡米30g，10剂。药后已能直立移步，但不能远行，寒湿渐祛，脾土有苏，继予上方去羌活、独活、防已，加淮牛膝、当归各10g，黄芪20g，又10剂竣功。

二、阳明燥热

辛热久嗜，香燥无忌，邪热内炽，伏火中灼，且与胃肠积滞互结为祟，阻遏中州，郁闭气机，灼津耗液，脾不能为胃行其津液，胃乏束骨利机关之能事，肢体痿躄时或有见。诚如《证治汇补》“食积痿者，因于饮食太过，妨碍道路，以致升降失常，脾气不得运于四肢，手足痿弱，或腹膨胀痛，恶心嗳气，右脉沉滑”是也。治当按《保命集》“四肢不举，俗曰瘫痪，经谓脾太过，则令人四肢不举。又曰土太过则敦阜，阜，高也；敦，厚也。既高而厚，则令除去。此膏粱之疾，其治宜泻，或三化汤，或调胃承气汤选用”之法治之，始能收不可思议之效。《医宗必读》中李士材曾有奇验一则，特录之以飨同道：“大学朱修之，八年痿废，更医累百，毫末无功。一日读余《颐生微论》，千里相招，余诊之六脉有力，饮食若常，此实热内蒸，心阳独亢，证名脉痿，用小承气汤下六七行，左足便能伸缩，再用大承气汤又下十余行，手可持物，更用黄连黄芩各一斤，酒蒸大黄八两，蜜丸，日服四钱，以人参汤送。一月之内去积滞不可胜数，四肢皆能展舒。”如此不可多得之验案，特志此作一佐证耳。

三、湿热中蕴

膏粱味厚之人，又不忌甘甜酒醴，或湿热之邪由外内侵，皆蕴中土碍其健运。

以脾为湿土，胃为水谷之海，故脾胃为湿热病变中心也。若湿热不攘，中遏两土，外浸肢体，气血之源受戕，流畅络脉壅滞，遂有“小筋弛长……弛长为痿”之变也。痿之由湿热机因甚多，论治者辄喜从肝肾亏虚，经脉枯槁投药，致使湿热壅甚，痿证日加而不治者不少。石顽老人痛砭时弊，于《张氏医通·痿证》慨然叹曰：“举世靡不以肾虚为事，至于阳明湿热无从齿及之者。”今之痿证由湿热所致者更多，故清泄湿热，廓清中土，不失为痿证治取阳明之一大法门也。家父于小儿麻痹证初中期阶段，按湿热中蕴，筋脉弛长，投清泄脾胃湿热而奏效之例不胜枚举。

张某 男，4 岁，1968 年夏诊，发热两天后，突然两足软瘫不能抬移，虽针灸药饵一月未效。患儿面颊红润，口干喜饮，纳谷不馨，小便臊黄，大便溏臭，手心灼热，舌淡红，苔黄腻，脉濡滑。湿热毒邪外客肢络，内蕴中土，滋补温热之品不可再投，亟拟清泄湿热，两调脾胃为法。

葛根　防己　桑枝　赤芍　忍冬藤各10g　黄连3g　黄芩　苍术　通草　地龙各6g　苡米20g

7剂后渴减溲清，纳谷有增，手心热减，苔转薄黄，脉濡细。湿热清泄殆尽，脾胃受戕未复，再拟清泄与调补并进：干葛、白术、防己、淮牛膝、太子参、北条参、怀山药、茯苓各10g，薏米、淮小麦各20g。30剂后两足始可蹒跚行走。嘱其饮食清淡，富于营养，加强功能锻炼以增足力，上方再服20剂，秋后十愈七八。

唐步祺

痿躄释义

唐步祺（1917~2004），四川名医

痿躄是指身体筋脉弛缓，软弱无力，尤以下肢痿弱，足不能行之病。《内经》论痿谓有肺、心、肝、脾、肾五种，而皆由于热与阳明虚，故治则独取阳明，以润宗筋、束骨、利关节。还谓必须“各补其营而通其俞，调其虚实，和其逆须、筋、脉、骨、肉各以其时受气，则病已矣”，观点是比较全面的。李东垣、朱丹溪专执火热立论而主润燥泻火。丹溪有著名的泻南补北方，却也有一定的疗效。但谓“痿证无寒，不可用热药以灼其阴”，则未免一偏之见，故郑氏谓其未得此中三昧。而本《内经》“阳明虚则宗筋弛”之说，谓由于中宫转输精气失职，不输于皮、脉、肉、筋、骨，始发为肺、心、脾、肝、肾五痿，确属探本立论。故主用大辛大甘以守中复阳，使中宫转输如常而痿可立愈。所举甘草干姜汤等六方，俱可随证酌用。前人谓痿多为不足之证，李时珍谓：“湿热成痿，乃不足中之有余也，宜渗泄；若精血枯涸成痿，则不足中之不足也，全要竣补。”李士材治四年不能离床之痿证，用十全大补汤及八味丸加减，朝夕轮服，三月而大见成效。可见久病多虚，宜于峻补，痿证尤须如此。笔者曾治后遗症而成痿躄之患者王某，平时坐着犹如好人，但不能站立行动，大小便都需其母亲扶持。先以大剂甘草干姜汤守中复阳，连服四剂，稍见好转；继进大剂附子理中汤加鹿角霜、牛膝四剂，能在室内扶墙壁桌椅而行走一二十步；仍以附子理中汤为主方，合当归补血汤治之；或加上桂，加鹿角胶，加枸杞，连服三十剂而痊愈。

王任之

益气化瘀为大法，佐养肝肾起沉疴

王任之（1916~1988），安徽名医

痿证——以证统病，从证施辨，因辨立法，法而有方。

痿为病名，始见于《素问·痿论》，有“五脏使人痿”之说，而分出痿躄、筋痿、肉痿、脉痿、骨痿，分主于肺、肝、脾、心、肾五脏。其病均由于热，又以肺热叶焦为其主因，后世医家在此基础上又发展其理论，将其概分为肺热熏灼、肝肾亏虚、湿热浸淫等病因，并以此分型和创立了相应的方药。

从所见病例中观察到，好多种痿证按西医的分类，明确分属于不同病名的病种，如吉兰－巴雷综合征、肌萎缩、侧索硬化症、脊髓压迫症，还有外伤性的腰神经丛损伤等等，均可产生出痿的症状。对这些病的治疗，既难用中医的“治痿独取阳明”来统论之，又难用西医病名、西医诊断为条目来定下一套中医的方药。于是在中医基础理论的指导下，他根据本人临床实践的体会，提出“以证统病，从证施辨，因辨立法，法而有方”的一套治疗方法。

将与痿有相类似症状的西医病种统括其中，这是以证统病。然后从各个病例所表现的“证”（症状、脉、舌，还有西医的诊断等）来进行按标本、分虚实的全面分析，进行仔细的“辨证”，这是从证施辨。辨证准确以后，根据产生痿的不同原因，确定是属于肝肾内亏，或气血交阻，或湿热浸淫，或营卫不和，或瘀阻血瘀等不同的致病的侧重点，再确定治法，这是因辨立法。立法既定之后，再行遣方，如地黄饮子、补阳还五汤、桂枝汤、会厌逐瘀汤等等，这是法而有方。这“方”不是套某一个成方，大多是他根据错杂的病情而确立的综合处方，从中已可看出他有自己组织的经验方了。

从治痿证的病例中看，出自清代王清任《医林改错》中的补阳还五汤，被他伍用甚多。王清任因有“五痿”之说而立此方，冠其名为补阳，突出王清任认为痿非为补阴一法所能统治的观点，这方是补气药与活血祛瘀药配伍的方剂。医者深谙此中之道，在临床实践中，擅用王清任这一方剂，他的临床处方，多见活血祛瘀药与虫类药的伍用，这是在继承前贤经验的基础上，对痿证治法的开拓和进取。由于这两类药的配合运用得当，使痿证治疗的临床疗效提高，为中医对于痿证的治疗提供了新的内容。

叶某 男，成年。

初诊（1980 年 8 月 16 日）：因拟诊吉兰－巴雷综合征，于当月 8 日住入神经内科治疗。现两上肢肘、腕关节已能活动，但两臂不能上举过肩，右手不能摄握，两下肢略知伸缩，有时饮水多则发呛，脉濡弦。此气血交阻致痿，拟予益气活血、佐养肝肾为治。

绵黄芪 12g　全当归 10g　赤芍 6g　炒川芎 3g　红花 4g　干地龙 10g　蜈蚣 2 条　漂全蝎 3g　淫羊藿 10g　桑寄生 10g　锁阳 10g　炒续断 6g　炒淮牛膝 10g

二诊（8 月 23 日）：饮水发呛告弭，两臂已能上举，两下肢在屈曲时可以上抬，惟右手仍难摄握，脉濡弦。守原方加减。

绵黄芪 12g　全当归 10g　红花 4g　干地龙 10g　蜈蚣 2 条　漂全蝎 3g　淫羊藿 10g　桑寄生 10g　炒续断 6g　锁阳 10g　菟丝子 10g　炒淮牛膝 10g　炙金毛狗脊 10g

叶某 男，19岁。

初诊（1982年7月22日）：患者因拟诊吉兰－巴雷综合征（复发型），于7月19日入院。现四肢尚能活动，唯觉酸软乏力，尤以下肢为甚，行走需行扶持，脉濡缓。前年发病时以补阳还五汤意获效，今仍守原意之治可也。

绵黄芪10g　全当归10g　干地龙9g　红花4g　桃仁去皮、尖，杵，6g　炒川芎3g　左秦艽4.5g　鸡血藤15g　炙金毛狗脊10g　炒淮牛膝10g　锁阳10g　炒续断6g　十大功劳叶10g

二诊（7月29日）：四肢酸软乏力见减，脉濡弦。守原方损益。

绵黄芪10g　全当归10g　干地龙9g　红花4g　左秦艽4.5g　鸡血藤炙，15g　金毛狗脊10g　炒淮牛膝10g　锁阳10g　炒续断10g　十大功劳叶10g　炒补骨脂9g　巴戟天9g

李某 男，成年。

1980年9月20日，因拟诊吉兰－巴雷综合征，于9月15日入神经内科住院治疗。现见两上肢已经抬举过肩，然手指摄握无力，不能持物，两下肢不能活动，肘弯、膝弯疼痛，脉濡弦。气血交阻而致痿，姑以益气活血，兼调肝、肾为治。

绵黄芪12g　全当归9g　干地龙9g　红花4g　左秦艽5g　制豨莶草9g　锁阳10g　炒续断6g　淡肉苁蓉10g　巴戟天9g　桑寄生10g　蜈松2条

二诊（10月4日）：两上肢活动自如，手指可以拿食物入口，却仍难以执箸，两下肢可以摆动，然难以抬起，脉濡弦。前方尚合，即守原方加减。

绵黄芪10g　全当归10g　干地龙9g　红花4g　嫩桑枝10g　片姜黄6g　宣木瓜6g　炒淮牛膝10g　淫羊藿10g　桑寄生10g　锁阳10g　炒续断炙，6g　金毛狗脊10g

三诊（10 月 11 日）：病情稳定，四肢功能在逐步恢复中。仍守原意出入以治。

绵黄芪 10g　全当归 10g　嫩桑枝 10g　片姜黄 6g　宣木瓜 6g　炒续断 6g　淫羊藿 10g　锁阳 10g　炒淮牛膝 10g　桑寄生 10g　淡肉苁蓉 6g　巴戟天 10g　炙金毛狗脊 10g

刘某　男，18 岁。

初诊（8 月 30 日）：患者以吉兰－巴雷综合征慢性复发型，于 8 月 28 日入院。今软瘫无力已有好转，惟仍感麻木不适，脉濡弦。经旨：营气不行则不仁，卫气不和则不用。姑以调和营卫为治。

绵黄芪 10g　全当归 10g　干地龙 9g　红花 4g　川桂枝 4.5g　炒白芍 6g　左秦艽 4.5g　鸡血藤 15g　炒续断 6g　制豨莶草 10g　鹿衔草 10g　锁阳 10g　红枣 10 枚

二诊（9 月 6 日）：四肢麻木好转，已能行走，惟觉乏力，脉濡弦。守上方加减。

绵黄芪 10g　全当归 10g　川桂枝 4.5g　炒白芍 6g　左秦艽 4.5g　鸡血藤 15g　制豨莶草 10g　鹿衔草 10g　锁阳 10g　淡肉苁蓉 10g　巴戟天 10g　炒续断 6g　小红枣 10 枚

崔某　男，成年。1979 年 8 月 23 日，因拟诊本吉兰－巴雷综合征，于 8 月 13 日住入神经内科。现四肢仍然瘫痿，下肢仅能就床边略作摆动，且觉热痛，十指中唯左手食指稍能屈伸，上肢酸麻，脉濡弦。乃气血交阻、湿热浸淫所致，拟予补阳还五汤合四妙丸之意为治。

绵黄芪 10g　全当归 10g　干地龙 9g　红花 4g　桃仁去皮、尖，杵、6g　赤芍 6g　炒川芎 3g　鹿衔草 10g　漂苍术 6g　炒黄柏 4.5g　生薏苡仁 15g　炒淮牛膝 10g　蜈松 2 条

二诊（9 月 6 日）：两上肢酸麻、两下肢热痛均见好转，指、趾稍能活动，便结难解，余症如前。前法尚安，守原方加减。

绵黄芪 12g　全当归 10g　干地龙 9g　红花 4g　左秦艽 4.5g　制豨莶草 10g　鹿衔草 10g　鸡血藤 15g　川桂枝 4.5g　天仙藤 6g　锁阳 10g　炒续断 8g　玄明粉 3g

三诊（9 月 21 日）：四肢酸麻和热痛感告弭，足趾亦能活动，手指中除右手食指、左手无名指和小指外，其余七指亦均能动，食欲尚可，便仍干结，脉濡弦。再守原意，参以润导。

绵黄芪 15g　全当归 10g　干地龙 9g　红花 4g　赤芍 6g　炒川芎 3g　漂全蝎 3g　蜈蚣 2 条　淡肉苁蓉 10g　锁阳 10g　巴戟天 10g　炒续断 8g　郁李仁杵，去壳，6g

夏某　男，37 岁。

1980 年 6 月 26 日，患者住院已经 7 日，诊为吉兰－巴雷综合征。现四肢仍麻，两上肢稍能挪动，而两下肢则不能活动，饮水稍急辄即发呛，脉濡弦。气血交阻而致痿，姑以益气活血为治。

绵黄芪 12g　全当归 10g　干地龙 9g　红花 4g　左秦艽 4.5g　制豨莶草 4.5g　鹿衔草 10g　鸡血藤 15g　桑寄生 10g　锁阳 10g　炒续断 6g　炒淮牛膝 10g　蜈松 2 条

二诊（7 月 3 日）：四肢发麻减轻，饮水不再发呛，两上肢能向上抬举，两下肢可稍向前伸，脉濡弦。前方能应，守原方加减。

绵黄芪 12g　全当归 10g　干地龙 9g　红花 4g　鹿衔草 10g　鸡血藤 15g　桑寄生 10g　锁阳 10g　炒淮牛膝 10g　炒续断 6g　淡肉苁蓉 10g　巴戟天 10g　蜈蚣 2 条

三诊（7 月 24 日）：手脚已不作麻，双臂能上举过头，而下肢活动仍不利。再守原意加减。

淡肉苁蓉 10g　巴戟天 10g　淫羊藿 10g　绵黄芪 10g　楮实子 10g　桑寄生 10g　炒续断 6g　锁阳 10g　炙金毛狗脊 10g　炒淮牛膝 10g　炒补骨脂 10g　骨碎补 10g　十大功劳叶 10g

郭某 女，成年。

初诊（6月14日）：患者以吉兰－巴雷综合征，于6月3日入院，4日行气管切开术。时四肢瘫痪麻木虽见好转，而吞咽仍旧困难，需行鼻饲，脉濡缓。瘀阻会厌，拟予会厌逐瘀汤出入为治。

桃仁去皮、尖，杵，6g　红花4g　苦桔梗9g　甘草3g　生地黄12g　玄参6g　射干3g　山豆根6g　赤芍6g　绵黄芪12g　全当归10g　炒川芎3g　干地龙9g

二诊（6月21日）：吞咽稍利，可以进食，四肢活动亦在恢复中，脉濡弦。前方既效，即守原方加减。

桃仁去皮、尖，杵，6g　红花4g　苦桔梗9g　甘草3g　生地黄12g　玄参6g　赤芍6g　绵黄芪12g　全当归10g　炒川芎3g　干地龙9g　鹿衔草10g　鸡血藤15g

三诊（6月28日）：吞咽已利，四肢活动逐渐好转，但仍乏力，不能行走，近日大便干结难解，脉濡弦。以益气活血，参以行腑通便。

绵黄芪10g　全当归10g　干地龙9g　红花4g　炒川芎3g　赤芍6g　锁阳10g　炒续断8g　炙金毛狗脊10g　炒淮牛膝10g　郁李仁杵，去壳，6g　风化硝4.5g

四诊（7月5日）：四肢活动渐利，已能扶杖下床迈步，唯便仍干结，续守前法加减。

绵黄芪10g　全当归10g　干地龙9g　红花4g　锁阳10g　炒续断8g　炙金毛狗脊10g　炒淮牛膝10g　鹿衔草10g　制豨莶草10g　蜈蚣2条　郁李仁杵，去壳，6g　风化硝4.5g

蔡某 男，8岁。

初诊（6月28日）：患儿因吉兰－巴雷综合征，于6月21日住入神经内科。现四肢已略能活动，然抬举无力，且觉疼痛，咳嗽有痰，吞咽困难，饮入即呛，脉濡数。气血不能濡养筋骨而致痿，瘀阻会厌则吞咽困难，治宜兼及。

生地黄 12g　玄参 6g　苦桔梗 9g　甘草 3g　桃仁去皮、尖，杵，6g　红花 3g　射干 3g　山豆根 6g　绵黄芪 10g　干地龙 6g　生薏苡仁 12g　炒淮牛膝 10g　制豨莶草 9g

二诊（7 月 5 日）：四肢疼痛减轻，活动范围稍大，唯吞咽不利，饮入发呛，需行鼻饲，脉濡弦。守原方加减。

生地黄 12g　玄参 6g　苦桔梗 9g　甘草 3g　桃仁去皮、尖，杵，6g　红花 3g　射干 3g　山豆根 6g　绵黄芪 10g　干地龙 6g　制豨莶草 9g　炙柴胡 4.5g　赤芍 6g　炒陈枳壳 4.5g

三诊（7 月 12 日）：饮水不再发呛，吞咽仍然不利，尚需鼻饲，脉濡弦。仍守原意。

细生地 9g　玄参 6g　苦桔梗 9g　甘草 3g　桃仁去皮、尖，杵，6g　赤芍 6g　红花 6g　炒陈枳壳 4.5g　射干 3g　山豆根 6g　白蚤休 6g　炙白僵蚕 6g

四诊（7 月 19 日）：吞咽见利，已能进食，唯两下肢仍觉疼痛，抬举甚难，脉濡弦。治以益气活血，并调肝、肾。

绵黄芪 10g　全当归 10g　干地龙 9g　红花 4g　漂苍术 6g　炒黄柏 4.5g　生薏苡仁 12g　炒淮牛膝 10g　淫羊藿 9g　桑寄生 9g　锁阳 6g　炒续断 6g

刘某　男，48 岁。

初诊（1982 年 1 月 7 日）：因拟诊肌营养不良，于 1981 年 12 月 31 日住神经内科。现两上肢仍感乏力，抬肩不易，蹲下即难起立，腰背肌肉明显萎缩，脉濡缓。脾主肌肉，又主四肢，腰为肾之府，拟从脾、肾论治。

何首乌 12g　大熟地 12g　潞党参 10g　绵黄芪 10g　生白术 6g　怀山药 12g　锁阳 10g　淫羊藿 10g　菟丝饼 10g　炒续断 6g　炒补骨脂 9g　炒淮牛膝 10g　巴戟天 9g

二诊（1 月 21 日）：两臂已能上举，蹲下亦能起立，脉濡缓。证药既合，守原方加减。

何首乌 12g　大熟地 12g　潞党参 10g　绵黄芪 10g　锁阳 10g　淫羊藿 10g　菟丝饼 10g　炒续断 6g　巴戟天 9g　炒补骨脂 9g　炒淮牛膝 10g　淡肉苁蓉 10g　炙金毛狗脊 10g

浦某　男，成年。

初诊（1981 年 11 月 12 日）：因肌萎缩症，于 10 月 20 日入院。现见大腿肌肉萎缩明显，腰部肌肉不时跳动，下肢疲软无力，蹲下即难站起，上楼全赖手杖，脉濡弦。姑从脾、肾论治。

何首乌 12g　大熟地 12g　潞党参 10g　绵黄芪 10g　淫羊藿 10g　巴戟天 10g　胡芦巴 10g　淡肉苁蓉 10g　锁阳 10g　炒补骨脂 10g　炒续断 10g　菟丝饼 10g

二诊（11 月 26 日）：上肢活动较前有力，而下肢乏力如前，腰部肌肉跳动告弭，唯腨腓肌肉仍稍有跳动，蹲下依旧难以站起，卧起时则需用手扶撑，脉濡弦。仍守原意从脾、肾治。

何首乌 12g　大熟地 12g　潞党参 10g　绵黄芪 10g　淫羊藿 10g　桑寄生 10g　炙金毛狗脊 10g　炒淮牛膝 10g　淡肉苁蓉 10g　巴戟天 10g　锁阳炒，10g　续断 6g　炙白僵蚕 6g

三诊（12 月 3 日）：下肢乏力减轻，登楼时扶杖即可，而下楼尚觉维艰，蹲起亦颇困难，腰部肌肉动颇频，腨腓肌肉萌动见平，脉濡弦。药证相合，守原方加减。

潞党参 10g　绵黄芪 10g　淫羊藿 10g　桑寄生 10g　炙金毛狗脊 10g　炒淮牛膝 10g　淡肉苁蓉 10g　巴戟天 10g　炒续断 6g　锁阳 10g

炒知母 6g　炙白僵蚕 6g　制白附子 3g

四诊（12 月 24 日）：腿部肌肉萎缩略有恢复，平路可以徒手行走，上下楼梯则需扶杖，蹲下站起依然困难，腰腹肌肉瞤动偶见，脉濡弦。再守原方加减。

潞党参 10g　绵黄芪 10g　淫羊藿 10g　桑寄生 10g　炙金毛狗脊 10g　炒淮牛膝 10g　淡肉苁蓉 10g　锁阳 10g　炒补骨脂 9g　巴戟天 9g　甘枸杞子 10g　炒潼沙苑 10g　菟丝子 10g

五诊（12 月 31 日）：诸恙续有改善。

潞党参 10g　绵黄芪 10g　制黄精 10g　楮实子 10g　淫羊藿 10g　桑寄生 10g　炙金毛狗脊 10g　炒淮牛膝 10g　淡肉苁蓉 10g　巴戟天 10g　锁阳 10g　炒续断 6g　十大功劳叶 10g

以后，在上方中加炙败龟板 24g、鹿角霜 9g 继续调治。

石某　男，25 岁。

初诊（1981 年 10 月 8 日）：患者因拟诊多发性神经根炎，于 10 月 2 日入院。现仍四肢萎软，不能活动，惟仅右足趾隐约可动，脉濡弦。气血交阻而致痿，拟予益气活血，用补阳还五汤意。

绵黄芪 10g　全当归 10g　干地龙 9g　红花 4g　桃仁去皮、尖，杵，6g　炒川芎 3g　蜈蚣 2 条　漂全蝎 3g　桑寄生 10g　炒淮牛膝 10g　鸡血藤 18g　片姜黄 6g　桑枝 10g

二诊（10 月 22 日）：进剂后，足趾及踝关节略可活动，肘弯及前臂稍能向下挪移，而双臂、双腿尚不能活动，脉濡弦。前方既合，即以加减。

绵黄芪 10g　全当归 10g　干地龙 9g　红花 4g　蜈蚣 2 条　漂全蝎 3g　桑寄生 10g　炒淮牛膝 10g　鸡血藤 18g　片姜黄 6g　桑枝 10g　左秦艽 4.5g　炒续断 6g

三诊（11 月 5 日）：双肘关节及两臂已能上下移动，下肢稍能向前伸出，足趾可稍活动，而手指仍不能动，脉弦滑。守原方加减再投。

绵黄芪 10g　全当归 10g　干地龙 10g　红花 4g　左秦艽 4.5g　条姜黄 6g　淡肉苁蓉 10g　巴戟天 10g　桑寄生 10g　炒淮牛膝 10g　锁阳 10g　炒续断 6g　蜈蚣 2 条

四诊（佚）。

五诊（12 月 3 日）：气血渐得流通，两上肢活动幅度较大，两下肢略向前伸并稍能摆动，只是一周来饮食欠馨，纳谷不多，四五日方一更衣，脉濡弦。前法中参以和中。

绵黄芪 10g　全当归 10g　干地龙 10g　红花 4g　淫羊藿 10g　桑寄生 10g　锁阳 10g　炒续断 6g　炙金毛狗脊 10g　炒淮牛膝 10g　炙鸡内金 10g　炒谷芽 12g　风化硝 4.5g

六诊（12 月 10 日）：病情在逐渐恢复中，仍守原方意出入治。

绵黄芪 10g　全当归 10g　干地龙 9g　红花 4g　淫羊藿 10g　桑寄生 10g　炙金毛狗脊 10g　炒淮牛膝 10g　炙鸡内金 10g　炒谷芽 12g　炒白芍 30g　甘草 12g　炒续断 6g

赵某　女，16 岁。

初诊（1980 年 1 月 18 日）：患者因左腹部撞伤，左下肢麻木，活动失灵而拟诊为左腰神经丛损伤，于 1979 年 12 月 29 日住入神经内科。诊时见左足足趾已能活动，能伸而不能翘，背部阵阵洒淅恶寒，腹部亦时觉有凉气，凉气过后辄即出现腹泻稀便，且左胸胁有时亦觉隐痛，脉细弦。拟予温肾养营为治。

大熟地 12g　制附片 9g　鹿角片 9g　炒淮牛膝 9g　淫羊藿 9g　巴戟天 9g　炒补骨脂 9g　煨肉豆蔻 6g　川桂枝 4.5g　炒白芍 6g　片姜黄 6g　炒陈枳壳 4.5g　绵黄芪 10g

二诊（1 月 25 日）：背部阵阵洒淅恶寒、腹部时出凉气均见好转，左胸胁隐痛亦弭，左下肢略可抬起，唯便仍稀，且日二三次更衣，脉细弦。前法加减，参以实便理肠。

大熟地 12g　制附片 9g　鹿角片 9g　炒淮牛膝 10g　淫羊藿 9g　巴戟天 9g　炒补骨脂 9g　煨肉豆蔻 6g　锁阳 10g　炒续断 6g　石榴皮 3g　煨诃子 4.5g　炒怀山药 10g

三诊（2月14日）：背部洒淅恶寒、腹部凉气均已向愈，便溏转实，每日尚二登圊，左下肢已能自行抬高，并能站立片刻，唯仍不能举步，左侧腹部刀疤周围尚不时引痛，脉濡弦。证药向安，守原方加减。

炙金毛狗脊 10g　炒淮牛膝 10g　锁阳 10g　炒续断 6g　淡肉苁蓉 10g　巴戟天 10g　淫羊藿炒，10g　补骨脂 10g　红花 4g　桃仁去皮、尖，杵，6g　煨川楝子 4.5g　炒五灵脂 10g　煨肉豆蔻 6g

四诊（2月28日）：左下肢已能抬起，并能举步，左腹刀疤痛引少腹亦微，惟左侧腰肋有时仍感疼痛，大便虽转实成形，然日尚二三更衣，脉濡弦。病情好转，以原法出入再进。

炙金毛狗脊 10g　炒淮牛膝 10g　锁阳 10g　炒续断 6g　淡肉苁蓉 10g　巴戟天 10g　炒补骨脂 10g　煨诃子 5g　红花 4g　桃仁去皮、尖，杵，6g　制乳香　没药各 4.5g　炒五灵脂 10g　炒九香虫 4.5g

朱某　男，成年。

初诊（1980年6月12日）：患者病经3载，以拟诊脊髓压迫症，于5月5日住神经内科病房，但仍未明确诊断。现两下肢仍酸麻乏力，以前尚可扶杖而行，近则站立困难，坐亦难以支持，有下塌感，腰腹部有束带般感觉，二便维艰，需用力按压腹部以帮助排便，两下肢喜暖恶凉，浅感觉较迟钝，脉濡缓。肝、肾亏虚致痿，即从肝、肾论治。

大熟地 12g　制附块 10g　鹿角片 10g　炒淮牛膝 10g　淡肉苁

蓉 10g　锁阳 10g　巴戟天 10g　炒续断 6g　淫羊藿 10g　桑寄生 10g　鹿衔草 10g　鸡血藤 15g　十大功劳叶 10g

二诊（6 月 19 日）：腰腹部束带感见减，坐时下塌感亦轻，在扶持下能稍事站立，唯两下肢仍觉木胀，小溲亦仍需用力按压而始出，脉濡弦。守原方加减。

大熟地 12g　制附块 10g　鹿角片 10g　炒淮牛膝 10g　淡肉苁蓉 10g　锁阳 10g　巴戟天 10g　炒续断 6g　淫羊藿 10g　桑寄生 10g　鹿衔草 10g　鸡血藤 15g　骨碎补 9g　炒土鳖虫 6g

三诊（6 月 26 日）：腰腹部束带感已微，两下肢木胀亦轻，在扶持下能行走数步，惟大便干结，需三四日一更衣，脉濡弦。药证相应，续调肝、肾可也。

大熟地 12g　制附块 9g　鹿角片 10g　炒淮牛膝 10g　淡肉苁蓉 10g　锁阳 10g　巴戟天 10g　炒续断 6g　淫羊藿 10g　桑寄生 10g　骨碎补 10g　鸡血藤 15g　决明子 12g　玄明粉 6g

张某　男，23 岁。

初诊（1981 年 8 月 20 日）：因拟诊肌萎缩、侧索硬化症，于 7 月 17 日住神经内科病房。经治疗后吞咽困难较利，不需鼻饲，然进食需缓缓咽下，饮水却仍发呛，语言较清晰，但语音低，四肢乏力，尚可活动，而肌肉明显萎缩，舌肌亦萎缩，脉濡弦。脾脉系舌本，肾脉循喉咙，肌肉萎缩，声音嘶嗄，当从脾、肾为治，而饮水发呛，吞咽困难，则乃瘀阻会厌之过，姑先治会厌，然后徐图脾、肾。

桃仁去皮、尖，杵，12g　红花 4g　苦桔梗 9g　甘草 3g　生地黄 12g　玄参 6g　全当归 10g　炒白芍 6g　炙柴胡 4.5g　炒陈枳壳 4.5g　炙远志肉 6g　石菖蒲 3g　木蝴蝶 3g

二诊（9 月 3 日）：饮水只能少量缓进，言语略多则舌謇不清，唾液甚少，颈项乏力难以抬起，脉濡弦。守原方加减。

生地黄 12g　玄参 6g　射干 3g　山豆根 6g　桃仁去皮、尖，杵，6g　红花 4g　苦桔梗 9g　甘草 3g　炙远志肉 6g　石菖蒲 3g　陈胆星 4.5g　制白附子 3g　金果榄 4.5g

三诊（9 月 17 日）：舌木硬见轻，咽饮略利，进流质饮食时，每于中途呕出，呕出而后续进，脉濡弦。再治会厌，行瘀通降。

生地黄 12g　玄参 6g　射干 3g　山豆根 6g　桃仁去皮、尖，杵，6g　红花 4g　苦桔梗 9g　甘草 3g　法半夏 4.5g　淡干姜 2.5g　炒黄连 1.5g　炒陈枳壳 4.5g　代赭石 9g

四诊（10 月 8 日）：吞咽略利，每餐进食一两左右，食至中途，仍有嗳气吐食，舌肌萎缩稍有恢复，而言语仍欠清晰，面白肢冷，脉虚细。治拟变通。

桃仁去皮、尖，杵，6g　红花 4g　苦桔梗 9g　甘草 3g　何首乌 12g　大熟地 12g　潞党参 10g　绵黄芪 10g　巴戟天 9g　淡附片 9g　淡肉苁蓉炙，10g　远志肉 6g　石菖蒲 3g

五诊（12 月 1 日）：患者因吞咽欠利，又畏药苦，而停服中药近月。近来若坐势端正时，进流质不再作呛，舌能伸出唇外分许，神疲形瘦，乏力如前，脉濡弦。仍拟养肝肾，利会厌为治。

何首乌 12g　大熟地 12g　甘枸杞子 10g　北五味子 6g　桃仁去皮、尖，杵，6g　红花 4g　炙柴胡 4.5g　炒陈枳壳 4.5g　细生地 10g　玄参 6g　苦桔梗 9g　甘草 3g　炙远志肉 6g　石菖蒲 3g

六诊（12 月 10 日）：咽饮不再作呛，声音较扬，余证如前，脉濡细。续守原方损益。

何首乌 12g　大熟地 12g　甘枸杞子 10g　北五味子 6g　桃仁去皮、尖，杵，6g　红花 4g　炙黄芪 10g　南北沙参各 6g　细生地 10g　玄参 6g　炙远志肉 6g　石菖蒲 3g　苦桔梗 9g　甘草 3g

按：从医者的临床验案来看，辨证分析由于气血交阻者颇多，首选方剂是载于清代王清任《医林改错·瘫痿论》中的补阳还五汤(黄芪、当归、地龙、红花、桃仁、赤芍、川芎)。偏于气分不足的，则加用潞党参、怀山药、白术；活血通络，加用虫类药(蜈蚣、漂全蝎、炒土鳖虫)和制乳香、没药。

属肝、肾不足者，则选用入肝、肾经的淫羊藿、桑寄生、锁阳、续断、淮牛膝、炙金毛狗脊、菟丝子、鸡血藤、鹿衔草、制豨莶草、淡肉苁蓉、巴戟天、十大功劳叶等药；血不足者，加何首乌、大熟地；温肾加制附片、鹿角片和大熟地等。

属湿热浸淫者，主用四妙丸(漂苍术、炒黄柏、生薏苡仁、淮牛膝)。

如属于“营气不行则不仁，卫气不和则不用”的，则调和营卫，方用桂枝汤的川桂枝、炒白芍、甘草、生姜、红枣，并用李东垣的当归补血汤(黄芪、当归)以补血养营。

痿已出现肌肉萎缩的，从肝、脾、肾论治之外，再加炙败龟板、鹿角片(或鹿角霜)。出现肌肉瞤动的，加白僵蚕、制白附子。疼痛的，加制乳香、制没药、五灵脂、九香虫。

如出现食入或饮水即呛的，辨为瘀阻会厌，选会厌逐瘀汤(桃仁、红花、桔梗、甘草、生地、玄参、柴胡、当归、赤芍、枳壳)和山豆根、射干、法半夏等。纳谷不多，用鸡内金、炒谷芽助脾胃之运化。便结难解，选用风化硝、郁李仁、决明子等一二味入方以润下滑利大肠。若大便稀溏者，则选用补骨脂、煨肉豆蔻、怀山药和石榴皮、炒诃子等，以温肾健脾、理肠实便。

以上症状的处理，医者并不是根据西医病名来设计中医的治法方药，而是按中医的思路进行辨证用药，并收到了较好的疗效。

(《中国百年百名中医临床家丛书·王任之》)

范中林

外邪郁闭用麻黄，白虎人参阳明方

范中林（1895~1989），蜀中现代名医

太阳证风寒湿痹（周期性麻痹）

刘某某 男，45岁。辽宁省抚顺市某局干部。

1975年2月，参加抗震救灾工作。当时气温降至零下20℃，在雪地临时架设帐篷办公和食宿。2月17日深夜，起床接长途电话，衣着单薄，持续约20分钟，后感下股冷麻。翌日，遂不能站立。经医疗队以抗风湿治疗无效，第5日即四肢瘫痪。2月24日送回抚顺，某某职工医院外科诊断为“筋肌纤维质炎”。又转某某医院治疗，当时膝关节红肿，诊断为“急性风湿症”。

此后3年内，时好时坏，反复发作。多次住院，有一次长达200多天。1979年1月9日瘫痪复发后，病情加重，每日反复发病，大腿肌肉呈阵发性游走疼痛，重则卧床不起。经辽宁省某中医医院内科，先后诊断为“痹证”“痿证”“痿痹兼证”“风痱”。沈阳某某医院内科、神经内科会诊，诊断为“发作性瘫痪待诊”。在北京某某医学院附院确诊为“周期性麻痹”。1979年4月13日前来就诊。

初诊由专人陪伴来诊，步履困难。周期性下肢瘫痪，每日发作，

轻时蹲下后即不能起立，重则四肢皆瘫；发作时间约半小时到1小时，有时长达8小时以上；不服药也可以暂行缓解，次日又突然发作，受凉或疲乏后较易引发。两腿肌肉游走疼痛，并有凉麻感，四肢关节及腰部亦可觉痛胀。头晕痛，口干，无汗。舌质稍红，根部薄黄苔，脉浮紧。此为太阳证风寒湿痹，外邪郁闭，阻滞经络，长期凝聚不解。法宜解表开闭，散寒除湿，以麻黄汤加减主之。

麻黄10g　杏仁12g　苏叶10g　防风10g　法半夏12g　甘草15g

因稍有热象，去桂枝，重用甘草；为加强祛风、散寒、除湿之力，加苏叶、防风、半夏以佐之。从4月13日至5月18日，月余内，每日1剂，基本以此方加减。犯病程度逐渐减轻，时间缩短，能独立自由行动。

患者病情复杂，周期性麻痹缠绵不愈，迁延数年，日益沉重。

《素问·痹论篇》云："所谓痹者，各以其时重感于风寒湿之气也。"本例病发于严冬，风寒湿邪，互相交织。肌肉关节疼痛，游走不定，为风痹之象；下肢时觉冷痛，遇寒加重，乃寒痹之候；肢体关节，尤其是双腿重着疼痛，又为湿痹之征。从主证来看，风寒湿痹，兼而有之。

《素问·痹论篇》还指出"痹，或痛，或不痛，或不仁，或寒，或热，或燥，或湿""痛者，寒气多也，有寒故痛也。其不痛、不仁者，病久入深，荣卫之行涩，经络时疏，故不通，皮肤不营，故为不仁"。本例患者时痛、时不痛，时麻木不仁，或寒、或热、或湿，虽证候纷纭，错综复杂，但其为太阳痹证则一也。

从病因病机分析，此证仍从太阳伤寒传变而来。初诊证候，尚具头痛、肢体关节痛、无汗、脉浮紧，表明太阳伤寒主邪郁滞未解。不论病程长短，证候如何复杂，仍遵仲景"外证未解，当先解表"之旨。虽然本例表里相兼，亦先解表而后治里，以期获"表解里自和"或"表轻里亦减”之效。

二诊：近日来间隔二三日发作一次。未出现四肢瘫痪，仅下肢突然不能抬起，或蹲下不能站立，持续约2~3小时缓解。两腿肌肉串痛，凉麻较甚，只上半身出汗。邪中血脉，气血凝滞之象仍重。法宜活血通络，温经散寒，以当归四逆汤加味主之。

当归12g　桂枝10g　白芍10g　辽细辛3g　木通10g　炙甘草6g　大枣20g　生姜10g　苏叶10g　防风10g　牛膝10g　木瓜10g

三诊：从5月22日至6月13日，以上方随证加减治之。发病间隔延长至5~7天，发作时间缩短，仅感四肢主痿软无力，疼痛与凉麻亦减轻。为增强疗效改投桂枝附子汤，进一步温其经脉，逐其风寒。并配服针砂丸荡涤湿邪。

处方一　桂枝10g　制附片久煎，20g　生姜20g　炙甘草10g　大枣30g　茯苓18g　白术15g

处方二　针砂　硼砂　绿矾　白矾　神曲　麦芽　木通　广香　甘草各30g

研末为丸，每日1次，每次约5g。

服上方后，疼痛减，近日来仅有轻度发病。又间以麻黄汤、桂枝汤加减，散寒开闭，通阳解肌，并收通经络、开痹阻之效。

四诊（7月14日）：发病时，下肢疼痛痿弱进一步减轻，可自行站立；发病时间缩短至1小时左右。7月11日犯病时，只觉左腿沉重，行步困难，半小时后即缓解。病现向愈之佳兆，以五通散加味，舒筋通络为治。

血通12g　木通10g　通草6g　桂枝10g　茯苓20g　法半夏20g　苏叶10g　防风10g　牛膝12g　木瓜12g　苡仁15g　甘草3g　伸筋草15g　五加皮15g　丝瓜络10g

上方加减连服27剂，30余日未犯病；其后，曾交替服用当归四逆汤、桂枝附子汤及五通散加减。共 25 日未发病。

五诊：9 月以后，遇有外感或劳累，仅间有发病。平时下肢肌肉略有凉麻疼痛之感，腰微痛。10 月中旬，病已显著好转，要求回单位工作。行前嘱其避风寒，忌生冷，注意调养，并拟五通散加味，令其缓服以资巩固。

血通 10g　木通 10g　通草 6g　桂枝 6g　白芍 10g　威灵仙 15g　牛膝 10g　木瓜 10g　钩藤 10g　防风 10g　乳香 10g　没药 10g　茯苓 20g　法半夏 20g　甘草 5g　生姜 20g

本例周期性麻痹，前医曾众说纷纭。从中医临证看，主要分歧在于或痹或痿，或痹痿相兼？一般说来，“痹”与“痿”应属两类病变：痹属寒与实；痿属热与虚。患者虽有肢体痿弱之象，乃由痹病痛久而废用，并非“五脏因肺热叶焦，发为痿躄”（《素问·痿论篇》）。当然，致痿的原因甚多，但其主因为五脏，如肺脏之热。而本案主要为“风、寒、湿三气杂至，合而为痹”（《素问·痹论篇》），属太阳证。故坚持温通之法为治。

太阴证睑废（重症肌无力，眼肌型）

文某某　女，6 岁。卫生部职工之女。

1976 年 1 月 20 日晚，家长突然发现患儿眼缝缩小，眯眼斜视。旋即右眼胞下垂，无力睁开，复视。1976 年 2 月，中国人民解放军总医院肌注“新斯的明”试验，呈阳性反应，诊为“重症肌无力（眼肌型）”，待查。同年 3 月 28 日，北京同仁医院确诊为眼睑“重症肌无力”。1977 年 3 月 29 日，转某某医院，中医诊治一年。虽曾短暂开大睑裂，但上胞重新下垂后，反复治疗无效。1978 年 5 月 10 日来诊，按太阴证睑废论治，3 个月基本治愈，现已巩固 1 年余。

初诊：右眼睑下垂而肿，视物困难，复视，午后尤重。面色微黄，乏力。舌质润红而暗，苔白灰黄、根部厚腻浊密布。此系脾湿之邪，蕴积已久，表实未解，上窜眼胞所致。证属足太阴睑废，法宜开闭除湿，宗仲景甘草麻黄汤方义主之。

麻黄 3g　法半夏 12g　甘草 6g

3 剂。

眼睑属脾。脾主肌肉四肢，不仅专司运化水谷之精微，且有传导水湿之功用。患儿面黄乏力，乃脾困之象。更以舌象分析，苔虽白黄黏腻，但质淡湿润，显系表实未解，寒邪久闭；脾湿之邪，蕴积益深。眼睑属于脾，今水湿之邪不得外泄，而循经上窜于眼睑，以致眼睑肿垂，无力开裂，故属足太阴之证。

《金匮要略》云："里水……甘草麻黄汤亦主之。"吴谦等按：里水之"里"字，当是"皮"字。其意热者，则当用此发其汗，使水从皮毛而去。今本其法：以麻黄之辛温，开诸闭，驱水邪；半夏性燥而去湿，脾胃得之而健；甘草味甘，火土之色，补太阴大有奇功；配麻黄，更有通利寒湿之效，麻黄、半夏、甘草配伍，辛甘化阳，阳盛则湿消；甘草倍麻黄，化湿而不伤元气。

上方服 3 剂后，眼皮稍可活动。原方加桂枝，温通经脉，辛以散邪；配杏仁，疏理肺窍，入手太阴以利水之上源。再服 1 剂，患儿眼睑开裂稍大，后随证加减。

6 月初，患儿曾有一整日可略微睁开右眼睑。苔浊腻始退，脾湿稍减。原方损益续服 12 剂。

二诊：舌质转淡红，白腻苔续减。湿浊内困已有消退之象，唯眼睑变化无进展。改服自制"针砂散"加强疗效（后又以甘草麻黄汤加减配合服）。

"针砂散"方每味 10g，共研细末。晨空腹服 1 次，每次 2g；1 周后，

3天服一次，每次2g；共服3周。

三诊：舌质淡红，白腻苔大有减退。脾湿渐化，脉络始通，眼睑开合较前自如。但余邪未尽，应益土行水。本苓桂术甘并小半夏汤方意主之。

茯苓 15g　桂枝 6g　白术 12g　法半夏 12g　苍术 9g　大腹皮 9g

10剂。

四诊：病情大有好转，原患眼午后较重，近日晚上观察，双目基本一致。舌质已正常，白厚腻苔已退。患眼睑稍厚，开裂较正常眼略小。病虽向愈，参之舌象等，尚属脾湿之邪未尽解，输化功能仍嫌不足。亟应抓住转机，健脾化湿，理气和中，助其运化之力，上方加减续服15剂。

五诊：1978年8月初，“睑废”基本治愈，视物已正常。唯眼胞仍稍厚，乃脾虚兼湿之象。以五苓散利水健脾，再除余邪。

猪苓 10g　茯苓 15g　泽泻 10g　白术 12g　桂枝 6g　五加皮 10g

3剂。

其后，曾间服上方汤剂；或服剩余之针砂散（有时间隔2~3周服一次）。

1979年3月8日，患儿再赴同仁医院复查：未见异常，为重症肌无力恢复期。1979年7月18日访问家长，患者眼睑恢复良好。

西医学所称重症肌无力，是以骨骼肌无力为特征的一种神经肌肉间传递功能障碍性疾病。相当于中医之上胞下垂，因其难治难愈，又名“睑废”。目为五官之一，“五脏六腑之精气，皆上注于目”。十二经脉，亦均与眼部密切关联。眼病虽为局部疾患，多由内脏病变而引起，内服药则重于整体考虑。大体说来，此证可分为先天与后天两大类：先天性患者，往往因发育不全而形成，常发于双眼；后天性多由于脾弱气虚，脉络失和等所致，常发于一目。本病例当属后者。

本例睑废，以六经辨证应属太阴证。太阴者，土也。在脏为脾，在气为湿。寒邪侵入太阴与湿相搏，于是寒湿阻滞经络，精微物质不得上呈，眼睑失养，以致上胞肿垂，无力开合。寒湿内困于阴土难以消除之际，仅用补中益气、升阳举陷之常规方药，不能除其寒湿之邪，故效果不显；应散寒除湿以祛邪，脾阳得伸，运化复常，精微物质得以上呈，此是治病之本。故遵仲景太阴病亦可以从外而解之变法，于寒湿中求之。先投以甘草麻黄汤，促使邪从皮毛速去（西医学认为，加注麻黄素亦可加强新斯的明疗效）；并以五苓散除余邪而收功。

阳明证高热痿躄

张某某　女，24岁。四川郫县红光乡，农民。1960年10月某日于田间劳动后，自觉身热头痛，周身不适，入夜尤甚。次日，某某医院按感冒论治，后改服中药，反复汗出，而热势不减。十余日后，忽感下肢痿弱无力，难以移步，遂来就诊。按阳明经证论治，一诊而痊愈。

诊治：蒸蒸发热已十余日。几天前，突然下肢痿软，步履维艰，甚至难以站立。自觉口干烦渴，身热汗多，不恶寒，反恶热。面赤，舌质鲜红少津，无苔，脉洪大。此系阳明高热不退，肺胃津气两伤，以致筋骨失养成痿。法宜泄热润燥，补气生津，以大剂白虎人参汤加味主之。

知母60g　生石膏120g　生甘草15g　粳米30g　北沙参60g　竹茹30g　灯心草为引，1g

2剂。

连服2剂，一剂热势衰，二剂高热退，渐能独自行走。遂停药，嘱其注意调养，旬日痊愈。

患者来诊时，身大热、汗大出、大烦渴、脉洪大，所谓“四大”具备。脉洪大为阳明内热炽盛，热邪扰于内则作烦，热盛耗津则口大渴。加以患者面赤、舌红、口燥，皆为病邪在里、阳明热盛之象。

或问：患者阳明证高热仅一二十日，何以突然致痿？因其阳旺邪盛，津液大伤，致使筋弛不收。同时，足阳明胃之津液亏耗，则脾不能为胃行其津液，而脾之大络络于肺，自不足以濡润手太阴肺，正如《素问·痿论篇》所谓“肺热叶焦，发为痿躄”。

阳明经证热盛伤津，《伤寒论》提出以白虎加人参汤主之。本例重用石膏，清阳明独盛之热；佐知母之苦寒而凉润，既清炽盛之邪热，又复亏耗之真阴；用北沙参，取其养胃生津之功；加竹茹，增强除胃热止烦渴之效。再以灯心草少许，引上部郁热下行。

仲景之白虎汤及白虎加人参汤，因于寒冷清肃之中，寓有通宣之效，退热而无滞邪之弊，甘寒并用而不伤胃，其使用范围曾有较大之扩展。如《金匮·痉湿暍病脉证治》以白虎加人参汤主治太阳中暍。《资生篇》以人参白虎治气分有热。《保赤全书》用以解麻疹斑疹。《活人辨疑》之化斑汤，也即此方。《证治准绳》治温邪湿重，则以白虎加苍术。唐容川用白虎加味治白痢。张锡纯对白虎汤及石膏之应用，也大有开拓。近年来以白虎汤治疗流行性乙型脑炎（偏燥者）和脑出血等颇效。由此可见，古今对白虎汤之运用不断扩展。但以白虎加人参汤治疗痿证者则罕见。范老严格按照六经辨证，用此方治疗痿躄之经验，是值得重视和研究的。

邓铁涛

重症肌无力属脾胃虚损大气下陷

邓铁涛（1916~　），广州中医药大学教授，国医大师

重症肌无力是一种由乙酰胆碱受体抗体引起的自身免疫性受体病，主要临床特征为受累肌肉极易疲劳，经休息后可部分恢复。全身肌肉均可受累，以眼肌为主，呼吸肌受累则出现肌无力危象，甚至危及生命。中医历代医者对重症肌无力虽未见较完备而系统的记载，但从本病的病理机制和临床表现来看，应属中医的虚损证。

虚损证不同一般的虚证，它有虚弱与损坏的双重含义。虚弱着眼于功能，损坏着眼于形体，故虚损是对各种慢性疾病发展到形体与功能都受到严重损害的概括。重症肌无力是自身免疫性受体病，临床上既有功能性障碍也有实质性损害，病程长且易反复，具有虚损证的特点。因此，重症肌无力不是一般的虚证，其实质应是虚损性疾患。

中医学对虚损证早在公元一二世纪就已有所认识。《难经·十四难》就有“一损损于皮毛，皮聚而毛落；二损损于血脉，血脉虚少，不能荣于五脏六腑也；三损损于肌肉，肌肉消瘦，饮食不能为肌肤；四损损于筋，筋缓不能自收持；五损损于骨，骨痿不能起于床”的记载。历代医家对于虚损的认识也十分详尽。根据中医学的虚损理论，结合脾胃学说脾主肌肉的理论认识和临床运用，重症肌无力的中医病名诊断应是脾胃虚损。根据重症肌无力的临床表现及分型，具体又可

分为睑废、痿证和大气下陷。

眼睑下垂为重症肌无力的常见症状,《北史》有“睑垂覆目不得视”的记载。巢元方《诸病源候论·睢目候》中称“睢目”，亦名“侵风。《圣济总录·卷第一百一十》称“眼睑垂缓”，清·黄庭镜《目经大成》称为“睑废”，后世称为“上胞下垂”。

重症肌无力的临床特征是一部分或全身骨骼肌异常地容易疲劳，晚期病例的骨骼肌可以发生萎缩。《素问·痿论》根据痿证的病因、部位、临床表现及五脏所主，有皮痿、脉痿、筋痿、肉痿、骨痿等五痿之分，其中的肉痿与重症肌无力的症状有类似之处。《素问·太阴阳明论》指出：“脾病而四肢不用，何也？岐伯曰，四肢皆禀气于胃，而不得至经，必因于脾乃得禀也。今脾病不能为胃行其津液，四肢不得禀水谷气，气日以衰，脉道不利，筋骨肌肉皆无以生，故不用焉。”这一论述强调：四肢不用，痿软乏力乃脾病所致，脾不为胃行其津液，气血不充而引起肌肉病变，与重症肌无力的临床表现及病理机制颇为吻合，现代的临床观察也证实了这一点。

重症肌无力可出现面肌无力，说话声音逐渐减低，讲话不清、吃力，吞咽困难，饮水呛咳等。声音撕哑，中医称为“音喑”。重症肌无力之声音嘶哑，乃因脾虚气陷，肺气虚衰，肾虚无根，致使气机无力鼓动声门而出现声音嘶哑。吞咽困难，中医责之肾。咽为胃之系，上接口腔，下贯胃腑，是胃接纳水谷之门户。脾胃虚衰，则摄纳运化无权；又肾为胃关，胃肾亏损，则吞咽困难。

呼吸困难，是肌无力危象。中医称之为“大气下陷”。如张锡纯《医学衷中参西录》指出：“胸中大气下陷，气短不足以息。或努力呼吸，有似乎喘，或气息将停，危在顷刻。”

综上所述，中医虽无重症肌无力之病名，但是根据其临床特点及中医的理论认识，将其归属为“脾胃虚损”病之范围是比较恰当的。

具体还可以结合病位、病性、病机，分别用“睑废”痿证”和“大气下陷”进行诊断。一般来说，成人眼肌型及少年型多属“睑废”范围；成人重症肌无力轻度、中度全身型、迟发重症型、伴肌萎缩型多属“痿证”范围；成人重症激进型多属”大气下陷”证范围。

重症肌无力的禀赋不足，后天失调，或情志刺激，或外邪所伤，或疾病失治、误治，或病后失养，均可导致脾胃气虚，渐而积虚成损。因此，重症肌无力的病机主要为脾胃虚损。脾胃为后天之本，气血化生之源，居于中焦，为气机升降出入之枢机。脾主升、主运，脾虚气陷，则升举无力，上睑属脾，故提睑无力而下垂；脾主肌肉四肢，脾虚生化濡养不足，故四肢痿软不能随用；胃主降主纳，与脾相表里，脾虚胃亦弱，则升降之枢机不利，受纳无权，故纳呆溏泄，吞咽困难；脾气主升，上充于肺，积于胸中而为宗气（大气），司呼吸，贯百脉，中气下陷，胸中之大气难以接续，肺之包举无力，故气短不足以息，若胸中大气亦下陷，则气息将停，危在顷刻。

重症肌无力的病机主要为脾胃虚损，然而与他脏关系亦密切。脾病可以影响他脏，而他脏有病也可影响脾脏。从而形成多脏同病的局面，即五脏相关。但矛盾的主要方面，仍然在于脾胃虚损。脾胃虚损，则气血生化乏源。肝乃藏血之脏，开窍于目，肝受血而能视；肾主藏精，“五脏六腑之精，皆上注于目而为之精”，肝血不足，肝窍失养，肾精不足，精明失养，“精脱则视岐，视岐见两物。”故见复视、斜视或视物模糊，易倦。脾胃为气机升降之枢纽，气出于肺而根于肾，需脾于中间斡旋转运，使宗气充足以司呼吸。脾胃虚损则枢机不运，聚湿生痰，壅阻于肺，故见胸闷、疼痛、气促等。脾病及肾，肾不纳气，气难归根，甚或大气下陷，而出现肌无力危象。声音嘶哑、构音不清、吞咽困难等，亦与脾胃肺肾的病理变化关系密切。有些患者尚有心悸、失眠等症，则是由于脾胃虚损，心血不足所致。

为了进一步探讨重症肌无力的病因病机和辨证规律，我们对 1987 年 4 月到 1991 年 6 月收治的 233 例重症肌无力患者作了系统观察，并对 58 个中医证候做了频率分析，结果表明重症肌无力以眼睑下垂、四肢无力、纳差、便溏、舌淡胖边有齿印、苔薄白、脉细弱等症候最常见。从而说明本病以脾胃虚损为主的观点是符合临床实际的。

根据上述理论，对重症肌无力的辨证如下。

（1）脾胃虚损：眼睑下垂，四肢痿软乏力，纳差，便溏，舌淡红而胖，边有齿印，苔薄白，脉细弱。

（2）脾胃虚损之兼证：兼肝血不足者，复视、斜视明显。兼肾虚者，抬颈无力，腰背酸软。阴虚者，口干咽燥；阳虚者，夜尿多。兼心血不足者，心悸，失眠，夜寐多梦。兼胃阴虚者，口干，苔剥。兼痰湿壅肺者，胸闷，气促。兼湿者，苔白厚或白浊。兼痰者，咳嗽痰黏。兼瘀者，舌暗红，尖边有瘀点、瘀斑，脉涩。兼外邪者，鼻塞流涕，喉痒咽痛，脉浮等。

（3）大气下陷：症见呼吸困难，痰涎壅盛，气息将停，危在顷刻等肌无力危象。

对于本病的治疗，根据“虚则补之”“损者益之”之旨，当以补脾益损、升阳举陷为治疗大法。此外，本病毕竟有先天禀赋不足，精血虚损，况且气为血帅、血为气母，气血相生，故亦应兼顾养血益精以固肾。至于肌无力危象，则以标证为主要矛盾，急则治其标，缓则治其本。对于兼证的处理，则可随证加减，灵活变通。

常用方药如下：

（1）脾胃虚损：补脾益损，强肌健力饮（自拟方）。主要药物有黄芪、党参、白术、当归、陈皮、五爪龙、甘草等。

（2）兼证的处理：肝血不足加枸杞子、首乌、黄精、鸡血藤。肾虚加菟丝子、桑椹子，阳虚明显加巴戟天、肉苁蓉、淫羊藿；阴虚明显加山萸肉，或加服六味地黄丸。心血不足加熟枣仁、夜交藤。胃阴虚党参易太子参，加石斛、金钗。痰湿壅肺加橘络、百部、紫菀。兼湿加苡仁、茯苓。兼痰加浙贝母。兼瘀加丹参。兼外邪一般用轻剂之补中益气汤，酌加豨莶草、桑叶、千层纸、浙贝等。

（3）大气下陷之肌无力危象：应及时采取抢救措施，加强吸氧、吸痰、插胃管，鼻饲中药，辨证使用苏合香丸或安宫牛黄丸点舌以及其他中成药除痰、保留灌肠等。感染严重时用抗生素。

祝谌予

补脾肾益气血治疗重症肌无力

祝谌予（1914~1999），北京协和医院教授，著名医学家

贾某 女，12岁，学生。

患者于1969年6月因右眼突然难以睁开，经某医院诊为重症肌无力（眼型），用新斯的明治愈。1975年10月不慎外感，双眼睑先后发皱、下垂，以午后为重，并伴有复视。1975年6月中旬再度受风，眼球活动受限，咀嚼无力，吞咽困难，甚或饮水发噎。虽服新斯的明等西药，效果不著，诸症渐次加重。1975年7月22日因发热伴呼吸困难，我院神经科诊断为重症肌无力（全身型）并发肌无力危象及肺部感染收住病房。经吸痰、给氧、抗感染等积极抢救，肌无力危象及肺部感染得以控制后，邀请中医会诊。

现症：精神萎靡，面容憔悴，两眼睑下垂无力抬起，眼隙如缝，复视，气短憋气，语声低微，咀嚼无力，颈项酸软，全身近似软瘫，不能下地行走，两手小鱼际肌肉轻度萎缩。舌淡，脉沉细。

辨证立法：脾肾虚损，气血双亏，复感风邪而致痿弱。

治拟补脾肾、益气血培其本，疏风活络顾其标，方宗补中益气汤加减。

生黄芪 30g　台党参 9g　全当归 9g　升麻 6g　柴胡 9g　生白术 9g　广陈皮 9g　清半夏 9g　云茯苓 12g　炙甘草 3g　川断 9g　桑寄生 15g

每日1剂，水煎服。同时嘱患者每日用生黄芪30g煎汤冲洗眼胞。服药1个月后再诊：患者仍感无力，多汗，四肢远端厥冷，舌淡，苔白腻，脉濡软。此乃表阳不固、营卫失调之象。暂拟温脾肾、固表阳、和营卫法治之。

川桂12g　杭白芍12g　炙甘草9g　制附片9g　淡干姜4.5g　台党参15g　云茯苓12g　生白术9g　甘枸杞9g

每日1剂，洗药同前。

以上方为主加减治疗1个月，汗出逐渐减少，手足转温，余症同前，仍守培补脾肾原意。

生黄芪15g　台党参15g　生白术12g　云茯苓15g　全当归9g　杭白芍15g　川芎9g　熟地12g　制附片9g　川桂枝9g　仙灵脾9g　巴戟天9g　节菖蒲9g　炒远志9g　鸡血藤30g

每日1剂。

住院期间患者病情日趋好转，身渐有力，可以随意下地活动，饮食正常，生活亦能自理。唯眼睑下垂、复视改善不太明显，遂于1975年12月下旬出院，后到中医科随诊治疗。

生黄芪30g　川桂枝9g　赤白芍各15g　制附片6g　淡干姜6g　仙灵脾15g　巴戟天15g　全当归9g　大熟地15g　甘枸杞12g　黄精15g　千年健15g　功劳叶15g

每日1剂，水煎服，洗药同前。

上方为基础加减治疗3个月后，患者眼睑下垂、复视均有明显改善，自己能上百货大楼等处玩耍。原方加服疏风定痛丸，早晚各服1丸，以散风通络，攻补兼施。

1976年7月，复视消失，眼睑上抬亦觉有力，基本恢复正常，西药新斯的明出院时每日12片减至6片。乃停服疏风定痛丸，原汤药方改配丸药巩固疗效。

生黄芪 90g 云茯苓 60g 生白术 30g 升麻 15g 建神曲 60g 生山楂 90g 千年健 60g 金狗脊 60g 功劳叶 60g 川断 30g 菟丝子 30g 女贞子 30g 甘枸杞 60g 巴戟天 30g

诸药研末，制成蜜丸，每丸重约 9g，早晚各服 1 丸。

1978 年 3 月随诊：患者病情稳定，略感面肌发紧，笑不自然。原方加地龙肉、乌梢蛇、钩藤、白蒺藜等祛风通络之品，制成蜜丸续服。新斯的明减至每日 3 片。1978 年 12 月，西药全部停用，诸症皆瘥，患者体壮身健，肌肤丰满，复学后功课优秀，体力活动一如常人。

中医无重症肌无力的病名，从其证候特点来看，颇似痿证或瘫痪，然并非真正的痿证或瘫痪。痿证在《内经》中认为由“肺热叶焦”所致，“独取阳明”是其治疗大法。瘫痪前人亦多从风痰所中或气虚血瘀立论。祝氏认为，重症肌无力之病机多属脾肾虚损，气血不足。考《灵枢·本神》篇云：“脾气虚则四肢不用。”《灵枢·大惑论》云：“五脏六腑之精气皆上注于目而为之精。精散则视歧，视歧见两物。”《诸病源候论·睢目候》亦云：“目是脏腑气血之精华，若血气虚，其皮缓纵，垂复于目，则不能开，此呼睢目。”重症肌无力病在肌肉，症在无力。盖脾为后天之本，气血生化之源，五脏六腑之精气皆赖其供养，四肢肌肉均为其主持；肾为先天之本，作强之官，藏精主骨。若脾肾不足，先后天俱虚，精气无以充养肌肉筋骨，则四肢痿软似瘫；不能上注瞳神则复视、斜视。故培补脾肾、益气养血、强筋壮骨实为本病治本之法。

本案虽属脾肾亏损，然两次因风邪诱发，病程绵长，症状复杂。祝氏根据其虚实夹杂病情，治疗亦大体分三个步骤：初期温补脾肾，益气养血，扶正固本，恢复体力，重在治脾；中期加服疏风定痛丸散风通络，攻补兼施；后期仍治以培补脾肾，强筋壮骨，重在治肾，然后改制丸药意在缓图。祝氏认为黄芪为治疗本病之要药。据《本草备要》记载，黄芪可“温分肉，实腠理”。《本草正义》亦云其“具春令升发之性，能直达人之肤表肌肉”。现代药理研究证明，黄芪有强壮身体、加强全身肌力和调整免疫功能的作用。本案外用黄芪煎汤冲洗眼胞，直达病所，内服黄芪补气升阳，充养肌肉，其效果更是相得益彰。

吴生元

肌痹证治

吴生元（1937~　），云南省中医院主任医师，教授

肌痹是以肌肉疼痛、不仁、痿软无力，甚至肌肉萎缩废用、累及内在多个脏腑损害的一种较为严重的风湿病。中医学“肌痹”“痿证”“脾痹”“咳嗽”“肺痹”等曾有记述，现多称之为“肌痹”，相当于西医多发性肌炎（PM）和皮肌炎（DM）。PM/DM是一种横纹肌非化脓性炎性肌病，属自身免疫性疾病。临床以肢体近端肌痛、肌无力、肌萎缩、血清肌酶升高，肌电图出现肌源性损害，肌肉不同程度的炎症和坏死为其临床特征，并可累及多个系统和器官，亦可伴发肿瘤。无皮肤损害的称为肌炎，伴皮疹的称皮肌炎。

PM/DM的病因及发病机制尚不明确，发病可能与病毒感染、免疫异常、遗传及肿瘤等因素有关。PM/DM属全球性疾病，发病率为5~8/10万人，与其他结缔组织及恶性肿瘤关系密切，且病程较长，病情轻重不一，易反复发作。可发生于任何年龄，呈双峰性，前锋在5~14岁，后峰在40~60岁。女性多见，男女之比为1∶2~3。

病因病机

本病早期邪实为重，多为痹证；后期本虚，可表现为痿证。外因

是风、寒、湿、热痹阻脉络、肌腠；内因是脾肾亏虚，气血不足，不能荣养肌膜，或肝肾阴虚使筋骨失于濡养，属虚实夹杂之证。

1. 脾肾亏虚

脾胃为气血生化之源，主运化，充养肌肉、腠理，是本病发生的内在条件。若正气不足，卫外不固，风热、风寒、风湿、热毒内侵，肺胃脉络受损，则伤脾碍运；若久病失养，脾阳不振，运化无权可致气血亏虚，不能充养四肢肌肉、腠理。肾阳不足，气化不利，而出现皮肤、肌肉之病变。痹病日久，可累及肝肾，肝肾不足，或长期过用温燥之品，损伤肝肾之阴，使筋骨失养。脾肾与机体免疫功能有密切关系，脾肾亏虚则免疫功能失调，致使病变迭出。

2. 风热外袭

肺主皮毛，肺卫有抵御外邪之功；或禀赋不足，素体虚弱，腠理疏松，外邪乘虚入侵，风热犯肺，使肺卫受损，风热逗留，则出现营卫不调，脉络受阻。营卫不调则恶寒发热、身痛、皮痛、肌痛；肺受热灼，津液耗伤，筋脉失于濡润，则四肢酸软无力；有时出现皮疹或咳嗽、气短等症。

3. 热毒内蕴

久处湿地，或冒雨涉水，感受湿热毒邪或风寒湿邪入里化热成毒，使肺胃受损，可出现皮疹、红肿、发热。湿热毒邪浸淫经脉，伤阴耗液，久则使筋脉肌肉失于濡养而弛纵不收，痿弱不固，出现肌痛无力等症。

4. 寒湿痹阻

外感寒湿或湿从寒化，留于肌肤及关节，闭阻经络，气血运行不畅，脉络不通，故出现皮肤红斑、局部肿胀，肌肉酸痛；脾主肌肉四肢，寒湿入里伤及脾胃而致四肢软弱无力。

肌痹的基本病机主要是正虚不能御邪，风寒湿热毒邪侵犯肌表，损伤肺胃之络脉，进而影响脾肾。肾为先天之本，脾胃为后天之本；后天受损，水谷运化失常，必累及先天之本。《内经》“脾主肌肉”“肺主皮毛”“肾主骨”，提示本病病机主要是肺、脾、肾三脏功能失调，阳气虚衰，卫外不固，致风、寒、湿、热之邪乘虚而入，留于皮肤、肌肉、经络、关节，以致经脉闭塞，营卫不和，气血运行不畅，进而肌肉失养，症见肌肉消瘦、萎弱无力。

治疗思路

1. 根据病邪的偏盛转化辨治

肌痹病因多正虚邪实，病位初始在表，在皮肤、肌肉，进而伤及脾胃，累及肝肾。虽感受风寒湿或热毒之邪，但脾气虚，营卫不调，经脉受阻，肌肤不荣为其基础，“邪之所凑，其气必虚”，故往往虚实并见。临证要辨寒热孰轻孰重，虚实谁主谁次。早期多属痹证表现，初期之治，当据所感受六淫之邪的偏盛程度，转化过程分别辨证施治，驱邪为主，扶正为辅。风邪伤肺者，则清热解表润肺；寒湿痹阻者，则温经散寒，祛湿通络；湿毒化热者，则清热解毒利湿。中晚期多属痹证和痿证，扶正为主，祛邪为辅。气血亏虚，则补益气血；脾肾阳虚，则温肾健脾益肾；肝肾阴虚，则滋补肝肾。治疗本病之要，法在扶正，以增强体质，提高机体免疫功能。通过宣通经脉之治，达到痹阻得通、气血调畅的目的。在治疗中，亦要根据疾病发展过程中表里、阴阳、寒热、虚实的相互转化，从表入里或从里达表的病位不同，体质强弱之别辨证论治，谨守病机。

2. 重视湿、痰、瘀、毒之治

在肌痹的发生及发展过程中，与湿邪为患关系密切。《证治汇补》

云："湿气伤人，在上则头重目黄、鼻塞声重，在中则痞闷不舒，在下则足胫跗肿，在经络则日晡潮热，在肌肉则肿满如泥，在皮肤则顽麻，在气血则倦怠。"《素问·长刺节论》云："痛在肌肤，肌肤尽痛，名曰肌痹，伤于寒湿。"寒湿流于肌肤关节，痹阻经络，使卫阳被遏，气血失和而发病。《素问·生气通天论》云："因于湿，首如裹，湿热不攘，大筋緛短，小筋弛长，緛短为拘，弛长为痿。"湿热之邪浸淫经脉，伤阴耗液，久则使筋脉肌肉失却濡养而放纵不收，痿弱不用，遂成痿证。脾虚失运，水湿内生，停滞肌表，阻滞经络，而成肌痛、肌无力，乃至肌肉萎缩等症。由此可以看出，脏腑辨证以脾为主，病因辨证以湿为主。治疗当注意补火生土，或补脾益气，或温脾化湿，或清热利湿运脾，单用一法或配合其他治法灵活运用。寒湿之性凝滞，易导致痰瘀互结，阻塞脉络，久必化热成毒。若采用一般治法效果不甚显著时，当考虑痰、瘀、毒之存在，应以健脾祛痰、活血通络、清热解毒为治；或在治疗方中佐入祛痰、活血、解毒之品，方能提高疗效，缩短病程。

3. 重视顾护后天、培补先天

脾胃为后天之本，气血生化之源，主运化津液与输布水谷精微，充先天、养机体，有升清降浊、通达上下之功，故脾土旺盛可制水，湿痰不生，瘀结难成。《素问·痿论》云："阳明者，五脏六腑之海，主润宗筋，宗筋主束骨而利机关也。"且脾主肌肉四肢，脾胃功能的强弱，与本病转归及预后有着密切关系。此外，治疗肌痹之药，长期服用易伤脾碍胃，因此重视顾护脾胃，有利于药物的吸收及疗效。肾为先天之本，主骨、生髓、充脑，内藏元阴元阳，同时又是脏腑阴阳的根本。肝为风木之脏，藏血，主气机条达和筋脉，赖肾水的补充和濡养。若肾阳不足，则失其温煦之职，气化功能失常，则湿寒内停，湿邪随气血运行布散周身，留滞肌肤、筋脉、骨髓。停滞日久则生痰成饮。湿阻寒凝，与瘀血相结，致经脉闭阻不通，病情加重。肾阳不足，肝阳亦微，寒湿内盛，寒则收引，肌肤、筋脉不利。若肾阴不足，肝阴失充，肌肉、筋脉失于濡养，而肌肉萎缩、软弱无力。由此可知，肝肾功能正常与否，关系着本病能否治愈的重要问题，通过调补肝肾，可固肌表，养筋脉，濡关节，充骨髓，提高机体防御功能，使正胜邪祛，从而达到康复的目的。

辨证论治

1. 风热伤肺证

症状：发热，皮痛，肌痛，面部红赤，眼睑紫红；伴肢软无力，或胸闷咳嗽，或气短咽干；舌红，苔白，脉浮数无力。

治法：清热解表润肺。

方药：清燥救肺汤加减。

冬桑叶　生石膏　沙参　胡麻仁　麦门冬　枇杷叶　阿胶　杏仁

加减：发热不退者加青蒿、连翘；皮肤症状明显者加紫草、葛根、蝉蜕；气血不足者加当归。

2. 寒湿痹阻证

症状：皮肤可见暗红色斑块，局部肿胀，全身肌肉酸痛，麻木不仁，四肢软弱无力，每遇寒则肢端发凉变色，畏寒身重；伴气短，乏力，食少，怕冷；舌质淡，苔白腻，脉濡缓。

治法：温经散寒，除湿通络。

方药：当归四逆汤加减。

当归　桂枝　杭芍　细辛　通草　川芎　吴茱萸　石枫丹　伸筋草　透骨草　淫羊藿　薏苡仁　甘草

加减：恶寒重者，加附片、干姜。

3. 湿毒化热证

症状：颜面红赤，眼睑紫红，身有皮疹，发热口渴，肌肉疼痛酸胀，关节疼痛，肢软无力，或胸闷腹胀，或溲赤便干，或皮肤作痛，舌质红，苔黄腻，脉濡数或滑数。

治法：清热解毒利湿。

偏于气分者，用竹叶石膏汤加减。

淡竹叶　生石膏　法半夏　麦冬　沙参　丹参　知母　五加皮　甘草

偏于血分者，方选清营汤加减。

水牛角　生地　玄参　竹叶　银花　连翘　黄连　丹参　麦冬

加减：肌肉、关节疼痛者，加防己、羌活、秦艽、牛膝。

4. 气虚瘀疼证

症状：四肢肌肉无力，麻木不仁，或肌肉酸胀疼痛，或肌肉疼痛如刺如锥、按之加剧，或四肢肌肉萎缩、肌肉消瘦；伴腹胀便溏，纳差，下肢水肿；或吞咽困难，皮肤感觉异常；或自汗畏寒，手足不温；舌质淡，或有瘀斑，苔白或腻，脉沉细弱或涩。

治法：益气活血，化瘀通络。

偏于气虚者，方用补中桂枝汤加减。

黄芪　党参　白术　陈皮　柴胡　茯苓　升麻　当归　桂枝　白芍　细辛　川芎　法半夏　甘草

偏于瘀者，方用补阳还五汤加减。

黄芪　当归　赤芍　川芎　桃仁　红花　天麻　葛根　丝瓜络

加减：血虚明显者，加阿胶、熟地黄、制首乌；脾胃虚弱者，加白术、茯苓、石菖蒲、白豆蔻等。

5. 脾肾阳虚证

症状：面部皮肤暗红带紫，肌肉萎缩，关节疼痛，肢端紫绀发凉，畏寒肢冷，腰酸腿软，纳呆无力，遗精尿频或带下清稀，舌质淡，苔薄白，脉沉细或濡缓。

治法：温阳健脾益肾。

方药：金匮肾气丸加减。

附片　肉桂　熟地黄　山茱萸　山药　茯苓　泽泻　丹皮

加减：可选加枸杞、杜仲、淫羊藿、菟丝子、补骨脂、黄芪等健脾滋肾药物。

6. 肝肾阴虚证

症状：皮肤萎缩、脱屑，肌肉消瘦，身倦无力，头晕腰酸，手足麻木，潮热盗汗，脉细数，舌红少苔。

治法：滋补肝肾，舒筋通络。

方药：六味地黄丸合四物汤加减。

加减：肌肉萎缩明显者，加黄芪、白僵蚕、蜈蚣；手足拘挛者，加天麻、钩藤、丝瓜络、珍珠母等。

诊治特色

皮肌炎多依据病因病机、辨证分型论治，常用清热解表润肺、健脾益气祛湿、解毒利湿清热、活血舒筋通络等法治疗。通常情况下，患者多病程日久，邪恋不去，病久入络，或阳损及阴，或阴损及阳，肾虚精血不能濡养筋骨经脉，故全身肌肉萎缩、腿软无力；正气不足，风寒湿邪不化，经络阻滞，气血运行不畅则全身肌肉疼痛；肾气亏虚，下元不藏，虚火上泛则皮肤散在红紫色斑疹，潮热盗汗，口干鼻干，咽喉疼痛，牙龈肿痛，口腔溃疡，大便干，睡眠差等。本病多见本虚标实、上热下寒、寒热错杂之证。治宜纳气归肾，助阳生津，清上温下，引火归原。方用潜阳封髓丹加味。

川附子　黄柏　砂仁　龟甲　肉桂　板蓝根　骨碎补　补骨脂　细辛　桔梗　山豆根　露蜂房　甘草

其良好的疗效可能与此方调理免疫机制有关，须借助西医学技术，进行深入的分子生物学、病理学等方面的研究。

张某　女，22岁。

因患带状疱疹反复感染，持续低热，全身乏力，下肢痿软3个月，于1999年3月15日入院。查24小时尿蛋白定量500mg，尿蛋白（+），病检确诊为皮肌炎。入院后症状逐渐加重，肌肉无力，卧则不能翻身自起，呈瘫痪状态，口不能开，咽下困难，用胶管饮水。曾用地塞米松、环磷酰胺等药治疗，不见好转，故请中医会诊。

临床症见：神情苦闷，面色紫红不泽，面部散在米粒大小丘疹，皮肤粗糙，两臂不能抬举，手指能屈不能伸，指端皮肤溃破，肢凉不温，全身肌肉瘫软，但无疼痛，舌绛苔薄，脉沉缓细。

中医诊断：肌痹（气血亏虚，邪气留恋证）。

西医诊断：皮肌炎。

治宜调和营卫、益气养血为法，方选黄芪桂枝五物汤加减。

生黄芪50g　茯苓25g　桂枝12g　白芍15g　鸡血藤25g　红花15g　当归15g　川芎15g　透骨草15g　防风15g　甘草10g　生姜12g　大枣5枚

服药20剂，患者能翻身坐起，尚能下床活动，但步履维艰，不能下蹲起立，两臂略能抬起，吞咽顺利，诸证显著改善，仍守前方加何首乌15g，继服10剂。查24小时尿肌酸128mg。但见面皮脱屑，头面发痒，毛发稀疏，眉毛脱落，指关节压痛，筋脉拘急，伸屈不利，下肢踝部浮肿，脉缓兼涩象。治宜和血养营、散风燥湿为法，方选四物汤合消风散加减。

当归15g　川芎15g　赤芍15g　生地黄25g　白僵蚕10g　蝉蜕15g

黄柏 15g　何首乌 15g　白鲜皮 10g　连翘 10g　甘草 10g

续服 30 余剂，关节肿痛消除，手指伸屈自如，皮痒消退，诸症明显改善，复查 24 小时尿肌酸 104mg，面部尚存米粒大小散在丘疹，指端可见坏死后瘢痕。颈部皮色见黑，色素沉着，治宜养血润燥、清营散风。仍予前方加防风 15g，继服 20 余剂，皮肤黑斑消退，四肢活动正常，病情基本缓解。随诊 2 年，诸症平复未复发。

吴某　女，37 岁。

2009 年 8 月 15 日初诊。患者 2009 年 8 月 4 日无明显诱因出现眼睑下垂、四肢乏力，到红十字会医院就诊，诊断为“重症肌无力”，予“溴吡斯的明 1 片，口服，5 次 / 日”等治疗。现仍感四肢乏力，活动困难，精神睡眠欠佳，少气懒言，纳呆便溏，小便尚正常，舌淡苔薄白，脉沉细。

中医诊断：痿证（脾胃虚弱证）。

西医诊断：重症肌无力。

治以补中益气、调和营卫、健脾升清为法，方用补中桂枝汤加减。

柴胡 15g　炙升麻 10g　黄芪 30g　当归 20g　党参 30g　白术 15g　陈皮 10g　桂枝 20g　杭芍 15g　巴戟天 20g　杜仲 15g　鹿衔草 15g　淫羊藿 15g　菖蒲 10g　苡仁 15g　大枣 10g　甘草 10g

10 剂。

二诊（11 月 10 日）：患者在服药过程中，溴吡斯的明逐渐减量，至 10 月 28 日停用西药，四肢乏力较前减轻，日常活动不受限，中等强度的活动不能完成，纳眠可，二便调。舌淡苔薄白，脉沉细。效不更方，上方继用 10 剂。

三诊（2 月 5 日）：四肢无明显乏力，中等强度的活动基本能完成，再予上方5剂巩固疗效。

痿证相当于西医学重症肌无力。中医认为，其发病有外感和内伤两个方面，外感多由温热毒邪或湿热浸淫，耗伤肺胃津液而成。内伤多为饮食或久病劳倦等因素，损及脏腑，导致脾胃虚弱，肝肾亏损，筋脉失于濡养所致。临床以肺热津伤、湿热浸淫、脾胃虚弱、肝肾亏损、瘀阻络脉等证型常见。本病患者表现为脾虚不健、生化乏源、气血亏虚、筋脉失养的证候。临床以四肢乏力、少气懒言、纳呆便溏、脉沉细等为主症。故予补中桂枝汤加减，补中益气，调和营卫，健脾升清，效果显著。

薛　盟

多发性肌炎一则

薛盟（1917～　），浙江省中医药研究院主任医师

多发性肌炎，西医学列为结缔组织疾病，约半数以上为中老年女性患者，发病前每由侵犯皮肤及肌肉开始，全身进行性消瘦，不规则的发热长期稽留不退。本病可影响各部器官组织受病，而产生一系列症状，错综复杂，严重者肌肉萎缩，肢体瘫痪，不能翻身活动，多系统受累。中医无确切病名，按其症候群辨析，与痿证颇相类似。《素问·痿论篇》曾有脉痿、筋痿、肉痿、骨痿的记载。又指出“肺热叶焦，则生痿躄”，以及“湿热不攘，大筋緛短，小筋弛长，緛短为拘，弛长为痿”。这些都说明体虚湿热入络是构成发病的因素。因属罕见重证，诊断和治疗较为棘手。

陈某　女，71岁，退休教师。1988年10月12日初诊。

患者于2个月前起自觉全身疲乏，不思饮食，继而出现41℃高热不退，咳嗽气急多痰，频发室性早搏，经收住某省级医院诊治，病情未见好转，体重由49kg降至30kg，渐呈全身瘫痪、肌肉萎缩及吞咽肌痉挛，淋巴肿大。诊断除胆囊炎胆石症外，结论为多发性肌炎（恶性肿瘤待排），曾用多种抗生素、先锋霉素、激素等，均罔效，1月后出院。此时体温已转为低热，上下午起伏无定。大便干结，数日未解。实验室指标血液检查：血沉降率163mm/h；肌酸磷酸激酶525U；

乳酸脱氢酶 1002U；谷丙转氨酶 117U；尿肌酸 3828mg/24h。

病人出院后，因体质虚羸已极，无力转侧活动，邀我出诊。察舌呈灰黑苔，质淡，脉沉细涩。法本“热淫风消，治以甘寒”之旨，同时又不忘清热祛邪、扶正固本。药用：

生黄芪 45g　土茯苓 30g　蛇舌草 30g　天冬 10g　麦冬 10g　姜半夏 10g　丹参 15g　全瓜蒌 15g　三叶青 15g　北沙参 15g　鱼腥草 15g　鸭跖草 15g

初诊当晚，曾出现咳甚痰壅，气上冲咽，几至窒息虚脱，服第一剂药后，即转危为安。后连续服 20 余剂，痰咳气逆顿减，热退身安。继在益气养阴基础上，加入活血通络之品如秦艽、当归、赤芍、白芍、地龙、炮甲片、大活络丹等，最后以益肾健脾药调治巩固。治疗期间，复查 6 项病理指标亦转正常。目前患者已起床行走，能自行料理生活。

欧阳琦

痿证初期治当化痰通络

欧阳琦（1926~1998），湖南中医研究院研究员

痿证，又名“软风”“痿躄”。常因湿热痰瘀阻滞，使气血生化运行失常，肝肾失养，筋脉不荣，弛纵不用所致。故多反映出湿热郁滞、痰饮流注、血瘀经络、脾虚不运及肺阴不足、肝肾亏损等证。临床有肢体软弱无力、不能随意运动、日久肌肉萎缩，甚至瘫痪等表现。临证时当辨别虚实而施治。病在初期，证多属实，切不可妄用补益，于病无益反而贻害而加重病情。

下肢弛痿

谭某 女，31岁。

因结扎后，脚软，偶感腰痛不适。到处求医服药，迭进滋补肝肾、益气养血之剂无效，反而双下肢逐渐弛痿，步行困难。自诉头晕不支，胸闷腹胀，呕恶不欲食，频频矢气。察其形不瘦而苔滑，脉虽细涩重按之有力。治以燥湿化痰，消食导滞。处方用二陈汤加枳实、白芥子、神曲、葛根之属。服药3剂而胸腹舒适，食纳有增，再进7剂而头目清爽，步履恢复正常。

此例起病妄自猜疑，乱进补益，以致脾气被困，湿浊壅滞，经气不荣。弛痿源于湿痰所阻，而非本质自虚，故以燥湿化痰为主，佐以理脾助化之品，浊痰去则脾运自复，气血营运正常而痿弱自起。此例可为患者要求进补，而医者轻信患者之言者戒。

叶心清

清化湿热，化瘀益气

叶心清（1908~1969），字枝富，四川名医

进行性肌营养不良症

进行性肌营养不良症为一原因不明、有家族遗传倾向的肌肉变性疾病。临床表现为进行性加重的肌肉无力和萎缩。属中医的“痿证”“痿”范畴。《素问》专有“痿论”篇。提出“治痿独取阳明”之说，云：“阳明者，五脏六腑之海，主润宗筋，宗筋主束骨而利机关也。冲脉者，经脉之海也，主渗灌溪谷与阳明合于宗筋，阴阳宗筋之会，会于气街而阳明为之长，皆属于带脉，而络于督脉，故阳明虚则宗筋纵，带脉不引，故足痿不用也。”

中医治痿，扶正祛邪兼顾。邪实者用清热化湿祛瘀法，正虚者用健脾益气、滋补肝肾法，日久者佐活血通络之品。应忌用温燥药，以免伤阴助热。先师认为治痿病务必注意湿热之夹杂，经络之闭阻。因此清利湿热，疏风通络应当视为治痿的大法之一，不可忽视。而且利用针刺调气活血的作用，配合药物，是提高疗效的必要辅助。

李某 男童，3岁。因全身无力，活动行走困难7个月，于1959年11月30日来院诊治。

患儿自 1959 年 5 月发现不能独立上台阶，以后逐渐加重，站立时不能蹲下，蹲下后不能站起，行走不能持久，且经常跌倒，翻身也感困难，只能由仰卧转为侧卧，不能由俯卧转为侧卧或仰卧。曾按小儿麻痹症用针灸及各种物理疗法治疗 5 个月，均不见效。后在北京医院及儿童医院作系统检查并经专家会诊，确诊为“进行性肌营养不良症”。近 1 个月来病情逐渐加重，周身无力，活动更感困难。患儿为首胎，足月顺产，牛乳哺养。10 个月能站，1 周岁可以行走。家族中无同样病史。

检查：发育营养中等，神清合作，面色潮红，皮肤干燥，肢体动作不灵活，不能上下台阶。虽可在平地上行走，但摇摆不稳，且不能持久也不能自主站起或蹲下。由蹲位站立时，需两手扶于膝上，非常费力。肩部肌肉萎缩，举臂时肩胛骨内缘稍离胸壁，呈轻度鸟翼羽，上臂较前臂为细，臀部肌肉呈假性肥大。肝在肋缘下 1 横指，无压痛。心肺未见异常。左侧膝腱反射略可引出，右侧膝腱反射消失，皮肤感觉正常。苔白腻有剥脱，脉细而稍数。查尿液肌酸 110mg/24h（正常值 0~200mg/24h），肌酐 0.1936g/24h（正常值 0.7~1.5g/24h）

诊断：进行性肌营养不良症。气血两虚湿热阻络。治宜益气血，利湿热，通经络。

生黄芪 15g　当归 9g　怀牛膝 6g　茯苓 12g　干地龙 3g　独活 3g　桑枝 12g　秦艽 3g　陈皮 3g　苍术 6g　黄柏 4.5g　泽泻 4.5g　甘草 1.2g

针刺肩髃、曲池、曲泉、外关、足三里、大椎平补平泻。

上方水煎服，2 日 1 剂，针刺每周 1 次。进服 10 剂，针刺 3 次后患儿活动较前灵活。再加服三七粉每日 0.6g，蜂王浆 100mg。1 个月后病情逐渐好转，已能自行翻身，扶持下可上台阶，右侧膝腱反射可以引出但仍较弱。上方 10 倍量熬膏，1 日 2 次，每次白开水兑服半汤匙，逐渐能灵活地蹲下及站起，扶持下可以上楼。共服完 3 料药膏，针刺每周1次，活动增加，动作也较灵活，可以随意蹲下或站起，并能同小朋友一起做各种游戏，但膝腱反射仍弱，肩部肌肉仍有萎缩。再以原方加杜仲12g、熟地黄12g、桑寄生10g、怀山药6g、蛇床子3g、苡米10g、蒲公英6g熬膏，续服2料后，患儿活动已大有进步，能自如地在平地上走动，跑步，自行上2~3楼也不感困难，为巩固疗效，嘱再服药膏1料，并每晚服云南白药0.6g，共治疗1年5个月。

1962年6月15日复查：患儿已入托儿所年余，体力充沛，活泼好动，跑跳自如，上下楼毫无困难，与同年的健康小孩无任何差异，肩部肌肉萎缩已恢复，翼状肩胛及臀肌假性肥大完全消失。

1963年2月22日复查：生长发育，活动均正常，化验尿肌酐1.03g/24h，肌酸62.5g/24h。

本例痿证迁延，且伴面色潮红，皮肤干燥，苔白腻，脉细数，证属气血两虚，湿热阻络，以虚为主，夹杂湿热。方以生黄芪重用为君药，温分肉，实腠理，补中气，健脾胃；当归、熟地补血养肝以柔筋；杜仲、桑寄生、牛膝、蛇床子补肝肾，强筋骨；陈皮、山药、甘草行气健脾和中；地龙、独活、桑枝、秦艽疏风通络；四妙丸、蒲公英、茯苓、泽泻清热利湿；三七生血养血和血，云南白药行气活血。

脊骨手足痿证是为督脉宗筋之病。先师认为治痿需理督脉兼养宗筋，针刺是最好的配合，取手足阳明的肩髃、曲池、足三里，足阳明胃经的募穴中脘，足厥阴肝经的合穴曲泉，督脉手足三阳之会的大椎，共奏调气活血、疏通经络、柔养宗筋的作用。

进行性肌营养不良症属难治的慢性病，方药奏效后，改用10倍量的白蜜熬膏，坚持常服，巩固疗效，这也是先师治疗慢性病的用药特色。

脊髓空洞症

脊髓空洞症是脊髓慢性进行性变性疾病。其病理特征为脊髓中央部的空洞形成，临床特点为肌肉萎缩和阶段性分离性的感觉障碍，一般是痛觉、温觉缺失而触觉及深感觉正常，而这种分离性感觉缺失分布呈“马甲”型，常有手部肌肉萎缩。属中医“麻木”范畴。

先师认为脊髓空洞症系“营卫俱虚则不仁且不用”。皆在于气血两亏，营卫不和，寒湿之邪乘虚袭入，留阻经络，血脉失养所致，故其治应以补益气血为大法，辅以温经除湿。常投《内外伤辨惑论》的当归补血汤加味为主方。在组方时有两个不可忽视的配伍。一是防滋腻碍胃而佐醒脾开胃，二是防温燥伤津而佐苦寒敛津。另外脊髓空洞症系慢性难治病，在取得初效后，常需改成丸剂缓图而收痊愈之功。

先师治脊髓空洞症还特别强调针药并施。一方面可取双侧足三里针刺留针30分钟健脾益气，另一方面可用梅花针叩打脊柱两侧和感觉障碍区以便调和气血营卫，均可助药效之发挥。

1. 补益气血，温经除湿，佐以醒脾开胃而疗麻木

阎某　30岁。腿酸软无力6~7年，肩背酸困麻木1年余，于1962年12月25日来院诊治。

患者自1955年以来，自觉两腿无力，站立欠稳。到1961年开始背部发麻，去北京协和医院神经科检查被疑为“脊髓空洞症”（T_3~T_8节段），经超短波治疗1月余无效。同年8月左侧乳腺囊肿切除术，术后背部发麻及两腿酸软无力加重并出现腰酸。1962年5月在北医三院神经科检查，确诊为“脊髓空洞症”，（胸3~胸10节段）。经口服酵母片、维生素B_2等治疗7个月，病情仍未见好转且逐渐发展，两上肢也见麻木且颤抖，至11月检查，麻木已发展到T_{12}及L_1节段。纳差，带多，二便尚调。

检查：T_2~L_1 节段痛、温觉均消失。胸骨前区及两侧腋下 12 肋以下至髂骨上缘有痛感，较迟钝。但全身触觉正常，四肢及头面部感觉正常。生理反射存在，病理反射未引出，未见肌肉萎缩现象，苔薄淡黄，脉沉细弦。

诊断：脊髓空洞症。气血两虚寒湿阻络，宜补益气血，温经除湿，佐以醒脾开胃。

生黄芪 24g　当归 9g　生熟地各 15g　潞党参 12g　白芍 12g　桑寄生 12g　怀牛膝 6g　苡仁米 24g　制附片先煎 30 分钟，9g　羌独活各 6g　伸筋草 9g　广陈皮 6g　川芎 6g　砂仁打，3g　甘草 3g

针足三里双侧外关双侧留针 30 分钟。胸腹背部扣打梅花针。

上方每日 1 剂，水煎分 2 次服，每周针治 3 次。半个月后，在叩打梅花针时自觉腹部有轻微痛感，同时背麻，肩酸及腰腿酸软均见好转。手麻颤抖消失。因服汤药不便而按前方化裁，配成丸药常服，处方如下。

生黄芪 180g　当归 60g　生熟地各 150g　潞党参 60g　白芍 60g　桑寄生 90g　怀牛膝 60g　苡仁米 90g　肉桂 30g　羌独活各 30g　干地龙 30g　广陈皮 24g　川芎 30g　砂仁 15g　甘草 15g

上药炼蜜为丸，每丸 9g，每天 2 次，每次 1 丸，并加服三七粉，每晨冲服 0.6g。治疗 35 天后，经检查 T_4~T_6 节段痛、温觉明显减退，T_7~T_9 节段痛、温觉轻度减退，T_9~L_1 节段痛、温觉接近消失，胸骨前区感觉正常。继续服丸药及针治。自觉胸腹部之感觉较前逐渐灵敏，体力已有增进。再服丸药共 5 料，1 年后肩背酸困麻木及两腿酸软基本解除。1964 年 1 月 30 日改服大补气血方，处方如下：

生黄芪 60g　生地黄 30g　潞党参 30g　大枣 10 枚　砂仁 6g　猪脊髓 1 条　猪排骨 750g

上方 3 日 1 剂，水煎服，共服 10 剂，1964 年 4 月 7 日复查，仅脐周有一小片痛觉减退外，其余均恢复正常。

按：本例腿酸软无力，肩背酸困麻木，且有腰酸、纳差、白带、脉沉细，足证系气血两虚，寒湿阻络。故以当归补血汤加生熟地、潞党参补益气血，配以补肾的桑寄生、牛膝增其补力。温经除湿用制附片、羌独活、苡仁米、川芎和伸筋草，考虑到纳差和滋腻碍胃佐以砂仁、陈皮的醒脾开胃。用芍药甘草汤可助君药的镇痛作用。针刺足三里、外关健脾益气，通调三焦，梅花针叩打胸腹背部调和气血营卫均可辅助药力。后改配蜜丸，仅换两味药，一味是用肉桂取代制附片温经，因考虑到丸药，用肉桂同样有温经之力且可防止附片之温毒生变；一味是用干地龙代替伸筋草加强活络之力。并晨服三七粉以调和气血，共服一年麻木诸症基本解除，然后改用大补气血方，芪、参补气，生地、大枣养血，砂仁醒脾开胃，补而不滞。并以中医传统的“同种疗法”“以脏补脏”，加入猪脊髓和猪排骨同煎分服而基本控制了难治的麻木证。

2. 补益气血，温经除湿，佐以苦寒敛津而止麻木

田某　38岁。因左下肢麻木3年余，于1959年8月来院诊治。

患者自1956年开始发现左下肢对冷热感觉迟钝且日渐加重。1957年常因左足置于热水中，不知冷热而烫伤起泡，同时左下肢感觉消失，走路常摔倒。同年10月住入北京某医院，入院时检查颅神经正常，上肢运动、感觉均良好。左下肢肌力减弱但活动范围尚可。双下肢腱反射亢进，其感觉从左侧胸8以下痛温觉消失，触觉良好。腰椎穿刺压力正常，无阻塞现象。脑脊液常规检查亦未见异常。经专家会诊，诊断为“脊髓空洞症”，住院约1个月，用青霉素鞘内注射，每周2次，共注射6次，出院后继续在门诊治疗6个月，采用深部X线照射，每周2次，照射T_6~T_8、T_9~L_2，因疗效不明显，于1958年6月停止治疗。

检查：发育营养中等。四肢关节外形及运动均正常。左下肢痛、温觉消失，触觉及深感觉均存在，无肌肉萎缩。苔薄白，舌尖红，左脉沉细，右脉沉滑。

脊髓空洞症辨证：气血两虚，寒湿阻络。宜补益气血，温经除湿，佐以苦寒敛津。

生黄芪 24g　当归 12g　桑寄生 6g　怀牛膝 9g　茯苓 12g　泽泻 4.5g　广陈皮 4.5g　蒲公英 18g　黄柏 4.5g　蝉衣 6g　甘草 2.4g

梅花针叩打腰骶常规刺激部位并轮换取左侧足胃经、膀胱经、胆经、脾经之循行线路。

上方每日 1 剂，水煎，分 2 次服。梅花针隔日 1 次，每次叩打 20~30 分钟。治疗第 6 天，左足盘腿而坐时有麻感，并偶尔出现放射性疼痛。在第 18 天用梅花针叩打胃经时，膝以上有轻微疼痛，膝以下呈麻感。又过半月后在洗澡时发现左下肢已有冷热感觉，但不能辨出冷热的程度。仍宗前法，原方去泽泻，将蝉衣改为 3g，加杜仲 9g、肉桂 3g，隔日 1 剂或 3 日 1 剂，水煎服。治疗第 3 个月后，左下肢冷热感觉大部恢复，痛感明显增强，左下肢肌力较前增进，迈步灵活有力，跌倒现象大为减少。改为每周针治 1~2 次，每 2~3 日水煎服药 1 剂，治疗半年后走路完全正常，无跌倒现象出现。治疗 9 个月后，检查左侧胸 8 以下痛温觉基本恢复正常，仅略差于对侧，苔脉如常，停服汤药及针治，改服丸药以巩固疗效。处方如下：

生黄芪 24g　当归 120g　桑寄生 120g　怀牛膝 30g　广陈皮 30g　蒲公英 180g　蝉衣 60g　甘草 30g　桑枝 120g　车前子 60g　独活 60g　秦艽 60g

上药共研细末，炼蜜为丸，每丸重 6g，每日服 2 次，每次服 1 丸。共追踪观察 3 年，情况一直良好。

本例下肢麻木，肌力减弱，左脉沉细，系气血不足、寒湿阻络之证，故以生黄芪、当归补益气血，桑寄生、杜仲、牛膝补肾以增扶正之力，在此补虚的基础上加肉桂、独活等温经，茯苓、泽泻、陈皮、秦艽祛湿。其中特别是加黄柏、蒲公英苦寒敛津，以防温燥伤津，加桑枝通络、蝉衣疏风、车前子利尿给湿邪以出路，这些均是先师配方的特色，加以梅花针的辅助，调气血和营卫，3 年余的难治之症，仅服汤药 62 剂，针治 50 次，麻木解除，为巩固疗效，原方倍量，炼蜜为丸，缓图善后，追踪 3 年未复。

《中国百年百名中医临床家丛书·叶心清》)

黄星楼

痿证治法指要

黄星楼（1901~1984），名杓，江苏名医

施治原则

治疗痿证，须遵循《素问·痿论》“治痿者独取阳明”和“各补其荥而通其俞”的原则，据寒热之浅深，审虚实之缓急，以施得当之治。“肺热叶焦”者，主养肺益胃，清热润燥；湿热不攘者，重在清热化湿；脾胃虚弱者，健脾益气；寒湿困脾者，又当温建中阳；痰瘀交阻者，行痰通络；胃火炽盛者，平降胃火；食积中脘者，消食导滞。药治的同时，还可配合针灸、推拿及适当的功能锻炼，以提高疗效，帮助恢复。

常用治法

清热润燥法

适用于温热邪毒犯肺，津液耗伤，筋脉失于濡养之痿证。方用清燥救肺汤以清热润燥，养肺生津。若高热、口渴、有汗者，可重用石膏，更加知母、银花、连翘等以清热祛邪。若咳呛少痰，酌加全瓜

蒌、桑白皮等清润肃肺。若肺胃阴伤，症见身热虽退而食欲锐减、口燥咽干较甚者，宜益胃汤加苡仁、山药、谷芽之类以益胃生津。

清热利湿法

适用于湿热浸淫筋脉而成痿者。若燥金受湿热之邪、寒水生化乏源，症见腰以下痿软瘫痪，行步不正，两足敧侧者，方用东垣清燥汤，清阳明湿热以祛邪，滋肺肾阴津以扶正。若湿热蕴结阳明，浸淫筋脉致痿者，方用丹溪加味二妙丸加木瓜、薏苡仁之属，重用黄柏、薏苡仁以清热利湿舒筋。若湿偏盛而胸脘痞闷，肢重且肿，舌苔白腻者，可酌加川朴、茯苓、泽泻行气化湿；夏秋季可加藿香、佩兰芳香化湿。如见形体消瘦，下肢有热，心烦，舌边尖红或中剥无苔，脉细数等热邪偏重且有阴伤表现者，上方去苍术，酌加麦门冬、生地以养阴清热。如局部有冷感，可去黄柏、龟板，酌加桂枝以温通经脉。

健脾益气法

适用于脾虚气弱，气血化源不足，筋脉失养而成痿者。方用参苓白术散补益中土。若中虚生湿者，加猪苓、车前子以渗湿祛邪。若病久体弱及妇女产后，气血两虚者，宜用归脾汤合补中益气汤加减以补益气血。

补益肝肾法

适用于肝肾阴亏，精血不足，筋脉失养而成痿者。方用虎潜丸补下焦肝肾而强筋壮骨；热盛者去锁阳；若兼见面色萎黄无华，心悸怔忡，舌淡红，脉细弱者，酌加黄芪、党参、当归、鸡血藤以补养气血；也可配用紫河车粉，或用猪（牛）骨髓烤干研细，合入米粉、白糖调服；如食欲正常者，亦可用新鲜骨髓加黄豆适量，煮食。若见腰酸不能俯仰，膝胫痿弱不能久立，甚至步履全废者，重用鹿角胶、龟板胶等血肉有情之品以填补下元，强腰壮肾。小儿先天不足，肝肾虚弱，肢体不能正常生长发育而成畸形者，宜常服补天大造丸以补肝益肾。

散寒祛湿法

适用于感受寒湿之邪，中阳被困，或脾阳本虚，寒湿内生而成痿者。方用黄芪桂枝五物汤和四逆汤加当归，并可配用马钱子散。若兼命门火衰，方用拯阳理痨汤加鹿角片、补骨脂、仙灵脾、巴戟天等温补命门之品。

行痰通络法

适用于痰瘀阻络而致肢体萎弱者，方用桃红四物汤合指迷茯苓丸化裁。上肢瘫者可加桂枝，下肢瘫者加牛膝，痰湿盛者加苍术、厚朴。

消食导滞法

适用于饮食过度，脾胃受困，健运失职，不能散精于肝，淫气于筋而出现手足痿弱乏力者，方用保和丸之类。若见实热内蒸阳明，面赤便秘，六脉有力而足弱痿软者，可用大承气汤峻下阳明实邪，待积滞去后，再予健脾益气或补益肝肾之剂调养。

以上为治痿常法，因痿证之兼、并病甚多，常见虚实夹杂之候，故其治法必须兼顾，不可执一。

《素问·痿论》谓："治痿者独取阳明。""阳明"之义有二：一是统指脾胃，一是指十二经脉中的阳明经。所谓"独"者，着重之意也；"取"者后世医家多从"补"解，即补益脾胃。如孙一奎谓："此'取'字有教人补之之意，非所谓攻取也。"其实，"治痿独取阳明"，是指在针灸上须取阳明经穴和用药上须从中焦脾胃着手。证诸临床，用培补脾胃法以治痿，确能取得较好的疗效。痿证患者中，属虚者固然很多，但属实者亦不少见。如张璐玉指出："痿证……大都起于阳明湿热。”“若概行温补，而不知清热利湿，宁无反助湿热之患耶？”阳明湿热，最忌温补，宜用清凉通利，除其湿热。可见，若以“独”为“补”字解，片面调补脾胃，是不妥当的。

补虚为治痿一大法则，常以养血滋阴为主，然补气、补阳亦不可偏废。临床有一些痿证患者，因寒湿困脾，中阳内虚，或久病阴损及阳，症见怕冷、阳痿、小便清长、舌淡、脉沉细无力等，应于对症方中酌加补肾助阳之品，如鹿角胶、补骨脂、仙灵脾、巴戟天等补命门而助精气输布之功能。只要认证准确，川乌、附子、肉桂等辛热之品亦可适当使用。

马冠群《医悟》谓：“痿证最忌表散，恐伤阴也。”朱丹溪亦谓：“痿证断不可作风治而用风药。”盖痿证以阴虚为多，特别是肺阴不足证，对于辛燥、苦寒之剂以及火针、艾灸诸法，皆当禁用。直须大剂甘寒生津以滋水之上源，水津布散，筋骨得养，痿躄之疾方有渐复之机。

再则，本证病程一般较长，在明确辨证的基础上，用药须有方有守，必待气血津液来复，方可渐臻坦途。

尹某　女，25岁。

经云：“湿热不攘，大筋緛短，小筋弛长，緛短为拘，弛长为痿。”因湿热瘀滞，经络运行失司，所以四肢痿废不用，诊脉弦数，苔腻黄，治拟利湿清热。

炒苍术6g　川黄柏8g　苡仁15g　川萆薢12g　大秦艽12g　威灵仙12g　忍冬藤12g　晚蚕砂12g　淡木瓜12g　川续断12g　广地龙8g

3剂。

二诊：地之湿气感人，则害人皮肉筋脉。湿在表经络病多；湿在里，脏腑病多。今四肢缓纵不收，下肢伸则作痛，喉中痰滞，脉弦数，苔薄，此湿热致痿。

炒苍术 6g　川黄柏 8g　川萆薢 12g　晚蚕砂 12g　苡仁 20g　忍冬藤 15g　威灵仙 12g　川续断 12g　酒炒牛膝 12g　橘皮 6g　淡木瓜 12g　伸筋草 12g

3 剂。

三诊：叠进清热利湿，舒筋活络之法，四肢较能活动，足亦略可移动，扶起能坐，但不能立，两腨掣痛，湿热久羁，伤及筋脉而成，药尚能效，当须循序渐进。

炒白术 12g　茯苓皮 12g　淡木瓜 10g　川续断 12g　忍冬藤 12g　炒牛膝 12g　丹参 12g　川乌药 6g　酒炒桑枝 15g　酒炒丝瓜络 12g

痿是肢体软弱无力，筋脉弛纵不收，不能自主之证。或伴有拘急、麻木、疼痛等。引起痿证的病因，有因肺热伤津，筋脉失濡；有因湿热内蕴，经络阻滞；有因脾胃虚弱，筋脉失荣；有因肝肾亏损，筋脉失养等。临床上以湿热因素所致者较多，可因先感湿邪，郁久化热，或饮食不节，过食肥腻甘味；或因长期嗜酒，脾胃损伤，湿热内生。本例四肢痿废，脉弦细，苔腻黄，显为湿热浸淫、筋脉阻滞所致。方取四妙汤清化下焦湿热，酌加舒筋活络之品，俾湿热得去，筋脉得利，则痿证自能渐愈。

陈亦人

肢软筋弛肌萎缩，化瘀通阳畅经络

陈亦人（1924~2004），南京中医药大学教授

痿证，为肢体筋脉弛缓，软弱无力，甚或不能随意运动，肌肉萎缩类病证是也。对照西医，则多发性神经炎、急性脊髓炎、进行性肌萎缩、重症肌无力、周期性麻痹、肌营养不良、癔性瘫痪等病之中，凡有上述证候者，皆属中医痿证范畴，悉依是病论治可也。

中医论治该病，由来尚矣!《黄帝内经》(简称《内经》)即立专篇，又散见诸篇，自因机证候至鉴别、治则治法，无不赅备。因机以热（五脏热）、湿立论，治则重视“独取阳明”，奠定了中医对该病的论治基础。《内经》以后数千百年，汉、晋、隋、唐多无建树，无一专篇述及，悉遵经旨。至北宋末年，陈无择氏著《三因极一病证方论》，专立《五痿叙论》一篇，阐发经旨，直言“痿证属内，脏气不足之所为也”。以“虚”途解经文“五脏热”，颇有新意，不失允当。治疗上仍倡“诸痿当养阳明与冲脉”，继承中寓有发挥，对后世影响深远。

金元之际，医界学术气氛活跃，四家争鸣，对痿证认识亦有发展，如张从正强调“痿病无寒”“体内太过，肾髓枯竭”；朱丹溪扬其说，创“阴血不足”论，治疗主张“泻南补北”；李东垣遵从经旨，仍以湿热立论，进而指出暑湿伤肾是痿证的主要原因之一。

明清以后，更是百家争鸣，张景岳提出痿非尽阴虚火旺之证，元

气大伤是其根由；叶天士指出痿证系“肝肾肺胃四经之病”；王清任倡导痿证为气虚不能周流于下，当用益气之药等等。

考历代医家之论，可谓见仁见智，多为经验之谈，对痿证辨治，大有裨益。依传统方法施治临床，效者固多，然每有不尽如人意之处，余于数十载临证之中，深有同感，多有探求，渐有所得，深知痿与诸病一样，治无定法，有是证即用是药，辨证论治为其第一要义。然就痿为一病而论，其发生发展必有其特定规律。究痿之机，除热、湿、阴津元气不足外，每每夹有瘀血、络阻、阳气失展，甚或阳气亏虚，这于临证中不容忽视。

盖痿之一病，虽有五脏邪热、肝肾亏虚、湿邪久羁等等因机，但热邪灼津，阴血亏虚，血浓行迟，久而为瘀；元气亏虚，气不周流，推血无力，血滞生瘀；湿邪久羁，阻滞气机，气滞血瘀等等，确具生瘀之机，故瘀血停滞，当是痿证一大内在主机。瘀血一成，即阻滞经脉，使经脉不通。经脉为机体气血运行之通道，经脉既阻，则阳气不能畅达，阴津不得布散，气血失于通和，必致肌肉失养，筋脉弛缓。故经络瘀阻，亦是痿证一大主机。瘀血、湿邪久羁，经脉失畅，阳气运行受阻，必然导致阳气失展；复因湿为阴邪，易伤阳气；热邪内燔，虽可伤阴津，但“壮火食气”，亦损阳气。加之久病之后，阴损及阳，甚或先天不足，阳气亏虚等等，皆可导致阳气失展，甚或阳气不足。

针对以上因机，在治疗本病的时候，可在辨证论治的基础上，随机佐入活血化瘀、畅通经络、通达阳气之品，则疗效更佳。

郝某　男，59岁，某医院医务工作者。

患脊髓侧索硬化症年余。患者不明诱因地出现双下肢软弱无力，渐次加重，被诊为“脊髓侧索硬化症”，即入院治疗。年余来，诸症逐渐加剧，致不能行走，并感呼吸困难，吞咽呛咳，语言不利，遂出院而来诊。

刻诊：双下肢弛废不用，呼吸困难，吞咽呛咳，语言不利，涎水涟涟，纳差，急躁易怒，舌质暗边有瘀斑，苔白而润，脉弱无力。

观前医用药，多为清热除湿、滋阴养血之类。细思本证，当是瘀血停滞、经脉阻塞、湿邪久羁、阴阳双亏之证。

粉葛根 15g　制莪术 10g　水蛭 6g　忍冬藤 15g　卷柏 15g　仙灵脾 10g　鹿角胶 10g　大熟地 30g　川木瓜 10g　杭白芍 30g　炒薏苡仁 15g　合欢皮 15g　建泽泻 15g　炙甘草 6g

水煎服，日 1 剂。

方以葛根升津气，舒经脉。配以忍冬藤、川木瓜舒筋活络，祛湿利腧。合薏苡仁、泽泻，使湿邪自小便去。莪术、水蛭、卷柏活血化瘀，瘀去湿除络通，气血运行畅通无阻，布散周身，以养筋脉肌肉。仙灵脾温肾除湿，通达阳气，阳壮络通，自可化生精血。白芍、熟地，养血填精，有四物补血之意。白芍合甘草，养阴和络，舒筋缓急，寓芍药甘草汤意。鹿角胶，阴阳双补，为血肉有情之品，补血化精最速。全方立足于化瘀通络，补阳益阴，除湿缓急。

服上药 42 剂后，患者已能自行登 3 层楼梯，呼吸畅利，语言较清。后以上方佐入牡蛎、象贝母、瓜子金等清化痰热之品以收全功。

苏姓男童　6 岁。

四肢萎软、肌肉瘦削四十余日，西医诊为“吉兰－巴雷综合征”收住入院。入院后即行常规治疗，配合中医针灸、推拿，近日投用大量激素后，上肢萎软略减，下肢萎软更甚，以致弛废不用，而来求诊。症如上述，据述患儿 4 年前即患脱肛，舌质红，苔薄有红斑，脉小。

综合病机，实属先天禀赋不足，真元大亏，瘀血湿邪阻滞，经脉不通之证。治当壮元清热，化瘀除湿，通阳和络。

生黄芪 30g　忍冬藤 15g　炙甘草 6g　全当归 10g　杭白芍 15g　粉葛根 15g　土鳖虫 6g　仙灵脾 10g　大熟地 15g　木防己 6g　桑寄生 15g

14 剂，水煎服。

该方重用黄芪，以补真气、开络瘀，俾气足则能行血布津。葛根生津除热，通络和腧，配以忍冬藤开经络，畅通道。桑寄生活血益肾，强筋壮骨，配当归、土鳖虫，化瘀滞，生新血。伍仙灵脾壮肾气，通元阳。合熟地、白芍，养阴血，填肾精。木防已味苦辛性寒，苦可燥湿，辛能走窜，寒可清热，集化湿清热通经为一身，配土元、当归、白芍，和络通经。全方标本齐治，融化瘀、通络、益气、除湿、通阳、生津为一炉，正与病机吻合。

进药两周，近日脱肛未作，脚趾略动。药已中的，守方守法，再进 7 剂。药尽来诊，足萎大有改善，已能扶床缓行，便纳均好，嘱减激素，守方观察。因患儿父母均系农民，经济条件有限，即嘱其带药回乡，每日 1 剂，不可间断。两月后来诊，患儿已能行走，唯双下肢无力，嘱其加强锻炼，间服上方，以巩固疗效。

如上可知，痿之一证，不可仅仅着眼于清热利湿、滋阴益气，更有瘀血、络阻、阳气失展之机内伏，治疗切不可胶柱于“独取阳明”，更应据证用药，莫忘化瘀、和络、通阳。

（《张喜奎编著《陈亦人医案医话》》）

熊继柏

益气健脾升津舒脉，滋补肝肾祛湿强筋

熊继柏（1942~　），湖南中医药大学教授

欧某　男，37岁，长沙市人。

初诊（2011年10月20日）：双腿痿软半年，伴全身疲乏，四肢颤抖，行走困难，纳少。实验室检查：肌酶增高。舌苔薄黄，脉细。

辨证：脾虚气弱。

治法：补气健脾，活血通络。方用：五痿汤合黄芪虫藤饮。

党参10g　炒白术10g　茯苓15g　炙甘草10g　当归10g　薏苡仁20g　麦冬30g　黄柏8g　知母10g　黄芪30g　全蝎5g　僵蚕20g　地龙10g　蜈蚣1条　鸡血藤15g　海风藤15g　络石藤10g

10剂，水煎服。

二诊（2011年10月30日）：双下肢痿软减轻，舌体转动无力，伴颈部酸胀，少寐，近日感冒，咽红、咽痛，舌苔薄黄，脉细弱。方用五痿汤、黄芪虫藤饮合玄麦甘桔汤。15剂，水煎服。

党参10g　炒白术10g　茯苓15g　炙甘草10g　当归10g　薏苡仁20g　麦冬30g　黄柏8g　知母10g　黄芪30g　全蝎5g　僵蚕20g　地龙10g　蜈蚣1条　鸡血藤15g　海风藤15g　络石藤10g　玄参20g　桔梗10g

三诊（2011年11月17日）：前症减轻，感冒已愈，舌苔薄黄，脉细数。继用五痿汤合黄芪虫藤饮。20剂，水煎服。

四诊（2011年12月8日）：双腿痿弱渐轻，足冷，颈项、后头部胀痛，舌根痛、发麻，甚至吞咽困难，咽红，舌红，苔薄黄，脉细数。五痿汤合玄贝甘桔汤。15剂，水煎服。

党参10g　炒白术10g　茯苓15g　炙甘草10g　当归10g　薏苡仁20g　麦冬30g　黄柏8g　知母10g　葛根30g　玄参10g　桔梗10g

五诊（2011年12月25日）：诸症减轻，舌苔黄腻，脉细数。五痿汤合四妙散。10剂，水煎服。

党参10g　炒白术10g　茯苓15g　炙甘草10g　当归10g　薏苡仁20g　麦冬30g　黄柏8g　知母10g　苍术6g　川牛膝20g　木瓜20g

六诊（2012年1月12日）：腿软明显好转。舌红，苔黄腻，脉细略数。以2011年12月25日方，加黄芪30g、锁阳10g、小海龙10g，30剂。

七诊（2012年2月17日）：双腿痿软有很大改善，已能步行近千米，近日颈肩疼痛，双手肌腱略拘急，舌苔薄黄，脉细。五痿汤合黄芪虫藤饮，加葛根30g、炒鹿筋10g、小海龙10g。20剂，水煎服。

八诊（2012年3月25日）：四肢无力明显减轻，自汗，遇热则甚，近日左颈、肩、胸部疼痛，舌苔薄黄，脉细数。五痿汤、黄芪虫藤饮合颠倒散。20剂，水煎服。

党参10g　炒白术10g　茯苓15g　炙甘草10g　当归10g　薏苡仁20g　麦冬30g　黄柏8g　知母10g　黄芪30g　全蝎5g　僵蚕20g　地龙10g　蜈蚣1条　鸡血藤15g　海风藤15g　络石藤10g　广木香6g　郁金10g

九诊（2012年5月10日）：四肢痿软明显减轻，舌痛，咽痛，舌苔薄黄腻，脉细数。五痿汤、黄芪虫藤饮合银翘马勃散。20剂，水煎服。

党参10g　炒白术10g　茯苓15g　炙甘草10g　当归10g　薏苡仁20g　麦冬30g　黄柏8g　知母10g　黄芪30g　全蝎5g　僵蚕20g　地龙10g

蜈蚣去头足，1条　鸡血藤15g　海风藤15g　络石藤10g　金银花10g　连翘10g　射干10g　马勃6g　牛蒡子10g

十诊（2012年5月31日）：四肢肌力增强，行走自如，咽痛明显减轻，舌苔薄黄，脉细。继2012年5月10日方。20剂，水煎服。

本案以肢体痿弱无力、行走困难为主症，可诊为痿躄，综观脉证属脾虚气弱之证。《素问·痿论》云："阳明者，五脏六腑之海，主润宗筋，宗筋主束骨而利机关也……阳明虚则宗筋纵，带脉不引，故足痿不用也。"《医学心悟》之五痿汤中党参、白术、茯苓、炙甘草益气健脾；麦冬滋阴润肺；知母、黄柏、薏苡仁清热燥湿；当归养血活血，使气血生化之源充足，阳明胃得养，能润养宗筋，肺得以主气而输布津液于五脏，从而消除脉纵不收、肢体痿而不用之症状。《景岳全书·杂证谟·痿证》："痿证之交……元气败伤则精虚不能灌溉，血虚不能营养者亦不少矣。"亦即《医林改错》"因虚致痹"之谓。针对气阴两虚夹瘀，黄芪虫藤饮益气化瘀通络，两方合用，共奏益气养阴、活血通络之功，如此，通补兼施，方证合拍，故获佳效。

周某　男，7岁，湖南衡山县人。

初诊（2009年5月20日）：诉患儿出生时因难产致"脑瘫"，发育滞后，患痿证6年。现症：双足萎缩，行步不正，双手颤抖，大便秘结，舌红，苔薄白，脉细。

辨证：脾胃虚弱，肝肾亏虚。治法：调理脾胃，补益肝肾。方用：五痿汤加味。

党参10g　白术10g　茯苓10g　麦冬15g　当归10g　炒薏苡仁15g　黄柏3g　知母6g　炒龟板30g　肉苁蓉20g　火麻仁20g　怀牛膝15g

20剂，水煎服，每日1剂，分3~4次服。

二诊（2009年6月12日）：诉服上药后行步不正明显好转，仍秘，舌红，苔薄白，脉细。药已见效，守方再进。

西洋参片 5g　茯苓 10g　炒白术 10g　当归 10g　炒薏苡仁 20g　麦冬 10g　怀牛膝 20g　知母 5g　黄柏 4g　木瓜 10g　炒龟板 20g　肉苁蓉 20g　甘草 6g

10 剂，水煎服。

本例属典型的“痿躄”证，“痿”是指肢体痿弱不用，“躄”是指下肢软弱无力，不能步履之意。痿病病因病机十分复杂，《证治准绳·痿》曰：“若会通八十一篇而言，便见五劳、五志、六淫，尽得成五脏之热以为痿也。”《素问·痿证》云：“肾主身之骨髓”，又云：“肾气热，则腰脊不举，骨枯而髓减，发为骨痿。”依本案证候分析，当属肌痿、骨痿之脾胃虚弱，肝肾阴虚型。五痿汤出自《医学心悟》，功用清热利湿、健脾益气、滋肾降火，治五脏痿证。本案依据证候，选用五痿汤加味，调理脾胃，补益肝肾，育阴清热，疗效甚佳。

石某　女，58 岁，长沙市人。

初诊（2011 年 3 月 10 日）：“胸椎肿瘤术”（2010 年 8 月）后 1 个月发病，右腿麻木、疼痛，双腿痿软乏力、不能行动，舌苔薄黄腻，脉细。

辨证：肝肾亏虚，兼夹湿热。治法：滋肝肾，强筋骨，祛湿热，通经络。方用：加味金刚丸合四妙散。

萆薢 10g　菟丝子 15g　肉苁蓉 15g　巴戟天 15g　川牛膝 20g　木瓜 20g　杜仲 15g　天麻 10g　僵蚕 15g　全蝎 5g　苍术 6g　黄柏 8g　秦艽 10g　薏苡仁 15g　蜈蚣去头足，1 条

10 剂，水煎服。

二诊（2011 年 3 月 23 日）：服上方后腿痛、麻木稍减，双腿仍痿软不能活动，舌苔薄黄，脉细。续前方 15 剂，水煎服。

三诊（2011 年 4 月 7 日）：诸症悉减，双腿可稍行走。舌苔薄白，

脉细，再以加味金刚丸加减。

萆薢 10g　菟丝子 15g　肉苁蓉 15g　巴戟天 15g　川牛膝 20g　木瓜 20g　杜仲 15g　天麻 10g　僵蚕 15g　全蝎 5g　乌贼骨 15g　炒鹿筋 10g

20 剂，巩固疗效。

追踪 3 个月，病者腿软日渐好转。

患者以下肢痿软乏力，不能行动为主症，系“痿病”。肾主骨生髓，肝主血生筋，患者下肢痿软难行，腿麻疼痛，脉细，当属肝肾不足，精血亏乏。《素问·生气通天论》：“因于湿，首如裹，湿热不攘，大筋緛短，小筋弛长，緛短为拘，弛长为痿。”因湿热闭阻，又见腿麻疼痛，舌苔薄黄腻。其于“胸椎肿瘤术”后发病，但综观诸症及舌脉，并无血瘀之征。故取加味金刚丸合四妙散。加味金刚丸功补肝肾、壮筋骨，主治肾损骨痿，不能行动，四妙散功为清热利湿、舒筋壮骨，主治腿痿软疼痛，两方合用以达补肾壮骨、清热利湿之功效。在两方之中，再加蜈蚣 1 条，以增通络止痛之效。方证相合，药达病所，故取速效。

毛某　女，6 岁，湖南石门县人。

初诊（2012 年 9 月 21 日）：因感冒在当地诊所肌注药物治疗，左侧臀部肌注后 1 个月出现左腿不能完全伸屈，行走不利，肌注局部无红肿热痛，舌红，苔薄黄，脉弦细。

辨证：瘀血阻滞。治法：益气活血，通络止痛。方用：补阳还五汤加味。

黄芪 20g　当归 8g　川芎 6g　桃仁 6g　红花 4g　赤芍 6g　地龙 10g　木瓜 10g　川牛膝 10g　鸡血藤 15g　炮穿山甲 6g　甘草 6g

10 剂，水煎服。

二诊（2012 年 10 月 21 日）：服药后左腿已能完全伸屈，症状明显好转，行走已趋正常，舌淡红，苔薄黄，脉细。效不更方，续服补阳还五汤合三妙散加味。

黄芪 20g　当归尾 8g　川芎 6g　桃仁 6g　红花 4g　赤芍 8g　地龙 10g　苍术 4g　黄柏 6g　木瓜 15g　川牛膝 10g　田三七片 15g　甘草 6g

10 剂，水煎服。

患儿有局部用药史，病发有明确诱因，损伤经络，血瘀筋脉不通而致。补阳还五汤功在益气活血，本治气虚血瘀之中风、半身不遂。该患儿病症见一侧肢体活动不利，熊师根据其益气活血通络功效，用于此而获效。可谓异病同治之典型。

黄某　女，6 岁，长沙人。

初诊（2007 年 1 月 7 日）：2006 年 12 月 18 日晚，患者无明显诱因而突发全身痿软无力，随即倒地不起，手足厥冷，一身不能动弹，神疲不语。约数分钟后恢复正常。连续 20 天以来，每天发作 3~5 次，每次发作的症状完全相同。曾去多家医院检查，并未发现明显器质性病变，病因不明，诊断亦无明确结论。询其症状，发作时一身瘫软无力，四肢不能动，口不能语，但神志尚清。发作后，精神疲乏，少气懒言，头晕，时而恶心欲呕，动则自汗，近日食纳明显减轻。其面色淡黄少华，舌淡红，苔薄白腻，脉细。

辨证：气虚夹痰湿。治法：升阳益气。方用：调中益气汤化裁。

西洋参片 6g　黄芪 15g　炒白术 8g　升麻 2g　柴胡 8g　陈皮 8g　苍术 5g　当归 10g　炙甘草 10g　法半夏 6g　天麻 10g

10 剂，水煎服。

二诊（2007 年 1 月 17 日）：服上方约 7~8 剂后，痿软病症未见发作，精神转佳，食纳亦增，头晕亦减，舌脉如前，遣原方再进 10 剂。

三诊（2007 年 1 月 27 日）：诉前日感冒，出现发烧、咳嗽、鼻塞、咽痛等症，昨日又发痿软2次，发作时症状与先前基本相同，此次伴有明显的心慌、心悸，舌苔薄白腻，脉细。病因感冒而复发，该先治其感冒，先去其标，后治其本。遂处二方，分先后服之。

主方一：玄贝止嗽散。

玄参10g　浙贝10g　荆芥6g　薄荷6g　桔梗8g　炙紫菀10g　百部8g　白前8g　陈皮6g　连翘10g　甘草6g　杏仁6g

3剂，水煎服，前3天先服用。

主方二：加减十味温胆汤。

西洋参片6g　丹参10g　黄芪10g　炒枣仁10g　柏子仁8g　炙远志8g　陈皮8g　法半夏6g　茯神10g　枳实6g　竹茹10g　炙甘草10g　天麻10g

10剂，水煎服。待服完前方3剂之后遂服此方。

四诊（2007年3月4日）：诉近1个月来，患儿阵发性痿软倒地之症已未见发作，诸症平定，精神正常，舌苔薄白，脉细。拟守上方（加减十味温胆汤）再进10剂，善后收功。

厥证以突发昏倒、不省人事、四肢厥冷、移时复苏为主症。而此证发作时并非昏倒不省人事，只是全身痿软倒地，四肢厥冷。命其病名为厥，似为勉强。然《灵枢杂病》云："痿厥为四末束悗。"《太素》又云："四肢不用，名曰痿厥。"故本证似可命名为痿厥。因其气虚而夹痰湿的证候较显，针对病机遣方用药，终获良效。

张泽生

独取阳明益脾胃，疏通经络蠲热湿

张泽生（1895~1985），江苏省中医院主任医师、教授，临床家

瘫　　痪

李某　女，患浮肿瘫痪之候2年余。一日忽然昏厥，人事不知，急送某院抢救，昏厥得苏，浮肿瘫痪依然，遂收入院。迭经多种检查，院内院外会诊，病因未明。拟诊为瘫痪，酸中毒。诸治未效，邀余诊之。见其周身浮肿，手足虽然活动，然起坐不能，两脚痿软不能任地，头面粉刺累累，以手捏之可出米粒样白色粉浆，鼻准亦有白浆自毛孔渗出。心烦懊侬，足底发热，口干溲少，食欲尚可，大便正常。脉象濡数，舌苔黄腻。症情实多虚少，属于痿证之列。经云："湿热不攘，大筋緛短，小筋弛长，緛短为拘，弛长为痿。"其瘫痪乃湿热浸淫，筋脉不利，日久伤气，其粉刺亦为阳明胃热上熏颜面，血热郁滞所成。方以四妙丸（苍术、黄柏、薏苡仁、牛膝）、防己、泽泻、车前子清利湿热，黄芪益气化湿。张石顽云："殊不知湿热沉滞既久，非借辛热之力，不能开通经隧。"故加桂枝通阳和络化湿。7日后再诊之，云：服第1剂药，吐去一半。第2剂药后，通身出汗，浮肿全退，足心发热，心烦懊侬亦见好转。唯小溲黄而灼痛，西医认为缺钾，已给

服氯化钾等。视病者手足活动自如，与余握手，握力尚可，此阳气已通，湿热未清。故于原方去桂枝、黄芪，加重黄柏用量，益木通、草梢、萆薢清利湿热，计服8剂。三诊时症情大减，小溲刺痛已瘥，心烦懊侬亦定，头面粉刺稍平，扶持行走，已能下楼步履至医院大门。唯足底仍觉发热，久站下肢酸软疼痛，舌苔转为薄白。再以原方去木通，加五加皮。2年之痼疾，湿热之痿，投清利之剂10余剂而告安。

多发性结节性动脉炎（正虚湿热证）

姜某 男，26岁。

病史：患者于1975年5月面足浮肿，伴有双目失明，腹痛。尿检：蛋白（+++）。数日后，双目失明好转，但突然两下肢剧痛，发现左臂有一条索状物，并可触及黄豆大小结节2~3枚，经病理切片，诊断为结节性动脉炎。用激素治疗，剂量由大到小，症情逐渐好转。但停用激素后即出现反复，诸症加重，两下肢疼痛，每晨起床行走10~15米即感麻木酸痛，左侧足背动脉搏动消失。

1975年8月15日初诊：多发性结节性动脉炎，两腿肚肌肉已经萎缩，下床行走则胀痛，麻木不仁，迄今已3个月，左足清冷沉重，步履艰难，面浮腰痛。查血：红细胞3.2×10^{12}/L，血红蛋白55g/L，血沉68mm/h。小便化验：蛋白（+++~++++），且有颗粒管型。脉濡数，舌苔黄腻。证属肺胃津伤，湿热浸淫，所谓“湿热不攘，大筋緛短，小筋弛长，緛短为拘，弛长为痿”。治拟养肺益胃，清利湿热，疏通经络。

南沙参12g　肥玉竹9g　炒白芍9g　炒白术9g　炙甘草3g　生苡仁15g　川黄柏9g　粉萆薢9g　络石藤12g　桑寄生12g

8月30日二诊：服药后症情稍好转，但两腿肚肌肉萎缩如故，足趾清冷不和，行走痿弱无力。舌质有紫气，苔黄腻已化，转见薄白，脉濡细。湿热渐得清泄，转从健脾益气、养血活络。

生黄芪 15g　生白术 9g　肥玉竹 12g　生白芍 9g　川桂枝 3g　杜红花 9g　鸡血藤 30g　生苡仁 15g　酒炒桑枝 15g　津红枣 4 枚

9 月 9 日三诊：结节性动脉炎，病情逐步好转，已能下床行走，体重亦有增加。脉濡细，舌苔薄白。仍从原法为主，加重活血通络之品。

原方去白芍、桑枝，加水蛭 6g、炙甘草 3g。

11 月 11 日四诊：经上方调治 2 个月，症状明显好转，体重继续增加，左腿肌肉萎缩亦有改善，已能下床，行走数里不疼。复查血：红细胞 4.15×10^{12}/L，血红蛋白 85g/L，血沉在正常范围内。尿常规（–）。脉细数，舌苔薄净。气阴尚亏，脉络不和。再当益气养血，利湿通络。拟方带回，巩固其效。

潞党参 24g　生黄芪 24g　全当归 9g　大熟地 12g　肥玉竹 9g　川桂枝 6g　炒白芍 9g　川牛膝 9g　炙甘草 3g　酒炒桑枝 15g　津红枣 4 枚

肝藏血、主筋，肾藏精、主骨。肝肾两亏，精血不足，肺胃津伤，脾胃运化失常，筋骨失于濡养，故下肢痿弱无力，不能步履。阳明主润宗筋，阳明虚则宗筋纵，宗筋纵则不能束利筋骨，而成本病。痿证的施治原则，宜补益气血、滋养肝肾，兼以润养肺胃。如有湿热则清热利湿；病久血瘀，则佐以活血行疼。所谓“治痿独取阳明”，乃指运用补益脾胃为治疗原则。初诊时，张老即运用养肺益胃兼以清利通络。二诊、三诊均用黄芪、白术益气健脾，鸡血藤、络石藤、桂枝、红花、水蛭活血通络，薏苡仁健脾利湿，酒炒桑枝达肢，以增强通络之效，甘草、红枣调和诸药。经 2 月余的调治，全身症状明显好转，痿证得以控制，逐步向愈。

多发性周围神经炎（脾胃虚弱证）

邢某 女，15岁。

病史：1973年5月，因误诊为肺结核，服异烟肼过量，以致两上肢无力，两手握力减退，两下肢肌张力减低，严重时出现瘫痪，生活不能自理。经中西医结合治疗，症情稍有好转，但两手指肌肉萎缩，握力仍差，臂部及两下肢肌肉瘦削。1978年2月20日，经某专科医院检查，发现四肢对称性远端明显肌萎缩、无力，腱反射几近消失，四肢呈手套、袜样感，感觉减退，认为属异烟肼中毒引起多发性周围神经炎，建议用中药及针灸治疗。

1978年2月21日初诊：病史已如上述。目前，右手大指萎缩无力，左足趾甲向足背高突，足趾不能翘起，食欲减退。脉濡细，舌质紫起红点，苔白。阳明脉络失濡，气血不能流注。病属痿证，不易速效。

淡苁蓉9g　全当归9g　炒白术9g　杜红花9g　生苡仁15g　粉萆薢9g　川黄柏5g　炒川断12g　怀牛膝9g　宣木瓜9g　嫩桑枝15g　津红枣4枚

同日，经我院针灸科会诊，亦认为目前四肢活动无力，拟取阳明经及肝经穴位，针刺手三里、外关、合谷、足三里、丘墟、太冲等，隔日1次。

3月16日二诊：上药服16剂，食欲渐振，两足稍有力，右手大指肌肉仍萎缩，两手鱼际亦萎缩，足趾仍不能翘起。脉濡软，舌苔薄净。原方尚合，扩充再进。

潞党参15g　全当归9g　炒白术9g　怀山药12g　川续断12g　淡苁蓉9g　生苡仁15g　怀牛膝9g　宣木瓜9g　杜红花9g　酒炒桑枝15g　津红枣4枚

5月13日三诊：上方已服2个月，食欲已正常，症情继续好转，行走如常，握力已见增强，唯两手鱼际肌肉仍稍有萎缩，病情在好转之中，拟方带回常服之。

潞党参 15g　全当归 9g　肥玉竹 9g　生苡仁 15g　宣木瓜 9g　怀牛膝 9g　怀山药 12g　鸡血藤 15g　嫩桑枝 15g　津红枣 4枚

本例痿证，是因服异烟肼中毒引起多发性周围神经炎，四肢肌肉逐渐萎缩，以致握物无力，行走蹒跚，业已酿成痿躄。经有“治痿独取阳明”之论，故用当归、党参、白术、红参补益气血、健脾和胃，川断、牛膝补益肝肾，红花、桑枝养血通络。并由针灸科配合治疗。共治不到3个月，症情显见好转，带方回原藉金华继续调治。

余国俊

治风痱急症，用旷世经方

余国俊（1947～　），四川乐山市人民医院主任医师

张某　男，36岁，农民，1986年10月24日诊。

患者素来体健，偶感外邪，症见发热、头痛、体倦、咳嗽。曾间断服用中、西药物，诸症已经缓解，未尝介意。谁知于14天前使用压水机抽水时，渐感双下肢酸软、麻木，约4小时后双下肢完全失去知觉（神志清楚），伴小便不通。

急送当地县医院。西医抽取脑脊液检查，发现蛋白含量及白细胞增高，遂诊断为“急性脊髓炎”。立即使用肾上腺皮质激素、维生素和多种营养神经的药物，以及对症治疗；同时配合服中药，曾用过大秦艽汤、三痹汤各3剂，补阳还五汤4剂，疗效不佳。

刻下症：双下肢仍呈弛缓性瘫痪，肌张力缺乏，腱反射消失，不能自动排尿，大便艰涩。因患者转院困难，家属仅带来病历，要求我室开一方试服。

根据以上病史，中医诊断为“风痱”。予《金匮要略》所载《古今录验》续命汤原方。

麻黄9g　桂枝9g　当归9g　潞党参9g　生石膏9g　干姜9g　生甘草9g　川芎4.5g　杏仁12g

上方仅服2剂，双下肢即恢复知觉，且能下床行走，大小便亦较

通畅。

改予八珍汤合补阳还五汤化裁，连服10剂后，康复如常人。

《灵枢·热病》篇说：“痱之为病也，身无痛者，四肢不收，智乱不甚。”《医宗必读》说：“痱，废也。痱即偏枯之邪气深者……以其手足废而不收，故名痱。或偏废或全废，皆曰痱也。”《圣济总录》说：“病痱而废，肉非其肉者，以身体无痛，四肢不收而无所用也。”

这些记载说明，古代医家对风痱的认识是一致的：风痱之为病，以突然瘫痪为特征（偏瘫或截瘫），身无痛，多无意识障碍（或仅有轻微意识障碍）。

本例患者在劳动时渐感双下肢酸软、麻木，约4小时后双下肢完全失去知觉，但神志清楚，完全符合风痱的发病及证候特征。

这样的突然截瘫，与脑血管意外、癔病、风湿、类风湿等疾病引起的瘫痪，是迥然不同的。

本例用的是《金匮要略》所载《古今录验》续命汤原方。书中记载本方“治中风痱，身体不能自收持，口不能言，冒昧不知痛处，或拘急不得转侧”。

使用本方的依据是方证对应，即张仲景所创立的“有是证用是方”的原则。

20世纪30年代，江尔逊导师初学医时，有唐某，男，年五旬，体丰，嗜酒。一日，闲坐茶馆，忽然四肢痿软，不能自收持，呈弛缓性瘫痪而仆地，但神清语畅。诸医不知何病。

江老的业师陈鼎三先生诊之曰：“此病名为风痱，治宜《古今录验》续命汤。”服原方1剂，次日顿愈。那时候，市售食盐为粗制雪花盐，含氯化钡较重，不少人长期食用后，往往突然四肢瘫痪，世人不解其故。陈老亦授以此方，效如桴鼓，活人甚多。

1950年，有乔某，正当盛年，一日，忽然双下肢动弹不得，不痛不痒，卧床不起，急请江老诊治。江老投以此方，服 2 剂即能下床行走。

1965 年 8 月，江老使用本方配合针刺，抢救成功 1 例风痱危证。患者，男，18 岁，患“急性脊髓炎”“上行性麻痹”。除了上下肢麻木，不完全瘫痪之外，当时最急迫的是呼吸、吞咽十分困难。西医在抗感染、输液及维生素治疗的同时，不断注射洛贝林、樟脑水并吸氧进行抢救，前后救治 6 天，患者仍出现阵发性呼吸困难，呈吞咽式呼吸，有气息将停之象，时而瞳孔反射消失，昏昏似睡，呼之不应，全身深浅反射均缺失。西医遂断其难以救治，多次叮咛家属：命在旦夕。家属亦电告家乡准备后事。

江老亦投以本方，配合针刺。仅服药 1 剂，危急之象顿除；守服 5 剂，诸症消失。继以调补气血收功。

本方治疗的风痱，除了上面提到的急性脊髓炎、氯化钡中毒之外，还有“多发性神经炎”。有一位西医学习江老经验，使用本方治疗了十余例多发性神经炎，疗效亦佳。

江老当年目睹本方功效，亦大异之，便向陈老请教方解。陈老曰：“脾主四肢，四肢瘫痪，病在脾胃；此方石膏、干姜并用，为调理脾胃阴阳而设。”

江老又问：“医家都说此方以麻、桂发散外来的风寒，石膏清风化之热，干姜反佐防寒凉之太过，今老师独出心裁处，我仍不明白。”陈老笑曰：“此方有不可思议之妙，非阅历深者不可明也。”江老遂不便继续追问了。

江老解释风痱的基本病机，本于《素问·太阴阳明论》：“脾病而四肢不用，何也？岐伯曰：四肢皆禀气于胃，而不得至经，必因于脾，乃得养也。今脾病不能为胃行其津液，四肢不得禀水谷气，气日以衰，脉道不利，筋骨肌肉，皆无气以生，故不用焉。”

脾胃久虚，四肢才会不得禀水谷之气而痿废，病必起于缓；今风痱起病如此急骤，四肢迅速瘫痪，却也责之脾胃，不是有点牵强附会吗?

江老认为，经言“脾病而四肢不用”，不言“脾虚而四肢不用”，“病”字与“虚”字，一字之差，含糊不得。可惜今之医家大多在“虚”字上大做文章，是囿于李东垣脾胃内伤学说。

江老指出，脾病而四肢不用至少有两种情形：一是脾胃久虚，四肢渐渐不得禀水谷之气；二是脾胃并非虚弱，却是突然升降失调，风痱就是如此。

应调理脾胃，复其升降之权。但方中并无升脾降胃药物，换言之，治法与方药是脱节的。这又当怎样解释?

江老认为，治疗风痱，应当依顺脾胃各自的性情。脾喜刚燥，当以阳药助之使升；胃喜柔润，当以阴药助之使降。

干姜辛温刚燥，守而能散，大具温升宣通之力；石膏辛寒柔润，质重而具沉降之性。

本方以此二味为核心，调理脾胃阴阳，使脾升胃降，还其气化之常，四肢可禀水谷之气矣，此治痱之本也。

由此看来，若能透析脾胃的生理病理特性，以及干姜、石膏寒热并用的机制，则本方的神妙，便不是不可思议的了。

至于方中的参、草、芎、归，乃取八珍汤之半（芎、归组成佛手散，活血力大于补血力）。因风痱虽非脏腑久虚所致，但既已废，便不能禀水谷之气。气不足，血难运，故补气活血，势在必行。方中麻、桂、杏、草，确是麻黄汤。风痱之因于风寒者，麻黄汤可驱之出表；其不因于风寒者，亦可宣畅肺气。“肺主一身之气”，肺气通畅，不仅使经脉运行滑利（肺朝百脉），而且有助于脾胃的升降。况“还魂汤”（麻、杏、草）治疗猝死，古有明训。若拘泥单味药的功效，则很难解释本方的精义。

李今庸

痿证辨治三证举要

李今庸（1925~　），湖北中医药大学教授，国医大师

痿证是以筋脉弛纵、肢体痿弱不用为其主要临床特点，而尤以下肢痿弱为多见。《内经》有五脏痿之名。在病因方面，则认为五脏有热，而尤以肺热为主，热邪损伤精、气、血、津、液，致使与五脏相合的筋、骨、皮、肉、脉失去濡养，从而产生痿证。在治疗方面，《内经》虽提出“治痿独取阳明”的原则，然临床所见，并非全然如此，当依据具体病情辨证施治。

1. 肝肾亏虚

症见双下肢痿弱无力，肌肉瘦削，步履艰难，腰膝酸软无力。

《素问·痿论篇》说：“肝主身之筋膜”“肾主身之骨髓。”肝肾精气不足，虚热内扰，进一步损伤精气血津液，而使筋膜、肌肉、骨骼失养，因而失去维系肢节、主持身体的能力，故见下肢痿弱无力，肌肉瘦削，步履艰难；肾主腰脚，肾虚失养，故见腰膝酸软无力。此乃肝肾亏虚，虚火内扰而使然；法当滋阴降火，强筋壮骨；治宜虎潜丸。

黄柏酒炒，24g　龟板酒炙，120g　陈皮 60g　炒知母 30g　白芍 60g　锁阳 45g　干姜 15g　熟地 60g

上 8 味，研为极细末，以酒糊为丸如绿豆大收贮备用。每用时取 10g 食前淡盐汤送下。

方中重用黄柏清泄相火为君；取龟板、知母滋阴降火；取锁阳补肾精而强骨；取熟地、白芍滋阴血以养筋；用干姜、陈皮温中醒脾，师“独取阳明”之义。

2. 脾虚湿困，虚火内扰

症见肢体痿弱不用，倦怠乏力，脘腹痞满，口渴，尿黄等。

脾司运化而主四肢，脾虚不运，四肢失养，故见肢体痿弱不用；脾气虚弱，失于充养，故见倦怠乏力；湿邪阻滞，气机不畅，故见脘腹痞满；虚热内扰，津液受灼，故见口渴，尿黄。此乃中气虚弱，湿邪困阻，虚火内扰而使然；法当健脾渗湿，滋阴降火；治宜五痿汤。

党参 10g　茯苓 10g　炒白术 10g　薏米 30g　当归 15g　麦门冬 20g　黄柏 8g　知母 8g　炙甘草 8g

上 9 味，以适量水煎药，汤成去渣取汁温服，日 3 服。若见双脚不能站立，加黄连 6g、丹参 10g、生地 10g；若见口苦，筋脉拘急，加黄芩 10g、丹皮 10g、怀牛膝 10g；若见腰脊不举，加生地 15g、怀牛膝 15g、石斛 15g；若见肌肤不仁，加连翘 10g、生地 15g；若见皮毛干枯加天门冬 10g、百合 10g。

方中党参、白术、茯苓、甘草是为四君子汤，以之健脾益气；脾恶湿而喜燥，故取苡米淡渗利湿；用知母、黄柏取知柏地黄丸意以泄相火；取当归、麦冬滋阴而养血。若见双脚不能站立，乃心气热，故加黄连泻心火，丹参、生地养心血；若见口苦、筋脉拘急，乃肝气热，故加黄芩、丹皮清泻肝火，怀牛膝补肝肾；若见肌肤不仁，乃脾气热，故加连翘、生地、清脾热，养阴血；若见腰脊不举，乃肾气热，故加生地、石斛滋肾阴，降虚火，怀牛膝补肝肾；若见皮毛干枯，乃肺气热，故加天冬、百合养肺阴而降火。

3. 风湿壅遏

风湿邪气侵袭，症见肢体沉重痿弱不用，肌肉不仁，苔白，

万友生

重症肌无力治验

万友生（1917~2003），江西中医药大学教授

胡某 男，18岁。初诊：1985年11月17日。

患重症肌无力，左眼睑下坠遮盖其目不能视，浑身无力，腰痛，下肢有时挛急而痛，有时胸部逼闷，说话声音难出，自觉舌大，脉细弱。方用：

黄芪120g 山药60g 川断30g 桔梗15g 枳壳15g 甘草10g

二诊：1988年4月4日上午。

右眼睑下坠，经1985年至1986年底用大剂黄芪为主的上方治愈，已1年多未复发。近因结婚，旧病复发，并由右眼转为左眼，浑身乏力，脉沉细弱。

方用补中益气汤。

黄芪120g 党参30g 白术15g 当归10g 升麻15g 北柴胡10g 陈皮10g 炙甘草5g

三诊：4月12日上午。

服上方7剂，在服第1、2剂时，左眼睑下坠即恢复正常，病若失，持续到服第4剂亦然。但服至5剂后又复如故，只是精神比以前好，自觉舒适。近时腹部阵痛（下午及晚间明显），痛则欲便，粪如烂粥不成条，色黄。守上方加减。

黄芪 120g　党参 30g　红人参 10g　白术 30g　陈皮 15g　广木香 15g　升麻 15g　北柴胡 15g　炙甘草 10g

四诊：4 月 18 日上午。

服上方 5 剂，左眼睑下坠基本恢复正常，腹痛渐止，但有时筋惕肉瞤。嘱守上方长服以巩固疗效。

张　琪

大补元气充髓海，除湿通络益肾肝

张琪（1922～　），黑龙江中医研究院博导，国医大师

痿证论治（急性脊髓炎）

周某　男，34岁。教师。1991年6月12日初诊。

1990年9月自感腰痛，其后逐渐出现下肢酸软，步履困难，发展至两腿瘫痪，经北京某医院确诊为“急性脊髓炎”，用激素治疗稍好转，但仍双下肢痿软无力，只能步行十余步，近于瘫痪状态，小便色黄，口干舌燥，大便秘结，舌苔白腻，脉象虚数。

综观舌脉症诊为“痿证”，属肝肾亏损、湿热浸淫，筋脉失于濡养之证。治宜补益肝肾，濡养筋脉，清热化湿法。

熟地25g　生地25g　山茱萸15g　石斛15g　麦冬15g　五味子15g　枸杞20g　寸芸15g　巴戟天15g　牛膝15g　锁阳15g　炙马钱子1g　龟板20g　川柏10g　苍术10g　甘草10g

6月27日二诊：服上方11剂，两下肢较前明显有力，能步行一段路程，能独自上下楼，但不能远行，大便3～4日一行，较前亦好转，舌尖紫，舌苔薄白，脉沉稍有力。此肝肾渐复，筋脉得以濡养，湿热得除之佳兆，续以上方加黄芪50g。

7 月 24 日三诊：服上方 15 剂，两腿较前明显有力，能缓慢步行 1 小时，大便转正常，精神较佳，饮食增加，舌质红润，薄白苔，脉沉滑。继以前方增减治疗。

生熟地各 25g　山茱萸 15g　石斛 15g　枸杞子 20g　寸芸 15g　巴戟天 15g　牛膝 15g　锁阳 15g　玉竹 15g　炙马钱子 1g　杜仲 15g　狗脊 20g　知母 15g　黄柏 15g　苍术 15g　炙龟板 20g　黄芪 50g　生草 10g

服上方 20 剂，双下肢功能基本恢复正常，遂停药。

本案为“急性脊髓炎”，迁延不愈以下肢痿软、步履艰难为主症。据其舌脉症病位主要在肝肾，肝肾阴亏，同时又有湿热浸淫，虚实夹杂，病情复杂难治。肝藏血，主筋；肾藏精、主骨。精血充盛，则筋骨坚强，活动正常；反之精虚则不能灌溉，血虚不能营养，筋骨经脉因失于濡养，兼湿热伤筋，络道不利发而为痿。《素问·生气通天论》谓：“因于湿，首如裹，湿热不攘，大筋緛短，小筋弛长，緛短为拘，弛长为痿。”故以补肝肾、除湿热之剂，仿虎潜丸及三妙散方化裁，并重用黄芪益气，取马钱子通络，共奏益气、补肝肾、除湿热、通经络、壮筋骨之功，故能奏效。远期追踪，前后共服药 45 剂，步履恢复如常而痊愈。

痿证（小脑发育不全）

刘某　男，14 岁。1980 年 5 月 13 日初诊。

患者系早产儿，自幼体弱多病，至 6 周岁尚不能行走，至七八岁始能倚墙走几步，嗣后虽能行走，但步态不稳，易跌倒，两足跟不能着地，行 500 米需 2 小时。

查体：身躯较矮，头型稍大，智力语言皆无异常，两下肢肌肉松弛。西医诊断为“小脑发育不全”。中医辨证属于五迟、五软之证。初按肾虚投以地黄饮子加减，服药30剂左右，自觉两下肢较前有力，脚跟已能着地，蹲立较前灵活，能在50分钟内行走500米。但继服上方20剂，病情无明显变化，疗效停在原有水平。因思明薛铠《保婴撮要》谓此症必以脾胃为主，大补脾胃之药有效。盖脾主运化，化生气血，以生精髓，故6月23日再诊时改用补阳还五汤增味，以黄芪为首选药，辅以活血通络之剂。

黄芪50g 丹参20g 红花15g 桃仁15g 当归15g 地龙15g 甘草10g 牛膝15g 川芎15g 赤芍15g 枸杞20g

水煎服。另炙马钱子面10g，每次服0.5g，日服2次，与汤剂同服。

服药20剂，两下肢明显有力，服药时下肢肌肉跳动。服药30剂时病人两下肢较前更明显有力，脚跟已能着地，步态平稳，离拐能行走3000米，从此恢复正常生活。

本案痿证，采用大补元气辅以活血通络法后，效果明显。《素问·太阴阳明论》谓："脾病而四肢不用，何也？岐伯曰：四肢皆禀气于胃，而不得至经，必因于脾，乃得禀也。今脾病不能为胃行其津液，四肢不得禀水谷气，气日以衰，脉道不利，筋骨肌肉皆无以生，故不用焉。"关于治疗，《素问·痿论》中提出"治痿独取阳明"，系指一般采用补益后天为治疗原则，立大补元气之法，实亦遵循《内经》之旨，元气的亏虚与脑髓之有余、匮乏密切相关。大补元气，气旺血充则髓海充足，人之各种功能正常，方中以黄芪为首选之品，《日华子本草》谓："黄芪助气壮筋骨、长肉补血。"朱丹溪谓："黄芪，补元气。"《医学衷中参西录》谓："黄芪，能补气，兼能升气，善补胸中大气（即宗气）下陷"。可见，黄芪补气之力甚著，药量常用至50~100g。配伍活血通络者，本症因气虚无力推动血液运行，髓海不足，脉道不利，筋骨肌肉失于气血之充养而致肢体不用，故在益气的同时配伍活血通络药。应用大补元气法之辨证要点，除肢体痿软外，肌肉无力、松弛明显，或伴乏力、短气等症。有时在应用其他治法不效时，改用此法亦往往收效。

许玉山

肺胃热灼痿证案

许玉山（1914~1985），山西名医

湿热浸淫而发为痿证，一由饮食内伤，二因感受湿邪。以下肢痿躄为多见，亦有手足均痿弱者，严重者足不任地，手不握物，多为肺热熏蒸所致。温病中有突然肢体痿弱不用者，又有肝肾虚久，逐渐下肢痿弱不用者。湿热下注，多渐见两足痿软或微肿，较前为轻。如妇人产后致痿者，起病多急骤。

肺胃热灼，清热润燥

阮某 男，28岁，工人。

5年前，春季感邪，恶寒发热，头痛头晕，口干渴，周身酸楚，曾先后注射青霉素、链霉素、安痛定，输液红霉素，内服退热剂，治疗数日，热势仍然不退，渐致臀部以下痿软无力，两足痿软尤甚，不能任地，迁延至今，约余往治。患者头痛咳嗽，发热而午后较重，口干咽燥而渴，食欲不振，小便短赤，大便干，舌苔黄燥，脉细数。证属肺胃热灼，耗伤津液，宗筋失润。治以清热润燥，养肺益胃生津。

生石膏 20g　知母 12g　黄芩 12g　银花 20g　生地 12g　麦冬 15g　甘草 5g

方中生石膏、知母清肺胃之热，以解烦渴；银花、黄芩祛除客邪，清热解毒；生地、麦冬养阴生津；甘草清热益胃。

二诊：上方服 4 剂，发热减退，咽干口渴亦轻，仍大便干，足痿不能任地。再拟下方以通大便。

川大黄另包，研细末，分 2 次冲服，10g　枳实 12g　黄芩 10g　丹皮 10g　板蓝根 12g

三诊：服上方 2 剂，大便已通，泻下燥屎，发热已止。惟下肢痿废不用，此为阳明虚燥而然，宗筋失润，血不养筋。继服滋阳明、润宗筋之剂。

西洋参 5g　麦冬 20g　天冬 5g　玄参 10g　花粉 15g　霜桑叶 10g　生石膏 15g　生地 12g　沙参 12g　玉竹 15g

服上方 20 余剂食欲增加，稍可行走，精神好。继依上方增损，服两月余，恢复健康。

《素问·痿论》说："肺热叶焦，则皮毛虚弱急薄，著则生痿躄也。"叶天士谓："夫痿证之旨，不外乎肝肾肺胃四经之病。盖肝主筋，肝伤则四肢不用，而筋骨拘挛；肾藏精，精血相生，精虚则不能灌溉四末，血虚则不能营养筋骨；肺主气，为高清之脏，肺虚则高源化绝，化绝则水涸，水涸不能濡润筋骨；阳明为宗筋之长，阳明虚则宗筋纵，宗筋纵则不能束筋骨以流利机关，此不能步履、痿弱筋缩之症作矣。"本案例病在肺胃，高源化绝，肺热叶焦，阳明燥热，宗筋失润，故生痿躄之症。病初热邪犯肺，多方治疗，热势不退，邪热稽留，内迫肺胃，津液灼伤，阴虚不足以敷布全身，筋脉失养，故肢体痿弱不用；邪客热留则头痛、发热、咳嗽；热盛伤津，故口咽干燥而渴，大便干，小便赤；热伤胃阴，无力化谷，故见食欲不振；舌苔黄燥，脉细数，均系阴伤津涸、邪热内炽之候。治疗宜泻阳明、清太阴之法，以祛除实邪，继以养肺阴、润胃燥、益阴生津之剂，俾津液复，宗筋润，肌肉生，关节利，病渐向愈。大凡治痿不能朝夕取功，宜缓图才能收效。

（《中国百年百名中医临床家丛书·许玉山》）

祝味菊

阳虚肢痿，治当温潜

祝味菊（1884~1951），沪上名医，著名中医学家

陶先生　蒲石路

一诊：2月29日。

症状：苔腻，下利，四肢不仁，脉息虚大。

分析：阳虚失养，不能束骨而利机关。属阳虚肢痿，治当温潜为主。

磁石先煎，45g　巴戟天炒，24g　白术炒，18g　姜半夏18g　带皮砂仁9g　棉子霜冲服，9g　川桂枝6g　朱茯神18g　炮姜6g　附片先煎，24g　仙灵脾12g　桑寄生15g　生鹿角先煎，15g

有关痿证的记载，首见于《内经》，在治疗上提出了“治痿独取阳明”这一重要法则。后世医家多采用清热润燥、滋阴清热化湿、活血化瘀等治疗方法。此例患者同时伴见下利、苔腻等脾胃气虚之症。“脾气一虚，肺气先绝，百髓溪谷，皆失所养，故宗筋弛纵，骨节空虚。”（《证治汇补》）脉息虚大，亦为阳气虚之候。祝氏认为：“万物皆须假道于胃，受化于脾，阳气盛而后方能物尽其用。”当以温潜为法，制附片、川桂枝、巴戟天、仙灵脾、棉子霜、生鹿角、炮姜、桑寄生等大剂温肾通阳、补益肝肾之药；白术、制半夏健运中洲，以资气血之源，并使补药动而不滞；磁石专为附子而配，即制附子剽悍之性，又令其直达下焦温肾阳、益命火，故收效甚速。

陈道隆

气血不和，左足麻木，步履艰难案

陈道隆（1903~1973），字芝宇，上海名医

徐某某 女，痿躄。1962年12月30日就诊。

15岁时曾经瘫痪。气血未能充沛，络道不和，右足酸楚，左足麻木，从胁肋背膂而下，即现此象。脉濡细。

紫丹参三钱 全当归二钱 赤白芍各二钱 炒续断四钱 炒杜仲三钱 金毛狗脊四钱 怀牛膝四钱 鸡血藤四钱 生黄芪二钱 鹿衔草三钱 甜白术三钱 十大功劳三钱

1963年1月2日二诊：气血未能充沛，络道不和。右腰背而下，牵引腿肮，左足麻木，由来已久。脉濡细。当以和养濡络为治。

紫丹参三钱 全当归二钱 赤白芍各二钱 桑寄生四钱 炒续断三钱 炒杜仲四钱 鸡血藤三钱 生黄芪三钱 制狗脊四钱 怀牛膝四钱 鹿衔草四钱 宣木瓜二钱 防己二钱

1963年2月10日三诊：气虚血少，风湿尚留。神驰寐少，脘闷纳钝，左足麻木，筋攀强硬，步履维艰。续当和养疏化为治。

生黄芪六钱 全当归三钱 杭白芍二钱 桑寄生四钱 独活一钱五分

泡远志一钱五分　炒枣仁研，三钱　夜交藤四钱　豨莶草四钱　宣木瓜二钱　怀牛膝四钱　左秦艽一钱五分　防己二钱　炒续断四钱　焦楂肉三钱　香谷芽檀香末五分拌，四钱

郑颉云

健脾益肾，兴阳补气，搜剔通络治痿证

郑颉云（1905~1983），河南中医药大学儿科教研室主任

小儿麻痹后遗症（瘫痪，痿症）

滑某 男，2岁。1970年5月11日来诊。

患儿于1年前罹病外感，高热数天，持续不退，后经治愈，而热退不久即发现患儿两腿逐渐变细，不会站立，右腿尤甚，随即进行针灸、药物治疗，中西并进，内外夹攻，治疗年余，效果欠佳，肌肉愈益萎缩。

症见：面色萎黄，精神安宁，形体消瘦，倦怠无力，两腿肌肉萎缩无几，状如麻杆，食欲缺乏，大便不利，舌质淡，苔白腻，脉象细数无力。脉症合参，乃脾肾两虚、阳气不振、气滞血瘀之证。脾主肌肉，肾主骨髓。脾虚不运，则食欲缺乏，肌肉消瘦，肾虚骨软不健，故见肌肉萎缩而不用，患侧痿软而不行。治则：兴阳补气，益肾健脾，佐以通络化瘀之剂。补阳还五汤加减。

生黄芪一两半 桃仁三钱 红花二钱 川芎三钱 赤芍一钱 地龙一钱 乌梢蛇二钱 全虫一钱 肉苁蓉五钱 当归尾二钱

6剂。

二诊：有所好转，两腿较前有力，已能少许站立，大便通畅。上方去苁蓉加杜仲，增其补肾壮骨之力。

黄芪一两　桃仁　红花各二钱　川芎二钱　赤芍一钱　地龙一钱　乌梢蛇一钱　杜仲三钱　当归尾二钱

连服20余剂。

三诊：两腿肌肉增多，已能站立，扶着尚能行走数步，虑其服药困难，又非短期所能治愈。

散剂一料，养血益精，缓图为功，待精血渐充，脉络畅通，自有起复之日。

全蝎二两　蜈蚣大者四十条，二两　土鳖虫二两　乌梢蛇一两　制马钱子五钱　鹿茸三钱

共研细末，每服五分，日2次。尽剂，两腿变粗，已能行走，尚不任久，继以下方一料善后。

全蝎二两　土鳖虫二两　蜈蚣二两　乌梢蛇二两　制马钱子五钱　鹿茸五钱　枸杞　五味子　巴戟天　血竭各一两

研末，每服五分，日2次。尽剂，面色红润，饮食增加，患肢肌肉又有增多之象，病症基本告愈。

小儿麻痹后遗症

王某　男，6岁。

数月前患儿曾患外感，高热不退，持续数天，虽经治愈，但发现两腿颠跛，行走不便，即行针灸治疗、内服中药等，治疗月余，效果不显，病情依然，随来我处治疗。

症见：面黄肌瘦，夜中盗汗，手足心热，夜眠不安，口渴喜饮，欲食凉物，腹胀满，食欲缺乏，大便干燥，小便黄短，嗳气酸臭，嘈

杂吞酸，右腿肌肉萎缩，行走不利，舌质红，苔薄腻，脉象沉细而涩，左寸滑数。

脉症合参，乃气虚血瘀、内夹食积、本虚标实之证。急则治标。胃为六腑之海，脾为气血之源，首当消积理脾，恢复食欲。处以健胃合剂。

全瓜蒌五钱　石菖蒲三钱　酒大黄钱二分　白蔻钱半　川厚朴三钱　鸡内金三钱

3剂。

二诊：饮食增多。手足心热俱退，夜眠良好，嗳气腹满悉平。继以补气化瘀、通络除痹之剂，以治其本。补阳还五汤加减。

生黄芪二两　桃仁　红花　赤芍各三钱　川芎三钱　广地龙三钱　半夏三钱　当归四钱　生地黄三钱　全蝎二钱　蜈蚣四条　土鳖虫三钱　乌梢蛇二钱

3剂，行走自如，已无颠踱之象，继予散剂一料，善后巩固。

全蝎一两　土鳖虫一两　蜈蚣四十条　乌梢蛇二两　血竭一两　制马钱子四钱

共研细末，每服一钱，日2次，服药月余，患腿肌肉变粗，行走正常而愈。

陈某　9个月，男。

高热后遗小儿麻痹症，左部肌肉已见萎缩，肢体不遂，右腿尚能站立，右手亦能抓物，而左手则萎软无力，左侧体温亦低，多方治疗，缠绵不愈，来我处治疗。

症见左侧麻痹，运动不遂，伴见发热，自汗，腹胀满，乳食不振，大便溏泄，日行3~5次。

综观诸症，乃气血不足、经络闭阻、助脉失养之症。急则治其标，首处清热解肌、消食利湿之剂。

炒槟榔一钱　草果仁一钱　柴胡八分　葛根一钱　黄芩一钱　川厚朴一钱　泻叶二分　木香一钱

2剂。

二诊：汗止热退，乳食增加，大便成形，胀满亦退。缓则固其本。处以活血通络、补气养血之剂。

补阳还五汤加减。

生黄芪八钱　桃仁二钱　红花一钱　当归　赤芍各钱半　川芎　全蝎各一钱　蜈蚣二条　广地龙钱半

3剂，患肢稍能起动，手亦微能伸曲，继予散剂一料，缓图为功。

全蝎一两　蜈蚣二十条　土鳖虫五钱　鹿茸三钱　制马钱子二钱　血竭六钱　枸杞一两　五味子一两　紫河车二两

共研细末，每服三分，日2次。共服2个多月，患肢运动能力恢复正常，肌肉生长，左手与右手抓物无异，诸症悉愈。

脑炎后下肢麻痹

葛某　女，14岁。

于1969年8月患大脑炎，高热惊战，头痛剧烈，经中西医联合诊治而愈。不久即感下肢疼痛，行走不遂，逐渐发展到瘫痪，不能行走，随即针灸、封闭等中西医治疗半年之久，病情毫无转机，并有日趋发展之势。于1970年4月，邀余出诊治疗。

症见面色红润，性情烦躁，左腿大筋缩短，膝部弯曲疼痛，局部发热肿胀，患肢肌肉已萎缩，不能行走，撑拐杖，右腿脚撑地，勉强能行走数步，口渴喜饮，脉象细数而滑，舌质红，苔薄白，体质素壮。

脉症合参，乃余毒流注、气血郁结之症。法当活血通络，清热除痹。

络石藤　忍冬藤　板蓝根各八钱　紫草　紫花地丁各五钱　广地龙四钱　白僵蚕三钱　桃仁　红花各二钱　制马钱子四分

水煎服，3 剂。

二诊：脉象缓和，膝部痛热俱减，肿亦消退过半，口渴上方加生地黄一两，以增凉血通痹之力。

三诊：痛肿悉平，小腿觉凉，膝盖屈而不能伸，诊脉细数无力，湿热已退，久病气虚，瘀滞尚存，继以大剂通络化瘀、补气起痿之剂。拟补阳还五汤加减。

生黄芪二两　全虫二钱　广地龙三钱　乌梢蛇三钱　桃仁　红花各三钱　土鳖虫　川芎　当归各三钱　赤芍二钱　制马钱子六分

3 剂。

四诊：手扶单拐、足尖沾地，已能行走数十步，饮食倍增，微觉心悸，因行走劳累，下肢水肿，诊脉细数无力。

兴阳利水，补气化瘀之剂。待中气旺盛，肾阳充足，自能化气行水，各归其道，阴霾尽消，而无水肿之虞。

生黄芪五钱　党参三钱　山茱萸四钱　柴胡　升麻各三钱　大熟地八钱　冬瓜皮八钱　茯苓皮五钱　威灵仙三钱　地肤子三钱　肉桂钱半　附子二钱

6 剂。

五诊：水肿尽消，惊悸亦退。仍以补气兴阳、通络化瘀之剂以治其本。

生黄芪三两　桃仁三钱　红花二钱　广地龙三钱　全虫钱半　蜈蚣四条　乌梢蛇三钱　土鳖虫三钱　山茱萸五钱　巴戟天三钱　川芎四钱　当归四钱

连服 20 余剂，丢开拐杖，已能自行走路，腿部肌肉变粗，继仿上意加重药力，根治顽疾。

生黄芪二两　山茱萸一两　炒薏苡仁八钱　麦冬三钱　全蝎二钱　乌梢蛇三钱　鹿角胶三钱　蜈蚣四条　桃仁　红花　半夏各三钱　血鹿茸二次冲，四分

连服 15 剂，服完汤剂接服下散。

全蝎　蜈蚣　土鳖虫各一两　乌梢蛇二两　鹿茸　制马钱子各五钱

共细末，每服一钱，日二次，白水送服。

七诊：丢开双拐，行走自如，患肢肌肉与正常无异，诸症基本告退。继以上药减半一料善后巩固，观察年余，情况良好。

孙朝宗

起痿振颓两效方，健步饮与鹿跣汤

孙朝宗（1937~　），山东济宁名医

健步饮方

金钗石斛 30g　麦冬 20g　生地 30g　玄参 20g　龙骨　牡蛎各 20g　白芍 20g　狗脊 30g　鸡血藤 30g　怀牛膝 20g

上 10 味，以水 4 杯，煮取 1 杯，药渣再煮，取汁 1 杯，日分 2 次温服。

功效：滋补肺胃，濡润筋骨。

主治：下肢痿软，步行困难，身热烦渴，咽干口燥，心烦不寐，便燥溲赤，脉象细数，舌红少津者。

方义：《素问》指出："肺热叶焦则生痿躄。"盖肺主华盖，为五脏之长，肺热则津气伤，津气伤不能治节于周身，筋脉松弛，而形成痿证。

方以石斛为君药，必取上好石斛或金钗石斛，以石斛养胃阴，斡旋于中州滋润水谷之海，濡宗筋以灌溉筋骨，生肺阴以洒陈五脏六腑，四肢百骸，经筋脉络。麦冬、生地、玄参、白芍佐石斛，使五脏皆禀受于水谷精微。龙、牡二药，收涩精气而利关节。鸡血藤、怀牛膝，皆为血药，可补血、生血、养血、活血，通经络而壮筋骨。唯狗脊一药，功能主补肝肾，通督脉，对于病后阴伤骨痿者，尤为上品。

胡某 42岁，1968年4月11日初诊。

感冒后，但头汗出，已4月不瘥。目前，胸中有紧束感，下肢痿软酸楚，几不能行，心中懊憹不畅，食欲不香，寐劣多梦，口苦咽干，身痒，大便干燥，小便黄短，气短，脉细数，舌质偏红少津。

综合脉证分析，感冒，数月不瘥，余热蕴于肺胃之中，久之津气被灼，宗筋失于濡养。治以清热养阴、降肺和胃、濡养筋骨之法，方用健步饮意。

金钗石斛30g 麦冬20g 生地20g 玄参20g 白芍30g 知母15g 狗脊20g 鸡血藤30g 怀牛膝20g 生甘草10g

上药以水3杯，煮取1杯，药渣再煮，取汁1杯，日分2次温服。忌酒肉。

二诊（4月16日）：上药服5剂，口苦咽干除，大便通调，他证尚无起色，仍步原方继进。

三诊（4月22日）：睡眠转安，饮食较馨，下肢痿软好转，唯胸中紧束之感不减。上方加桑寄生30g。

四诊（4月28日）：上方加桑寄生后，胸中紧束之感消失，行走亦大有进步。上方既效，仍守上方续进，冀望病瘥。

五诊（5月7日）：可骑自行车来诊。诊其脉证均趋正常。予六味地黄丸服之。

鹿跷汤方

大熟地30g 鹿角胶烊化，15g 狗脊30g 怀牛膝20g 淫羊藿20g 杜仲20g 桑寄生20g

上7味，以水5杯，先煮6味，煮取一杯半，药渣再煮，取汁1杯，药汁2杯半合，烊化鹿角胶，取2杯，日分2次温服。

功效：调补肝肾，温煦奇经。

主治：精气暗耗，四肢痿软，或肾阳亏虚，波及奇经而病痿躄，行走困难者。

方义：方中以熟地之甘温，大补精血，填骨髓以为滋补肝肾之上品。鹿角胶长于强筋骨，壮腰膝，生精血，行太阳督脉大补奇经，有虚者补之、损者培之、绝者续之、怯者强之、寒者暖之之功。狗脊善行脊里，杜仲善行两侧，淫羊藿善补肾阳，怀牛膝善引血下行，四药相合补肝肾、壮筋骨之力勘称上品。桑寄生一药，除补肝肾之功外亦益宗气，凡痿躄之证，大都胸中有紧束之感投于寄生一药无不取效。气虚肌肉削瘦者加黄芪、白术，血虚面色苍白者加当归，兼湿热肢体疼楚或浮虚似肿胀者加苍术、黄柏、防己、苡仁。

痿证，感于肺热叶焦者固多，然而夙伤于肝肾者亦不少见。《类证治裁》指出："肝肾阴虚，足热枯痿者，填精髓，肾督阳虚，脊软腿疼者，壮筋骨，太阳督脉虚，行俯痿废者，理腰脊，衰年足软肌麻，跷维不用者，以温行流畅奇络。"临床观察，素常失于养慎，肾阴虚而致痿废者固然多见，而肝肾阳虚而致痿废者亦然不少，肝肾为之不固，元神不能守，而病痿废者亦此之谓也。

李某某 男，34岁，1971年4月21日诊。

工作劳累精气暗耗，7日前初感下肢乏力，今则不能行走形成痿证。站立不得，两下肢麻木不仁，扪之下肢寒冷，大小便失禁，精神颓萎。脉沉细，舌淡苔薄白。

辨证治疗：肾气素亏之人，再加精气暗耗，肝肾阳气不得伸达，波及督脉，必由筋骨萎软而转化为痿躄之证。精神颓萎，下肢寒冷，二便失禁，显属肝肾阳虚之候。治以调补肝肾，温濡督脉之法。方宗鹿跷汤意。

大熟地30g　鹿角胶烊化，15g　狗脊30g　怀牛膝24g　淫羊藿24g　杜仲24g　桑寄生24g　龙骨　牡蛎各24g　黄芪18g　附子10g

上11味，以水5杯，煮取一杯半，药渣再煮，取汁一杯半，烊化鹿角胶，日分3次温服。

二诊（4月28日）：上药连服7剂，下肢麻木寒冷减轻大半，已能下地站立，有人扶掖能缓迈步，大小便失禁已除，精神振作，饮食增加，病有转机，仍步上法出入。

熟地30g　鹿角胶烊，15g　狗脊24g　怀牛膝24g　淫羊藿18g　巴戟天18g　杜仲18g　桑寄生24g　黄芪18g　附子6g　当归9g　甘草9g

上11味，水煮2遍，取汁3杯，烊化鹿角胶，日分3次温服。

三诊（5月9日）：上药断续服药9剂，能单独在庭院散步，六七分钟后，即感酸楚乏力不欲支。来人索方，余仍按上方服药10剂后，若有他证，再商。

四诊(5月26日)：上方迭服6剂，反不欲食，口干口黏，舌偏红，原方去附子、黄芪、巴戟天、淫羊藿，加竹茹12g，枳壳12g，丝瓜络12g。煮服方法同前。

五诊（6月3日）：能骑自行车来诊，一切均属正常，不复与药。嘱怡情调养。

赵某　男，51岁，1982年9月23日初诊。

平素喜酒，上月被雨淋湿，患下肢酸楚乏力，继则两下肢浮肿，服药酒2瓶，酸楚好转，下肢仍肿，步履维艰，继则精神倦怠，不欲饮食。扪之下肢欠温，脉来沉细，舌质淡红，苔白腻，偏黄。脉症合参，此湿热郁滞营卫，气血不得濡润筋骨，所致之湿热痿证。经云“湿热不攘，大筋緛短，小筋弛长，緛短为拘，弛张为痿”之证。脉来沉细，下肢浮肿，显属肝肾虚弱、脾湿不运之候。治以鹿跷汤加减调之。

熟地30g　鹿角胶10g　狗脊20g　怀牛膝30g　杜仲20g　当归15g　制苍术12g　炒苡米仁30g　黄柏10g　防己15g　云苓20g　防风10g

上 11 味，水煮 2 遍，取汁 2 杯，烊化鹿角胶，日分 2 次温服。

二诊（9 月 30 日）：上药断续服药 5 剂，饮食渐进，下肢浮肿显消，行走尚属困难，仍感痛楚。再步上方，重佐虫蚁搜剔之法，观其所以。

熟地 25g　鹿角胶烊化，10g　狗脊 30g　杜仲 30g　牛膝 20g　苡米 30g　云苓 20g　防己　防风各 10g　大蜈蚣 2 条　甘草 6g　黄柏 10g

上 11 味，水煮 2 遍，烊化鹿角胶，取汁 2 杯，日分 2 次温服。

三诊（10 月 6 日）：下肢可任地行走，浮肿消失，仍有痛楚之感未蠲。

当归 20g　熟地 20g　丹参 30g　狗脊 30g　杜仲 20g　怀牛膝 20g　苡米 20g　鸡血藤 30g　红花 10g　大蜈蚣 2 条　甘草 10g

上 11 味，水煮 2 遍，取汁 2 杯，日分 2 次温服。

另：健步虎潜丸 5 瓶，日服 2 次，每次 1 丸。

魏长春

滋阴化湿，温润督脉痿证案

魏长春（1898~1987），浙江省中医院原副院长，临床家

魏华林　23岁，业商，住魏家桥。壬戌（1922年）五月十一日初诊。

痿证，手不能握，足不能步，痿软无力，胸闷，口干，乍寒乍热；脉象缓大，舌绛。缓大之脉，为气虚夹湿；绛红之舌，主阴虚内热。病因肝肾精血不足，肺胃气虚，兼夹暑湿为患。治当滋阴化湿，拟三甲复脉合猪苓汤加减疗之。

生龟板　生鳖甲　生牡蛎各30g　驴皮胶烊冲，12g　炙甘草3g　原麦冬　大生地各24g　西党参　郁李仁肉各9g　滑石18g　茯苓　猪苓各15g

五月十三日复诊：身热，口渴，面部虚浮，足面亦肿，四肢瘫软痿躄，不能行动。所幸胃纳尚佳，资生有权。脉象缓大，舌质红润无苔。吴茭山曰："血中有热者，乃有形之热，为实热；气中有热，乃无形之热，为虚热也。"痿证属气分湿热，拟分泄之。

茯苓　猪苓　杜赤小豆各15g　淮牛膝　地骨皮　生黄芪各12g　滑石18g　丹皮9g　大生地24g　鲜枇杷叶去毛，5片　鲜淡竹叶50片

五月二十八日三诊：小便癃闭，竟日不通。经曰："膀胱者，州都之官，津液藏焉，气化则能出矣。"今服淡渗之药，而病益甚者，是

气不化也。脉象软缓，舌色淡红。拟重补肺气，使气化通调，则小便自行。

生黄芪 30g　西党参　怀山药　原麦冬各 15g　杜百合　大生地各 24g　生米仁　茯苓各 12g　泽泻 9g　川贝母 6g

闰五月十二日四诊：得补气之剂，癃闭已通，二便解时，颇觉费力；面色萎黄，微咳有痰，气短，语声低怯不扬，手已能握，足不能步；脉象虚大，舌色红润。《内经》治痿，独取阳明，以阳明为诸筋之总会也。阳明者，胃也。脾与胃为表里，脾虚则四肢不能为用。今拟参芪补脾，麦冬养胃，参以润燥温下之品为法。

生黄芪 30g　西党参 18g　原麦冬　怀山药各 15g　杜百合　大生地各 24g　淮牛膝　生白术各 12g　金钗石斛　西归身各 9g　川贝母　厚附子各 6g　肉桂 3g

上方连服 15 剂，咳止，音较扬，手足有力，胃纳增强，二便通调；脉缓，舌质淡红。于前方中去白术、川贝、金钗石斛，加炙甘草，略减参、芪、百合、麦冬用量。又服 10 剂，于六月十四日后，去桂、附、草，加知、柏、於术、秦艽、米仁；同时吞服健步虎潜丸，早晚各 15g。继续调理，一月后行动如常，告愈。

炳按：经云治痿独取阳明。阳明为诸筋之总会，主束骨而利机关。阳明不用，则四肢痿软而病矣。治阳明者，治胃与脾也，脾主四肢，胃与脾相表里也。本案所治，本诸经旨也。

冯嘉章　20 岁，住陶家弄。丙寅（1926 年）八月十四日初诊。

脚膝痿麻，不能步履，身热，头汗齐颈而还，咳嗽痰白，气逆，便溏，溲少；脉滑，舌红。证系暑湿热邪，蕴于阳明，遏伏成痿。夫阳明为五脏六腑之海，总宗筋，主束骨而利机关。阳明虚，则宗筋纵，带脉不引，故手足不用而成痿。此是指虚证而言也。本病乃火邪伏于胃中，与虚证不同。所谓治痿独取阳明者，亦非仅补阳明一法也。治阳明之火邪，使其不干于气血之中，则湿热清，而筋骨强，筋骨强则足痿以起矣。朱丹溪曰：治痿以清热为主，不可作风治。而用风药，诚得取阳明之义者也。治当先用化湿清暑，疏通郁热。

苏叶　枳壳　通草各3g　槟榔　泽泻　大腹皮　川牛膝　旋覆花　苦杏仁　浙贝母各9g　生米仁24g

八月十六日复诊：热减，气平，咳嗽，溲少，脚痿不能行动；脉滑，舌红。暑湿伏邪未清。拟清太阴、阳明。

益元散12g　车前子　大腹皮　泽泻　川牛膝　银花　川萆薢　猪苓　槟榔　赤芍　玄参各9g　生米仁24g

八月十八日三诊：暑湿伏邪成痿，经投疏化剂后，伏湿化燥。脉滑，舌质绛糙起刺；唇口干燥，咳嗽痰黏，小溲浑浊黄短，热势减轻，足能行动。法拟甘寒清暑，淡渗化湿。

生石膏　生米仁各24g　知母　黄芩　玄参　麦冬　川萆薢　泽泻各9g　鲜生地　益元散各12g　川柏6g　木瓜3g

2剂后，热退，舌润，胃苏，足健能行，病愈，停药。

炳按：此治阳明湿热羁留下焦而成足痿，主旨在清阳明湿热，以利关节，亦不背经旨也。

肾虚痿证案

袁瑞有　男，35岁，业商，住柳山庙前小桥内。乙丑（1925年）闰四月二十七日诊。

素嗜嫖赌，肝肾精血大耗。去年三、四月曾病腰痛；今年正月两足痿软，不能行动，腰痛又作，曾经医治乏效。今兼有乍寒乍热，咳嗽痰白，惟胃纳尚佳。察其面容萎白，舌质红润；脉缓。《素问·痿论篇》曰："肾气热，则腰脊不举，骨枯而髓减，发为骨痿。""岐伯曰阳明者，五脏六腑之海，主润宗筋，宗筋主束骨而利机关也。冲脉者，经脉之海也，主渗灌溪谷，与阳明合于宗筋，阴阳总宗筋之会，会于气街，而阳明为之长，皆属于带脉，而络于督脉。故阳明虚，则宗筋纵，带脉不引，故足痿不用也。”痿躄在下，肝肾病多。然益下必佐宣通脉络，乃正治之法。倘徒呆补，恐季夏后，湿热还扰，亦须预虑。

淡苁蓉 9g　淮牛膝 9g　木瓜 3g　鹿角霜 9g　大生地 12g　菟丝子 9g　泽泻 9g　龟板 24g　杜仲 9g　知母 3g

服药 2 剂后无变动，更医针灸，并服草药皆无效。延久卒。

叶熙春

毓阴益气，清热通络治痿证

叶熙春（1881~1968），浙江名医，临床大家

叶老治痿宗《内经》“肺热叶焦，发为痿躄”，又师丹溪“肺伤则不能管摄一身，脾伤则四肢不能为用”，故治痿独取阳明。叶老认为《内经》所论之独取阳明者，系以经络言，以阳明经脉合宗筋而会气街，故阳明虚则五脏无所禀，宗筋弛纵，带脉不束，痿证乃作。若从内科而言，此之阳明者，实含足阳明胃与足太阴脾两个脏腑在内。良以病从热起，损伤胃津，证由劳生，消耗脾气。津气不足，内不能灌溉于五脏，洒陈于六腑，外不能荣养经脉，温煦肌肉。除此以外，尚有专重肝肾者，因肾主骨而藏精，肝主筋而藏血，故肝肾虚则精血枯，进而内火消烁，发为痿躄。亦有注重湿热实邪者，邪结于脾胃，或阻于经脉，此《内经》“四肢皆禀气于胃”与“湿热不攘，大筋緛短，小筋弛长，緛短为拘，弛长为痿”之谓也。若论治法，或清养肺胃之津，或温补肺脾之气，或滋填肝肾之精血，或清利湿热之邪以复中运、利经脉。其中清则不伤其脾，补则不碍其胃，此亦独取阳明之意也。用药如根生地、扁石斛、怀山药生津，炙黄芪、炒党参、炙甘草补气，当归、白芍养血，首乌、熟地、龟板益精，以及苍术、米仁、泽泻除湿，黄柏、忍冬藤清热，地龙、红花行瘀，川牛膝、桂枝尖、鸡血藤通络，杜仲、川断强肾等，均因证参合以治。选方如湿热

阻于经络，邪盛者主用加味四妙出入，参以黄芪、熟地、龟板；邪轻者治用圣愈汤加减，佐以黄柏、防己、牛膝。湿热积于中焦，常选温胆汤加黄连、苍术、米仁治邪盛者；待邪退则改用六君子加藿香、川朴、米仁以治。肝肾精血不足主用健步虎潜丸加减。肺胃津液内虚治以生地、扁斛生津濡液，合怀山药益脾阴，生芪补肺气，阴虚甚加首乌，夹热郁加忍冬藤。此方源于清燥救肺，叶老师其法而不用其方，乃随证而变化，用药之特色也。

应某 男，29岁。11月，昌化。

去夏高热月余方退，气阴俱伤，筋络失荣，下肢痿软，如今虽能转动，而不能步履，眠食如常，按脉虚涩，舌苔白薄，治以两调气阴，舒筋通络。

根生地五钱 原干扁斛劈，先煎，三钱 生黄芪三钱 生鳖甲八钱 制首乌三钱 怀山药三钱 络石藤三钱 忍冬藤四钱 伸筋草五钱 鸡血藤四钱 淮牛膝三钱

经云：“肺热叶焦，发为痿躄。”去夏高热月余，暑必伤气，热必伤阴，气阴俱伤，肺失治节，津液无以布化，乃致下肢失于濡养，痿症成矣。用滋补肝肾、舒筋活络，为治痿证之一法，奈再诊后处方散佚，惜哉。

赵某 男，31岁。10月，余杭。

湿热久 蕴，营卫受阻，气血无以润养诸筋，困肉消瘦，筋骨痿软，下肢不能伸缩，脉象濡细，舌苔白薄。治拟气血并补，舒筋通络。

清炙黄芪五钱 酒炒当归四钱 桂枝尖八分 炙广地龙三钱 炒天虫三钱 老钩藤四钱 丝瓜络五钱 杜红花一钱 酒炒川断三钱 伸筋草四钱 千年健二钱

二诊：经云：“气主煦之，血主濡之。”气血俱亏，不能温濡肌肉

筋脉，故渐而成痿。脉症如前，仍守原意出入。

清炙黄芪五钱　酒炒当归三钱　大熟地五钱　杜红花一钱　清炙广地龙三钱　桂枝尖八分　炒赤白芍各二钱　泽泻三钱　茯苓四钱　炒淮牛膝三钱　炒黄柏一钱半

三诊：湿热浸淫，气血不充，无以濡养肌筋。两足痿软，肌肉消瘦。药后伸缩活动，略有好转，苔薄黄，脉仍濡细。再仿丹溪加味二妙散法。

炒黄柏二钱　炒苍术一钱半　酒炒当归三钱　防己三钱　川萆薢三钱　淮牛膝三钱　炙龟板五钱　熟地五钱　炙黄芪五钱　炙甘草一钱半　茯苓四钱

四诊：前方服后，湿热日渐清化，筋脉得气血之濡养，下肢软痿好转，尚能任地移行，伸缩已趋正常。再拟补气血，填肝肾继之。

米炒上潞参三钱　炙黄芪五钱　酒炒当归三钱　熟地八钱　淮牛膝三钱　炒黄柏一钱半　酒炒川续断三钱　炒白芍三钱　炙甘草一钱半　防己二钱　盐水炒杜仲五钱　健步虎潜丸分吞，四钱

经云："湿热不攘，大筋緛短，小筋弛长，緛短为拘，弛张为痿。"邪阻气血无以荣筋故也。治痿之法，病起中焦，独取阳明；病在厥阴，填补肝肾。本例病在厥阴太阴之间，故于两补气血之中，增入化湿清热之味，此治痿之又一法也。

（《叶熙春医案》）

章真如

地黄饮子治疗痿证验案

章真如（1924~2010），武汉市中医院主任医师，临床家

刘某 男，13岁，学生，1990年10月12日就诊。

患儿于7月份因洗冷水浴后突觉全身冰凉，四肢无力，不能支撑全身，家人抱至卧床上，逐渐手不能握，脚不能站，行动时需人左右扶持才能起步，否则随之倾倒，手臂无力举起，吃饭不能握筷。饮食、大小便尚无变化，当时到市某医院检查，诊断为“急性感染性多发性神经根炎”，经多种治疗，效果不佳，乃转请中医治疗，当时由家长背负至本院门诊就诊。

来时患儿营养不良，神志清楚，语言清晰，握其手则绵软无力，不能握物，足不能站立，手足肌肉瘦削枯萎，皮肤松弛，饮食欠佳，二便正常，睡眠尚可，脉沉细，舌红，苔薄黄。章老诊断为“痿证”，属肝肾亏虚、筋骨痿废所致。拟补肾温阳，舒筋活络法，选地黄饮子化裁。

熟地 15g　枣皮 10g　田大云 10g　巴戟天 10g　杜仲 10g　川断 10g　怀牛膝 10g　桂枝 8g　附片 8g　石菖蒲 10g　远志 6g　石斛 10g　天冬 10g

每日1剂，因患者家属离医院太远，又行动不便，嘱其服10剂，如无特殊变化，患儿可不来，只要家长反映病情，然后确定是否变动药味。

11月25日二诊：1个月后家长来院述说病情，服药35剂，在服完20剂药时，患儿自觉手足有抽搐现象，在原方中加蜈蚣3条，僵蚕10g，服药10剂，今日患儿亲来复诊。检查其两手握力有进步，脚略有力，两脚腓肠肌由松弛变为紧张，脉无变化，仍按原意增减。

熟地 15g　枣皮 10g　田大云 10g　桂枝 8g　附片 8g　巴戟天 10g　远志 6g　石斛 10g　天冬 10g　薄荷 3g　石菖蒲 10g　茯苓 10g　怀牛膝 10g

1991年1月15日诊：50天来共服药90剂，患者已能自由行动，手能握笔写字，脚能起步，在诊室试走，行动尚稳，今日能自己上下公共汽车，并走到医院，准备春节后上学读书。仍坚持服药数月后追访，患者基本恢复正常活动，但阴雨天气则活动欠佳，气候温暖则手足运动正常。

本案起病于冷水浴之后，其病因是四肢筋骨为冷水所浸淫，风寒湿内袭致突然运动失灵，逐步肌肉筋经脉络萎缩瘀阻，导致肢体痿废不用。临床根据上述病因分析，辨证为病程日久，肝肾亏虚，精血不足，精虚不能灌溉，血虚不能营养所致。因此效法刘河间治“风痱”之法，应用“地黄饮子”，肝肾两治。本案虽非中风，然而中期有抽风症象，盖阴虚风动也。服药后，阴复风息，筋骨逐渐恢复功能，肌肉经脉得到濡养，而四肢运动自如矣。

徐恕甫

虎潜丸方治痿证

徐恕甫（1884~1964），安徽名医

此痿原来起于腰痛，虎潜丸之妙，权变之用，尽在疗效中。

李左 35岁。

腰痛10余年，日趋严重，形体大虚，小水浑浊，腰腿疼痛不能起，日夜呻吟，脉细而数。照此情形，已成下痿现象。姑拟虎潜丸方出入试服之。

虎胫骨9g　当归身6g　炙黄芪9g　川牛膝6g　盐水炒川柏6g　炙龟板15g　金毛狗脊9g　大熟地9g　制乳香　没药各9g　粉甘草3g　白酒冲，1杯

二诊：上方服4剂，腰腿痛减，稍能活动，又4剂，腰不痛，腿不受限。再投4剂，可渐次收功。

本案乃肝肾阴虚腰痛，迁延日久，精血不能濡养经脉而成痿证。故选《医方集解》虎潜丸加减治疗，以滋阴降火，强壮筋骨。药证最为切体。方中锁阳易为狗脊，盖益强腰膝之力；形体大虚，故用黄芪补气与当归配伍，有当归补血汤之意，使气血津液充足，筋脉得以濡养，痿可复也。权变之用，尽在疗效中。

汤药多服，久恐伤胃，且难坚持，拟用丸药为宜。

张左 7岁。

始于5岁，腿酸无力，渐次加重，不肿不痛，惟行动不如，肌肉渐瘦，卧床尽达1年。首来求治，视其面色淡黄，体弱不堪，诊脉虚缓无力，尚幸阴火未动，腿虽细而皮色未枯，仍有生机，然病为痿证，最难全收。此系先天不足，只得缓缓培补，非短时之功，其母知难之意，要求施治。思之本为慢性难疾，汤药多服，恐伤于胃，并难以坚持，拟用丸剂为宜。故首配补天大造丸1料。

大黄芪30g　野於术30g　高丽参18g　白茯苓30g　怀山药24g　杭白芍24g　甘枸杞24g　大熟地30g　炒枣仁18g　鹿角胶30g　龟板胶30g　远志肉30g　紫河车焙，研末，1具

共研细末蜜丸如梧子大，每日早晚空腹进6g，开水送下。

二诊：加减虎潜丸：2月服完，腿虽不能行动，而饮食行色俱好，又转拟虎潜丸加减熬膏服用，连服2料，行动如常，身体得健，未见后遗。

虎胫骨60g　大黄芪45g　川杜仲30g　杭白芍30g　甘枸杞30g　广陈皮30g　川牛膝30g

上药用净化河水熬浓汁去渣，文火熬稠，加白蜜1斤收膏，每日早晚空腹开水冲服半小茶杯。

痿证的成因，多由“热”和“虚”所致。按照《内经》的论述，由于五脏的偏热，影响到所合的五体，出现“皮毛急薄”“心气热”“筋膜干”“胃干而渴，肌肉不仁”“骨枯而髓减”等，而呈皮痿、肌痿、筋痿、肉痿、骨痿等不同疾病表现。其病因多端，归于临床主以下肢萎废不能随意运动及不任步履者为多见，故有“痿躄”之称。本例患儿系先天不足而立论，或因湿热浸淫筋脉肌肉所致而累及肝肾形成肢废，是否属于西医学之“小儿麻痹症”今整理者难以断论，只得就徐老先生当时的辨证处理，以效为验。

赵锡武

脊髓灰质炎的治疗

赵锡武（1902~1980），中国中医科学院教授，临床家

脊髓灰质炎属中医温病，系小儿中风。

其治疗当取清热解毒，芳香辟秽，调肝熄风宣痹通络之法，用加味葛根芩连汤随证加减。对恢复期患者合用或单用加味金刚丸，总之通过临床观察越早期治疗疗效越好，早用清热解毒药，可促进患者短期恢复，不留任何后遗症。

治疗原则：本病在急性期，采用清热透表、芳香逐秽移、调肝熄风、宣痹通络法；在恢复期采用滋肝肾，强筋骨，温补气血法。

加味葛根芩连汤 急性期主方。

生石膏 18g 葛根 12g 甘草 9g 银花 12g 杭芍 12g 川连 4.5g 黄芩 9g 全蝎 3g 蜈蚣 3g

（此方原有麻黄 4.5g，由于是协定处方，而病人又多有自汗者，故无汗或汗不多者麻黄临时加入）加水 600ml，先煮石膏 15 分钟，再入其余药煎至 120~150ml，分三次温服。

小儿麻痹为一种急性传染病属于温病范畴，温邪从口鼻而入，顺传肠胃，发病于督脉，见症于四肢及腹壁、头面等部；病之初期，典型者多发热呕吐、下利，继而出现弛缓性麻痹，且由患者之吐泻物互相感染。发热为太阳温病当由表解，故用越婢汤。吐利病在肠胃故用

葛根芩连汤。麻痹在督脉故重用葛根、蜈蚣、全蝎以驱风。传染由于病毒，用金银花、连翘以解毒。凡属于病毒感染必须解毒、排毒二者兼施，若单解不排，毒仍在内，单排不解徒伤正气，故方以芍药除血痹，芩、连、银翘、甘草解毒，以麻黄、葛根排之使从汗解，综合全方制剂亦符合痿证独取阳明之意，若能早期治疗，护理得当，诚能缩短疗程，减少后遗诸证。疗程3~6个月。

加减法：初起加局方至宝丹或安宫牛黄丸、紫雪丹（腹泻者去紫雪丹）。无汗者加麻黄。发热者加大青叶、板蓝根、连翘。烦躁者加胆草、钩藤。疼痛者加天麻、芍药。通络加地龙、僵蚕。麻痹在下肢加牛膝、寄生。麻痹在上肢加川芎、地龙、寄生。口眼㖞斜加细辛、辛夷、川芎、白芷等。兼暑者加藿香、滑石。呕者加半夏、陈皮、竹茹。大小便闭者大柴胡汤加芒硝、车前子、地肤子、紫雪丹。后期加用加味金刚丸。

加味金刚丸　恢复期主方。

萆薢30g　杜仲30g　肉苁蓉30g　菟丝子15g　巴戟天30g　天麻30g　僵蚕30g　蜈松50条　全蝎3g　木瓜30g　牛膝30g　乌贼骨30g　精制马钱子必须严格炮制，以解其毒，60g

蜜丸3g重，每服1~2粒，日服1~3次，或单用或与汤合用、白开水化服。若见早期马钱子中毒证状，如牙关紧，可即停药并服凉水。

萆薢为利尿、泻湿、清热之品，且有解毒作用，杜仲有镇静止痛功效，强筋骨，补肝肾。肉苁蓉、菟丝子润五脏益髓强筋。巴戟天能除风、强筋补肾、益精，故对虚弱骨萎有补益强壮的功用。方中加天麻能缓解四肢之筋骨肌肉疼痛，并治四肢知觉迟钝。加牛膝、木瓜能使腿脚筋骨强壮，僵蚕祛风化痰治口眼㖞斜，全蝎、蜈蚣能祛风活络调节神经。马钱子的有效成分是士的宁，为脊髓神经兴奋剂。本病患儿可伴有软骨病可加乌贼骨增加钙质，淫羊藿为温阳补肾良药。从西医学研究资料来看，配合桑寄生对脊髓灰质炎病毒有抑制作用。桑寄生能补筋骨散风湿。故本方对脊髓灰质炎的恢复期有祛毒解毒、祛风通络、补肝肾强筋骨、兴奋脊髓神经的作用。

加减：在热退瘫痪出现后可根据病情配用当归补血汤、黄芪桂枝五物汤、桂枝附子细辛汤、当归四逆汤以上方剂对肢凉、肌肉松弛均有益。根据长春某院动物试验，脊髓灰质炎病毒对猴类脊髓前角损害持续较久，炎性病变一年以上仍不静止。故当发烧退下数月后仍应积极清热解毒。

曹某 男性，6岁。

于1958年7月14日就诊，发热已3天，伴喷射性呕吐，嗜睡，精神欠佳而入院。入院后腰穿(－)，诊断：发烧待查。7月15日发现麻痹，吞咽困难，口吐涎沫，便秘，身热（38℃），嗜睡，气短，作呕，查体：左目闭不严，左鼻唇沟浅，言语不利，颈强，膝反射（－），脑脊液细胞4个/高倍视野，蛋白(－)。血常规：红细胞4×10^{12}/L，血红蛋白122g/L，白细胞6.65×10^{9}/L，分类：中性0.58，淋巴0.40，嗜酸0.02。当日会诊，舌苔白厚。证属小儿温病中风，治用清热止呕、芳香化浊之剂。

鲜藿香12g 薄荷9g 佩兰12g 厚朴9g 生石膏18g 陈皮12g 竹茹15g 川连4.5g 香砂12g 姜半夏12g 滑石12g 甘草9g 至宝丹因至宝丹不易灌服改用藕粉冲汁稀释为混悬液而服用，1粒

7月16日改用加味葛根芩连汤三付。7月17日神清，痰涎壅盛，继用前方六付。痰涎减少，便干，吞咽困难，口有恶臭，当宜清胃，方用加味葛根芩连汤加藿香9g，陈皮12g，法半夏12g，桔梗12g，钩藤12g。

7月28日精神转佳，前方加菖蒲9g、射干4.5g、六神丸12粒，分3次溶化。

7月30日下午开始能吞咽，大便正常。

跋

余有幸受教于经方家洪哲明先生，耳提面命，启迪良多。并常向陈玉峰、马志诸先生请益，始悟及古今临床家经验乃中医学术之精粹，舍此实难登堂入室。

自1979年滥竽编辑之职，一直致力于老中医经验之研究整理。以编纂出版《吉林省名老中医经验选编》为开端，继之编纂出版《当代名医临证精华》丛书，并对整理方法进行总结，撰写出版了《老中医经验整理方法的探讨》一书。1999年编纂出版《古今名医临证金鉴》，寝馈于斯，孜孜以求，已30余年矣……登门请益，开我茅塞；鱼素往复，亦如亲炙，展阅名师佳构：一花一世界，千叶千如来；真知灼见，振聋发聩；灵机妙绪，启人心扉……确不乏枕中之秘，囊底之珍，快何如之！

《古今名医临证金鉴》出版后为诸多中医前辈所嘉许垂青，得到了临床界朋友们的肯定和关爱，一些朋友说：真的是与丛书相伴，步入临床的，对于提高临床功力，功莫大焉！其中的不少人已成为医坛翘楚，中流砥柱，得到他们的高度评价，于心甚慰！

《古今名医临证金鉴》出版已16年了，一直无暇修订。且古代医家经验之选辑，乃仓促之举，疏欠砥砺，故作重订以臻于完善，方不负同道之厚望。这次修订，由原来22卷重订至36卷，妇、儿、外、五官科等卷，重订均以病名为卷，新增之内容，以古代、近代医家经验为主。囿于篇幅之限，现代医家经验增补尚少。

蒙国内名宿鼎力支持，惠赐大作，直令丛书琳琅满目，美不胜收。重订之际，一些老先生已仙逝，音容宛在，手泽犹存，不尽萦思，心香一瓣，遥祭诸老。

感谢老先生的高足们，探蠡得珠，筚路蓝缕，传承衣钵，弘扬法乳，诸君奠基，于丛书篇成厥功伟矣！

著名中医学家国医大师朱良春先生为丛书作序，奖掖有加，惓惓于中医事业之振兴，意切情殷，余五内俱感！

《古今名医临证金鉴》丛书是1998年应余之挚友吴少祯先生之嘱编纂完成的，八年前少祯社长即要求我尽快修订，出版家之高屋建瓴，选题谋划，构架设计，功不可没。中国医药科技出版社范志霞主任，主持丛书之编辑加工，核正疏漏，指摘瑕疵，并鼓励我把自己对中医学术发展的一些思考，写成长序，于兹谨致谢忱！

我的夫人徐杰编审，抄校核勘，工作繁巨，感谢她帮助我完成重订工作！

尝见一联“徐灵胎目尽五千年，叶天士学经十七师”，与杜甫诗句“别裁伪体亲风雅，转益多师是汝师”异曲同工，指导中医治学切中肯綮。

文章千古事，得失寸心知。相信《重订古今名医临证金鉴》不会辜负朋友们的厚望。

单书健

二〇一六年孟夏于不悔书屋